医師として王道で勝つためのタクティクス

医学生, 研修医が
本気になったら
どこまでできるか

著

後藤 徹
京都大学大学院医学研究科 肝胆膵・移植外科
Multi-Organ Transplant Program, Toronto General Hospital,
University Health Network

序 文

　医師という職業は，なりたい職業ランキングで常に上位にあり，医学部は，熾烈な受験戦争を勝ち抜かないと入れない狭き門です．医学部入学のための予備校や参考書は多数あり，戦術も示されているにもかかわらず，学生生活や医師になってからの実態は明らかではなく，医師としてのキャリアプラン（どういう経歴を実現したいか）を立てにくいのが現状です．著名な医師の伝記本はどこか格式が高く，個人的で特殊な経験だったり，時代背景が違うなど，医学生や若手医師には直接参考にならないことも多く，将来について悩まれる方は多いと思われます．

　本書の目的は，現在医師としてのキャリアプランの中間地点にいる"少し先輩"の立場から，医学生の実生活，若手医師のキャリア形成の流れと，それぞれの地点で役立つ心構えや行動のあり方についてお伝えすることです．「医学生編」「研修医編」「大学院／留学編」の3部構成で，医学生や若手医師の多くが直面するであろう疑問や障壁，失敗を包み隠さずまとめ，その戦略（タクティクス）をできるだけ一般化して紹介しています．ぜひ参考にして頂き，降りかかる荒波を予め把握し，うまく乗り越えて頂きたいと思います．

　本書の裏テーマは，「医学生，研修医が本気になったらどこまでできるか」です．大学のカリキュラムや初期・後期臨床研修，大学院進学といった決められた枠を超えた行動は，医師としてのキャリアをより多彩に，奥深くしていきます．最低限の課題とアドバンスな挑戦をうまく両立して，extraordinaryな医師に成長してほしい，という親心全開で論じています．

　医師を目指す若者，医学生・若手医師のキャリアアップのため，そして，"自分だけの王道のキャリア"を実現するための一助として，本書がお役に立てば幸いです．

　最後に，各章の冒頭を彩る漫画を描いて下さった藤沢涼生先生，本書の趣旨に賛同し，寄稿コラムで貴重な経験を披露して下さった先生方に御礼申し上げます．

　2021年1月　京都大学大学院医学研究科 肝胆膵・移植外科
　　　　　　　Multi-Organ Transplant Program, Toronto General Hospital,
　　　　　　　University Health Network

　　　　　　　　　　　　　　　　　　　　　　　　　　　　　後藤　徹

目次

コラム

寄稿コラム

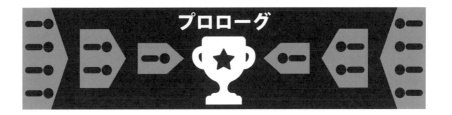

絶対に折れないメンタルを持つ！

◉ヒーロー医師はかっこいい！ でも？

　読者の皆さんの中には，漫画やドラマで医療現場を身近に感じ，医師に憧れて医学部に入った人も多いと思います。危機的な場面で高難度の手術，または最新技術の治療を駆使し一瞬で患者を治してしまうヒーロー医師はかっこいいですよね！　この混じりけのない憧れの気持ちはぜひ一生大切にしてほしいと思います。

　ではさっそく出鼻を挫きますが，ヒーロー医師にはそんなに簡単にはなれません。漫画やドラマの主人公は大抵，もともとの臨床能力（臨床医として診断，治療する力）がズバ抜けています。しかし，どうやってその能力を得たかについては描かれていません。なぜかと言うと，下積み時代は地味で面白いものではなく，視聴率が取れないからです。

　しかし，現実世界で皆さんが高い臨床能力を得るには修業が必要です！修業は医師になる前（医学生）から始まり，そしてたとえ世界の頂点と言われる医師になっても続けなければならないものです。医療は常に進歩しています。日進月歩で新しい薬や治療法が開発され，病気の原因も新たに解明されています。そうした状況では，学生時代に学んだ知識だけでは，いつのまにか自分で診断，治療できる範囲が狭まっていきます。常に変化する情報を適切に吸収して，応用する姿勢が必要です。

修行を継続するには志が必要です。志とは，面接でよくある「家族や友人の死を経験して医師になりました」というような，きっかけのことではありません。今後，皆さんは数えきれないほどのピンチを経験します。失敗して後悔し，自分の無力さから絶望感を知り，挫折を味わいます。そういう状況で自分を支えるのは，物事を始めたきっかけではなく，「どうありたいか」という気持ちです。「自分はどういう医師になりたいのか」を強くイメージできることが必要です。熱く燃えるか，静かに燃えるかは個人差があると思いますが，「絶対に成功してやる」と強く信じていることが困難を乗り越える最大の武器です。将来医師としてヒーローになるには，その志とそれを目指した戦い方が必要です！

◉気持ち次第で誰にでもできる！

　簡単に自己紹介をさせて頂くと，私は本書の執筆時，10年目の外科医です。医療者の家系に生まれたわけでもなく，裕福な家系の育ちでもありません。父親が医療ミスで亡くなった経緯から医師を目指しましたが，地方の出身で私立を受験することもなく公立の小中高校を卒業し，1年浪人してから地方国公立大学の医学部に入学しました。

　まずここから感じて頂きたいのは，私は"凡人"だということです。キャリアについて身近な誰かに専門的なアドバイスをもらったわけでもなく，カネやコネの力は一切ありません。学力に関しても，人より1年多く受験勉強して大学に入学しているのですから，決して頭脳明晰というわけではありません。

　その凡人である私は，医学生1年生時に米国留学し，現地で手術を見学して移植外科に目覚めました。そして帰国後，2年生からカリキュラム外で外科医局のサポート下に基礎および臨床のカンファレンスに参加，自分が主研究者として動物実験の開始，他施設を含めて手術見学実習を多数行い，国

際学会発表などの功績から学長賞を受賞しました。卒業後は日本有数の移植センターに異動して修練を積み，学会発表および手術コンテストで多数受賞しています。そして，大学院入学と同時に北米最大の移植センターのトロント大学で採用が決まり，現在はresearch fellowとして日々，大動物の移植手術を行っており，2021年度よりclinical fellowとして腹部臓器移植手術を学ぶ予定です。

　今からするお話は「気持ちと努力次第で誰でも達成できる」内容であり，特別な環境や特殊な能力に恵まれたスーパースターでなければ成し遂げられない内容では決してありません！　気軽な気持ちで，これなら自分にもできそうだ！　と思いながら読んで頂ければ幸いです。

◉ 100倍楽して，1000倍先に進もう！

　この本を手に取って頂いた人の多くは私より若く，医師を目指す学生や医学生，若手医師だと思います。私はこれから中堅になろうとする年代で，皆さんから見て上級医ほど年上でなく，ちょっとだけ先輩という絶妙の立場にいます。上級医ほど大人ではないので，良いものは勧めますし，悪いものは悪いと率直に答えます。その立場から後輩である皆さんに，こうしたらもっと医学が楽しくなる，自分を存分に発揮したキャリアが達成できる，こんな挑戦ができる！　と知ってもらえるようにアドバイスさせて頂きます。

　私は医学生の頃，やる気はあるが何をしてよいかわからず，四苦八苦した思い出があります。今ほどいろんな情報媒体がなかったですし，ちょっとがんばっている人の話を聞きたくても書籍は堅い内容のものばかりでした。自分であれこれ悩みながら，時に大失敗しながらも，挫けることなく挑戦してきた立場として，培ったノウハウを少しでも皆さんに役立ててほしいと思います。私が踏み均した道は悠々と通過してもらい，私がたどり着けなかった次元に到達し，逆に私に教えてほしいと思います。

本書は医学生編，研修医編，大学院/留学編で構成していますが，どのステージにおいてもスタートが遅すぎるということは決してありません。そして今の自分が優等生であるかどうかなどまったく関係ありません。私が見てきた優秀な同期たちには，病棟実習が始まってから，研修医になってから，または専門研修が始まってから急に頭角を現した人がたくさんいます。最初から努力していなければもう遅いなんてことはなく，思い立ったが吉日！ 本書を読んで，役立ちそうな情報を，皆さんの新たなスタートにおける起爆剤のひとつにして頂ければと思います！

◉絶対に折れないメンタルを持つ！

　この本では医師になるまで，その後に中堅と呼ばれるまでの苦悩を率直に書いています。一般の偉人の伝記と違って栄光の映える話ばかりを書いているわけではありません。若手時代にどういう点で迷い苦労するのかという点を正直に提示し，そこに私の経験から捻り出した少々スパイスの効いたアドバイスをさせてもらいます。各ステージで，過去の内容であれば懐かしく感じてもらい，未来の内容であれば，こんなことで悩むのかと役立てて頂ければ幸いです。

　本書を通じて1つだけ身につけてほしいことは，「自分には無理」と絶対に思わないこと。言い換えれば「自分がやると決めたら絶対に折れないメンタルを持つ」ということです。何か新しいことをするときは不安ですし，失敗も当然あります。今までの人生でチャレンジしたことがないのですから。でもそれは恥じることでも何でもありません。数度の失敗→恥ずかしい→もうやらない！ 無理！ となってしまうのは早過ぎます。メンタルバランスは非常に重要で，やる気の根源が折れてしまえば具体的なビジョンが持てず，結果として絶対に成功しません。ようするに理想を叶えたければ「強い心を持つ」のです！ 失敗したならば，なぜ失敗したのかを考え，より詳

細に準備してリベンジする！　成功をしているなら，もっと高みを目指す！学生時代も研修時代も，そしてその後も，試練と歓喜の連続です。精神的，身体的にきつい時期もありますが，乗り越えた先には必ず明るい未来が待っています。

　皆さんが心の奥底に大事に持っている熱意をactivateし，立ちはだかる障壁の崩し方を披露しますので，ぜひ自分が納得する理想の医師像に近づけるよう勝負に出て下さい！

それでは，開戦です！！

第 1 章
医学生編

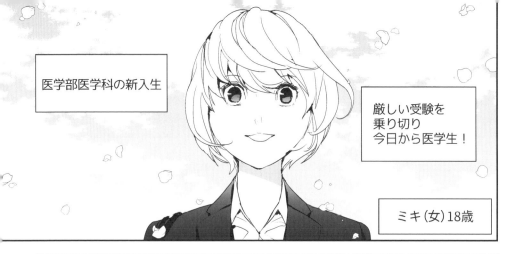

医学部医学科の新入生

厳しい受験を
乗り切り
今日から医学生！

ミキ（女）18歳

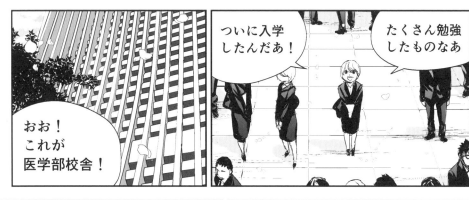

おお！
これが
医学部校舎！

ついに入学
したんだあ！

たくさん勉強
したものなあ

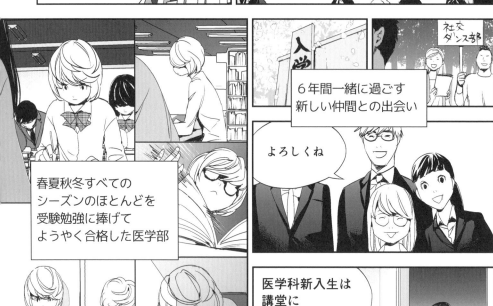

春夏秋冬すべての
シーズンのほとんどを
受験勉強に捧げて
ようやく合格した医学部

6年間一緒に過ごす
新しい仲間との出会い

よろしくね

医学科新入生は
講堂に
入って下さーい

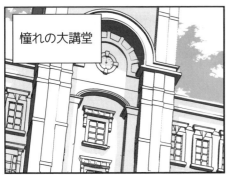
憧れの大講堂

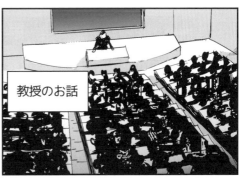
教授のお話

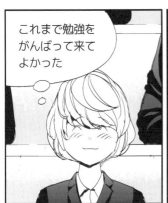
これまで勉強を
がんばって来て
よかった

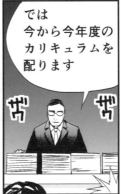
では
今から今年度の
カリキュラムを
配ります

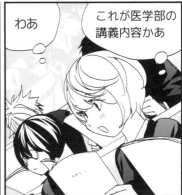
わあ

これが医学部の
講義内容かあ

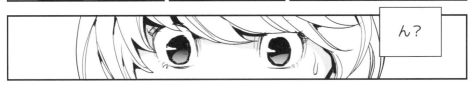
ん?

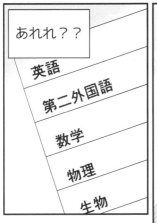
あれれ??

英語

第二外国語

数学

物理

生物

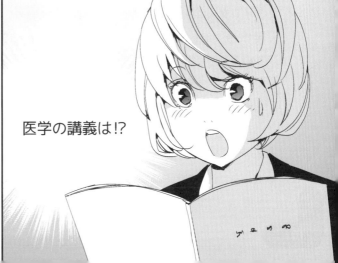
医学の講義は!?

医学部生活を制する！

01　医学部に入ってからが真剣勝負

　受験勉強を見事撃破して医学生になった人が，まず出鼻を挫かれるのが入学式後です。高校まで自分を極限まで追い込んで医学部に合格し，張り切って医学を勉強しに大学に来たのに，カリキュラムを見たら他学部と同じ教養科目から始まるのかと驚くでしょう。

　しかし，これに落胆してはいけません。よく考えてみて下さい。欧米では一般教養学部（4年）を卒業後，さらにmedical school（4年）に入学するのですから，高校卒業後から医師になるまで最低でも8年かかります。しかも，キャリアアップや名門medical schoolの受験のためにmaster course（修士課程）を出てから入学する人も多数います。日本では高校卒業後からダイレクトに医学部に入学でき，教養課程を含めて6年間で終了します。加えて，master courseに入ることなくdoctoral（PhD）course（博士課程）への入学も可能だということでプラスに考えましょう！

　また，一度入学した以上，日本または自分の大学の医学部教育に文句を言ってはいけません。他の大学の友人から話を聞いて，その医学部に入学していたら……などと考えるだけ無駄です。隣の庭の芝生は常に青く見えるものです。医学部カリキュラムとは歴戦の教授たちがつくったシステムです。明らかに法に触れるようなブラックで理不尽なシステムではないので，一

学生が働きかけても自分の在学中に教育システム自体を変えることはまず不可能です（私も「飛び級ができないのはおかしい」と教授に噛みついたことがありますが聞いてもらえませんでした）。よって，学生時代はカリキュラムに抗うのではなく，面倒なことをうまくかわしつつ，いかに自分にとって最大限に充実した医学部生活を送るかが最重要です。

　医学生編の着目点は，この教養課程を含めた6年間でいかに"化ける"かです。出自や入学時の能力値または出身大学に関係なく，初期研修医や研究医として巣立つ6年後に他と段違いの実力差を持った怪物になるプランについて考えていきましょう！

02　まずカリキュラムの"最低限"を把握する！

　医学部の最初はどの大学も教養科目（言語学，数学，化学，物理学，生物学，倫理学，スポーツなど）が基本です。直接医学と関係ない科目がほとんどで，大学の受験勉強と同じく医師になる上で必須とまでは言えません。

　しかし近年，医学部カリキュラムは医学教育を早める傾向にあります。early exposureという名で1年生や2年生に臨床や基礎研究現場を見学させて，志をしっかり持ってもらおうという企画もあります。私の時代はまだこの企画の初期段階で，基礎講座と臨床講座に数日間見学に行って感想文を書く程度でした。また，入学式のオリエンテーションで手術動画を見せられましたが，解剖も何もわからない自分には何か血まみれの動画を見せられたという印象しかありません（いきなり見せてきたので，女子学生が悲鳴をあげて騒動になりました）。実際にこの見学や動画鑑賞がどれだけその後に影響するのかは不明ですが，early exposureをきっかけに医学分野に興味を持つ機会を得るということは良いことです。これから詳述しますが，学生時代は大学をいかに利用するかがカギです。利用するきっかけは医局や教授であることは間違いないので，早々に出会える機会を持って積極的に

接していきましょう。

　最近はカリキュラムを大幅に変えた大学もあります。これは，病棟実習時間の不足から，日本の大学医学部のほとんどが2023年以降に米国医師国家試験 (United States Medical Licensing Examination：USMLE) 受験資格である世界医学教育連盟 (World Federation for Medical Education：WFME) のグローバルスタンダード認証を受けられないことが関与しています。大学によってカリキュラムに差はあると思いますが，通過しなければならない試験 [CBT (computer based testing)，客観的臨床能力試験 (objective structured clinical examination：OSCE)，医師国家試験] や，卒業後に医師として自分の目指す到達点は変わらないと常に言い聞かせましょう。

03　英語だけはやっておく！

　医学を学ぶ時期が早まったとはいえ，教養科目をないがしろにしてはなりません。「医学部だから医学しかできない」では留年してしまいます。特に大学から一人暮らしをする人も多く，目的を持って大学に通学しないと遊んでしまって「結果として人生の時間を無駄に使ってしまった」となり，何のために受験勉強を頑張って医学部にたどり着いたかわかりません。

　最も大真面目にやらなければならない科目は英語 (または第二外国語) です。昔の医学はドイツ語表記でしたが，今は英語の時代です。研修医になっても最新のオンライン教科書 (UpToDate) や論文検索 (PubMed) はすべて英語表記です。現状では，英語にまったく触れずに第一線で医師として働くことはほぼ不可能ですので，しっかり勉強しましょう。特に日本ではspeakingのレベルが諸外国に比べて大きく劣ります。海外の学会や留学で実感しますが，同じアジアでも韓国，台湾や中国の医師は本当にきっちり英語をしゃべります。だいたい日本人の英語はたどたどしく，文法にこだわっ

てしまうため流暢さに欠け，質疑応答でフリーズするorまったく的を射ない回答をするケースが目立ちます。かなり恥ずかしい思いをすることになりますので，学生のうちからコツコツ勉強しましょう。

　将来，町医者として働くか，グローバルに働くかを入学時点で決めている人は少ないと思いますが，将来性を残す意味でも英語，特に英会話は必須です。医学生の皆さんは自分がエリートである自覚をお持ちでしょう。やればできると思いがち。でもspeakingに関して日本は最底辺です。時間がある学生時代だからこそ英会話，英語コミュニティへの参加，旅行，留学などを実践していきましょう。

04　スタートダッシュは入学式直後！

　では，初年度はおとなしく大学のカリキュラムに則って教養科目をがんばります！　という結論は論外です。医学にほとんど関係ない科目で満足してはいけません。これらの科目が楽しいと感じればとことん勉強してもらってよいですが，あまり興味がないのであれば効率重視でいきましょう。いかに短時間の勉強で好成績を取るか。これは受験戦争を勝ち抜いた各々の戦略があると思うので今回は触れません。

　私が今回強調したい点は「自分で医学の勉強を始めるのは自由」ということです。医学を勉強したければ自分で始めればよいのです。医学書は大学生協や書店にたくさん売っていますし，1日何時間勉強しても誰にも何の文句も言われません。受験勉強で1日12時間以上勉強してきた感覚からすれば，そのほんの一部を医学に使うだけでも相当の時間勉強できます。いつ始めるのか，それはこの文章を読んだ今しかありません。人間，思いついたその時にやらないと忘れてしまいます。恥ずかしながら私にも，買ったものの半分くらいしか読まなかった医学書が多々あります。

　「何を勉強するか」ですが，興味のある分野がない人は，とりあえず1〜2

年先を先取りしましょう。新入生で基礎医学，基礎医学を学習中の人は臨床医学に，臨床医学をマスターした人は海外の医師免許試験や実際の病棟でいかに効率良く働くことができるかに焦点を置きます。受験勉強直後ですので，クイズ形式が好みであれば，自分の大学の期末試験の過去問や，CBTや国家試験の市販の問題集をやってみるのもよいでしょう。

05 大学を120％利用する！

　しばしば，医学部は医師国家試験を取得するための訓練学校だという表現を聞きます。確かに医学部6年間で医師になることは主目標のひとつですので，あながち間違っているとは言えないかもしれませんが，本当にそれでよいでしょうか？　私の答えは「いいえ，それではもったいない！」です。

　そもそも国家試験に合格するだけであれば，国家試験の問題集や予備校の講義を集中的にこなせば1～2年で合格圏内に入ることは可能です。ただひたすらに暗記して，試験の選択問題でアウトプットするだけですから，受験を勝ち抜いた医学生のポテンシャルから考えれば造作もないことです。しかし，大学は予備校のような詰め込み教育を行う場ではありません。

　大学には高校までの教育と大きく違う点があります。それは，自主的に学ぶ場の要素が強い点です。高校まで受験のエスカレーターで学んできた医学生は，勉強する内容を与えられ，それをこなす能力は超一級です。ですが，大学では「学ぶのも自由，学ばないのも自由」です。興味がある内容，よくわからない内容について積極的に自分から学ぶ姿勢が重視されます。講義が終わって教官に質問したことはありますか？　研究室を訪ねてさらに深く質問したことはありますか？　もっと詳しく知りたい，自分の目で見てみたいと教官に申し出たことはありますか？　大学ではこういった講義外を含めて「教育」と言います。実際，私は講義外で学んだことのほうが多かったと思います。詳細は次章から述べていきますが，海外留学や学会発表な

ど自分の知的好奇心の赴くままに経験させてもらえる場が大学です。この本を読んだら，大学の講義は最低限のノルマでしかないということをよく覚えておいて下さい。

06 大学は各分野のエキスパートが集まった超高等機関！

　初めに言っておきますが，私は大学の回し者ではないですし，勧誘をする気もありません。自己の経験と，客観的に考えて後輩の皆さんにお勧めすることしか書きません。ですが，100歩譲っても大学とは最高ランクの教育機関です。最前線の臨床治療，学生または若手医師の教育，未来につながる先進的研究の3つを同時にこなす特別な機関なのです。都会または地方，国立または私立を問わず，各大学には世界的権威の先生がいて，治療成績で革新的な結果を残すことも多々あります。まずは自分を知るという意味で，自分の大学の医局または研究所のwebサイトでどんなことをしているか見てみましょう。あれ，この先生ニュースで見た，とか，この論文面白そうと思ったら即行動です！　訪ねて行って，まず話を聞いてみましょう。

　その際に使える魔法の言葉をお教えします。それは「わからないのですが，知りたいのです！」です。突然学生に訪ねて来られたら「この学生さん，どうしたの？」と思うのが普通です。そこで必要な技として，相手のaca-demic mindに火をつけることです。まず簡単な自己紹介をしてから，「webサイトでこの研究室（または医局）のことを知りまして」とか「講義でこの分野が大変面白いと思いまして」とか「この論文に興味があって調べたら，自分の大学の医局で書かれたとわかりまして」など言い方は多数ありますが，要は「あなたの分野に惹かれています」と告白することです。「自分は今，何の知識も技術もないのですが，この分野に非常に興味があり，学ばせてほしい」と言うだけです。学生なのですから何も恥ずかしくはありませ

ん。academiaにいる大学の人間は基本的に教え上手で，教育が大好きです。若い学生がわざわざ来てくれて嬉しくないはずがありません。お茶やお菓子を出されたり，場合によっては食事にも連れて行ってくれたりして語ってくれるでしょう。講義以外での"場"を持つことが，大学生活をよりいっそう面白くすることは間違いありません。

07 ロールモデルを見つける！

　大学医局とは，自分のロールモデルを探すのに最も身近で，見つかる確率が高い施設のひとつです。ロールモデルとは何かというと，自分がこうなりたい，こういう働き方をしたい，キャリアを歩みたいと憧れるいわば"理想像"です。1人に決める必要はありません。働き方はこの先生のようにがんばりたい，プライベートではこの先生のように人生を楽しみたいというような形で良いのです。なぜ大学がこのロールモデル探しに適しているかというと，理由は2つあります。

　1つ目は「大学は一種の成功者の集団」だからです。

　賛否両論あるかと思いますが，少なくとも大学に勤務する先生でまったく実力がないということはありえません。先進的な医療開発や研究実績ないしは病棟における高い診療能力など評価基準は多々ありますが，仮に無能であるならば，将軍である教授が大学医局という本丸に置いておくことはありえないからです。

　2つ目は「医師の数の問題」です。大学医局には教鞭を執る教授，准教授，講師，助教に加えて一般の医員，大学院生など多数の医師が勤務しています。年代もバラバラで，男性・女性を問わず多くのタイプがいます。大人数のアイドルユニットのファン構造と同じ原理で，自分で好みの推しメン（ロールモデル）を選ぶことができます。また，すべての診療科がそろっているので，他科との勤務形態を比べることも容易です。

　この2つのメリットがある大学医局ですが，ただカリキュラム通りの講義を受けているだけではその恩恵を得られません。教科書的な内容しか教える時間のない講義では，教官がその道の権威であるとか，高い診療能力があるとは到底判断できません。ここでの一手は「虎穴に入らずんば虎子を得ず」です。興味があったら迷わず穴に入る！　そして，しっかり自分の目で見て，話を理解して，ロールモデルを決めることが肝要です。

08　受け身になったら負け！　攻めて攻めて攻めまくる！

　ところで，学生の身分ってご存知でしょうか？

　「組織の一番下っ端で，何の地位も能力もないポジション！」

　大正解です！

　これは裏を返せば「何でも流動的に行動することができる無敵の状態」なのです。地位がないということは，失うものがないということ。能力がないということは，将来，何にでも化けることができるということです。学生とは伸びしろしかない特別な存在なのです。

　しかし皆さん，失敗したらどうしよう，とリスクばかりを最初に考えるでしょう。その心配はありません。学生がアドバンスな内容で仮に"失敗"してもacademiaの範囲ならまったく問題になりませんし，それは将来の糧として自分の経験値になります。経験値を持っているかいないかは，その後に大きな差を生み出します。

　私は，日本の医学部にいるときでも米国研究室に留学しているときでも，小僧と呼ばれていました。最初はこのあだ名が嫌いでした。何となくバカにされているようですよね。あるとき「小僧って無敵のポジションなのを知っているか？」と聞かれました。さらに，「今の君には失敗という概念がない。何をやっても経験値を得る。なぜならこの分野では初心者で，何の実績

もない。つまり小僧だ。たとえ，今君が取り組んでいる内容が思うような結果につながらなかったとしても誰も君を責めないし，何かが問題となるなら我々がすべての責任を負うから心配するな。君は自分がやる仕事内容だけにプライドを持って，楽しんで前向きに進みなさい」と言われました。これを言われてからはだいぶ気が楽になりましたし，わからないときには見栄を張らずに「教えて下さい！」と誰にでも素直に言えるようになった格言です。

　私が後輩の皆さんにアドバイスするなら，この無敵のポジションを活かさない手はないということ。先に述べた通り大学は自由なので，自分で積極的に働きかけないとその真のメリットを活かすことはできません。受け身になるのではなく，カリキュラムをふまえた上で，攻めるポイントを決めていきましょう！　やると決めたらとことん攻めて，自分が納得するまでやり切る場として大学は最高のフィールドです。正直に言うと，学生時代が終わったあとは安易に行動できません。医師になってからの忙しさは学生の比ではありませんし，自分の正式なポジションもあります。先輩の面子を保ち，かつ後輩の見本とならなければならない立場で，失敗を恐れずにチャレンジするということが簡単にはできなくなります。ですから，学生時代に守りに入ることはもったいないです。攻めて攻めて，自分の可能性を探り，理想の医師に一歩でも近づいて下さい。

09　無駄な努力はしない？

　最近の学生にはコストパフォーマンスを気にする人が増えています。投資した努力に見合った成果が得られるかどうかという観点は，危機管理能力のひとつとして非常に重要な要素であり，素晴らしい予見能力だと思います。

　ところが，科学を扱う医学者の卵としては，この能力のみでは大成しませ

ん。serendipityという言葉をご存知でしょうか？　英語では「the fact of finding interesting or valuable things by chance」，日本語ならば「偶然に思わぬ幸運を発見する才能」です。多くの世界的な科学的発見がserendipityによって成り立っていますが，偶然を引き起こすには「思いっきり努力する」という過程が必要です。ここまでやって成果が出なければ撤退しよう，この目標を叶えたいからこれをやってみようという姿勢が悪いわけではないのですが，打算的になりすぎずに身を任せる姿勢も必要になります。自分の人生は一度きりですし，その時々にできることは限られています。自身の全力をかけて勝負を挑む姿勢を学ぶという意味でも，大学でのチャレンジは意義があります。

　あなたが「無駄な努力をしている」という言葉を浴びせられたとき，相手がその道の先人であれば，「かわいそうに。この人はたどり着けなかったのか」と考えます。相手が自分の打ち込む内容にチャレンジもしたことがない人であれば，「論外。批判も肯定もされる理由はない」と割り切りましょう。ポジティブな人には必ずserendipityを引き寄せるチャンスが訪れます。この本を手に取って頂いたこともserendipityの出会いのひとつです。自分がつぎ込んだ努力と時間が無駄になるかどうかは自分次第。ここぞと決めたら，ど真ん中のストレートを100％の力を使って投げ込むべきです。

10　「現状の目標」を持つ！

　とはいえ，人間は自由と言われたらだいたいの人が楽なことや遊びに走ります。特に，高校までガチガチの学習カリキュラム，放課後は塾や自習室といった生活をしてきた受験生上がりには，自由を手にしても何をしてよいかわからなくなる人が続出します。よくハマるのがゲーム，部活，バイト，恋愛です。各々，青春として意味はありますが，「自分の大学生活6年間の最終目標は何か？」という点に関しては常に明確にしておきましょう。

私が入学後にある教授に言われたのは，「君の現在から見た1年後と10年後の目標を語ってみなさい」でした。"夢"ではなくて"目標"と言ってきた意図がわかりますか？「かっこいい内科医になりたい」といった回答を期待しているのではありません。自分の現在の力量をふまえた上で，自分が達成しなければならないノルマ（目標）を問うているのです。自分の能力を正確に評価することは難しいです。できると思っていても，他人からすればドングリの背比べのことも多々あります。しかもネガティブな部分からは逃げたくなるのが人間です。自分の足りないところから目を背けずに，自分をできるだけ客観的に評価することが第一歩です。これをふまえた上で，10年後の目標（長期目標）から逆算して1年後の目標（短期目標）をどう設定できるかがこの質問で試されています。後にも述べますが，何かをしたければ自分で道筋を考えて論理的に人に説明する能力が必要です。自分自身の立ち位置をしっかり把握した上で，将来どうしたいかを他人に説明できるくらいにしておく必要があります。私はこの教授の質問を機に，目標設定を毎年更新し，常に自問自答しています。

11　目標は降ってこない！　自分で探す！

　医学部に入学してすぐに医師になってからの目標とか言われても，意識高すぎでついていけません，という人がほとんどだと思います。その通りです。すぐに決められなくても，それは更新される前提であって，確定する必要もありません。暫定でよいのです。

　一方で，皆さんに問いたいのは「自分で目標を探す行為はしていますか？」ということです。だいたいの人が臨床医（内科？　外科？　もっと細かい専門分野？），研究医（基礎研究？　臨床研究？　企業？）のアバウトなイメージを持って入学してきたと思います。まずは，そのモチベーションのきっかけを大事にして下さい。すべてはそこから始まります。たとえば私は

入学当初から外科医志望でしたが，もちろん何の知識もありません。そこで，手術を見てみたいと思って外科の教授に話をしに行きましたが，いきなり手術室に入れてもらえるわけもありません。解剖，病気の本質，手術の方法，手術場でのルール，患者への敬意など学ぶことが山ほどありました。でも，具体的に指摘してもらえることによって，自分が勉強すべきは何なのか気づくことができ，来月までに腹部の解剖を勉強しようとか，冬休みは臨床の消化器の教科書を読んでみようとか，具体的な目標ができますよね。

　1つの行動習慣として，自分で考えて行動する癖をつくりましょう！　なぜそうなるのか，自分は何をしたくて，そのために何をしていくのか。具体性を持って考える習慣は今後の財産になります。

12　周囲に惑わされない精神力を持つ！

　traditionalな日本人の心は「和を以て貴しと為す」ですが，これは社会の一員としてルールを守る上での話です。大学というacademiaで学ぶ学生にとって，みんなが同じということは誰にも何の特色もなく，悪く言えば"並"でしかないということです。これでは進歩もありませんし，あなた自身が楽しくないと思います。友達に合わせようとして，周囲の人がどうするのかを過剰に気にするのは，特にモラトリアムの延長である現代の大学生にはよくあるパターンです。でも，あなたはもう大学生であって，成人に近い，ないしは成人しています。他人の振る舞いをうかがってから自己決定まがいの選択をして流されていく人生は，どこかで必ず後悔します。当然ですが，後悔しても誰も何の責任も取ってくれません。

　一番重要なことは，「大学生活では周囲に合わせる必要がまったくない＝自由」と早く気づくことです。「孤立しろ」という意味ではありません。友達と朝まで飲んだり，部活で倒れるまで走ったり，恋人とデートをしたり，学生としての楽しみも経験しましょう。しかしながら，我々の本業は「医学」

です。そして，医学の習得に決まった方法論は存在しません。無敵のポジションである学生の立場を大いに利用して，周囲の誰もやっていないことに臆さず，必要と考えたならば勇気を持って挑む姿勢が重要です。時には友達，先輩，教授に「それはどうなのか？」と思われても，自分で論理的に説得し，やり抜く「意志」が必要です。次項から，「絶対に負けない戦い方」と「アドバンスな戦い方」について説明していきます。

column❶　部活は参加必須なのか？

　大学には多くのサークルがあり，医学部の部活もあれば全学の部活もあります。基本的に入るか入らないかは自由です。入部したのであれば，思いっきり楽しみ，スポーツや文学で高みを目指すのは当然だと思います。ですが，忘れてはならない点は，医学部生はもうプレ社会人ということです。自分が将来やりたいことは何なのか，そのために何が必要であるかを考えた上で，部活をレクリエーションとしてやるのか，それとも全力をかけて続けていくのかの判断は自己責任で行いましょう。

　先に言っておきますが，医学部の就職において部活は一切関係ありません。医学部以外の学部では就職先に関して，某企業に〇〇部の先輩がいるというコネクションから，〇〇部に入部すると就職が有利ということが存在するようですが，医学部ではそんなことはありません。採用担当の職員と出身大学や部活が同じという点で盛り上がることはあっても，そんなことだけで採用が決まる病院はありません。仮にあるとしても，実力を正確に評価せずに採用を決めるような病院に就職して，あなたが活き活きと働くことができるわけはないので無視しましょう。

　私は運動部に所属していましたが，部活のメリットを端的に列挙するとすれば次の3つです。

①友達，先輩，後輩と知り合いが増えてコミュニケーションの輪が広がる

②運動または文化的活動が気分転換になる

③試験，カリキュラムについての情報が部活ごとに出回る

　③については皆さん気になるところでしょうが，以降の項で真っ向から否定する対策を紹介するのでご安心下さい。

　正直に言って，大学で部活に入らなければならない理由は特にないと思います。特に部活がストレスになっている人，たとえば練習参加が義務でつらい，飲み会が破天荒すぎるなど，日常生活にも気分不調をきたすような状態なら，後腐れなしにきっぱりやめてしまったほうがよいと思います。あくまで学生生活にとって部活はほんの一部であって，本筋に支障をきたすようなら切り捨てるべきです。

13　絶対に失敗しない学生生活！

　大学6年間で最も避けるべき行為は「意図しない留年」です。意図的な留年とは，たとえば「研究室で論文発表までしてから卒業したいので1年留年して研究に専念する」などといった自分で納得した留年または休学のことです。一方，意図しない留年とは「全力でやったにもかかわらず成績不振で留年となるパターン」です。おそらく留年者のほとんどは後者でしょう。

　これを避けたほうがよいと私が強く言う理由が2つあります。1つ目は収入面。学費を1年分余計に払うだけの問題では？　と思う人が多いでしょうが，それは違います。医師になるのが1年遅いということは，自分の医師人生の最終年の年俸が削られるということです。医師に定年はないという指摘もありますが，仮に65歳で定年としてその最終年の収入が2,500万円だったとすれば，1年間の留年とは2,500万円＋学費を失ったこと，と同等です。意図せずにこれだけの損失を被るわけにはいきませんよね。2つ目は残りの学生生活への影響です。医学部時代の同期とは血のつながった兄弟の

ような団結力があり，一生ものの友情です。詳しくは次項で述べますが，医学部内ではチームでの結束がとても大事です。自分だけ留年してしまった場合には，1学年下のメンバーたちと一からコミュニケーションをとって信頼関係を築く必要がありますが，かなり高いハードルとなります。これが自由に難なくできる人材であれば自分の能力を正しく評価して勉強をしているので，自分だけ留年することはないはずです。

　しかしながら，医学部では数年の浪人や留年は就職活動においてほとんど影響がないことが多いのでご安心下さい。これらよりも避けるべきことは医師国家試験の不合格です（いわゆる国試浪人）。これだけは医師としての履歴に大きな傷がつき，マッチングでの採用試験でも明らかなマイナス要素となりますので，気をつけて下さい。

14 個人プレイではなくチームプレイで！

　ここまでの項で周囲に惑わされないように！　と言っておきながらチームプレイをしろとはどういうことか。これを説明する前に，まず「意図しない留年」がなぜ起きるかを考えてみましょう。

　受験勉強を超える時間をかけて死ぬ気で勉強したのに，定期試験の本試験および追試験で不合格になり留年した，ということは基本的にありえません。医学生のポテンシャルはそんなに低くありません。留年するということは，周囲に比べて明らかに試験の結果が悪かったということに尽きます。その原因は①勉強時間が足りなかった，②周囲に比べて情報難民であった，の2つしかありません。いずれも根底の問題点は「周囲よりも出遅れた」という点です。

　絶対に失敗しないためには，自分が相対的にどれくらい勉強していて，それが十分かどうかを正確に把握することです。この見きわめが正しくできていれば絶対追試にもなりませんし，留年などありえません。しかし，正し

い見きわめをするためには個人プレイではリスクが高くなります。試験に向けた勉強時間を周囲の何倍も取れるという人（努力の天才）はいいですが，これには的外れな勉強をしている可能性が少なからずあり，少なくとも最高効率で試験を突破する方法としてはお勧めできません。

　したがって，私が勧めるのは断然チームプレイです。「徹底的にチームで協力して"補完し合う"ことでリスクを最小限に抑える」賢明な方法です。ここまでの項で述べたアドバンスの精神を発揮するための前提条件であるカリキュラムを，いかに効率よく乗り越えるかが焦点です！

15　情報を制する者が勝つ！

　チームでの戦いにおいて最も重要なのは情報戦です。学内および学外主導の試験では，試験関連情報や有効な問題集，予備校のオンラインコースなどをいかに選別できるかが合否のカギを握ります。この点において言えるポイントは，「個性ではなく集団に紛れる」ということです。ここまでの項で述べた「際立つ個性」はカリキュラム履修には必要ありません。もちろんトップの成績で単位を修得することに越したことはありませんが，トップにこだわる意味はまったくありません。むしろ一医学生として集団から外れることなく優秀な成績を取り続け，その一方でカリキュラム外のアドバンスな内容を学習するほうが断然お勧めです。「優秀な成績」というのは，最低限「余裕を持って"追試にならない"」という意味です。本業のカリキュラムの成績が不安定または追試で合格するレベルの人は，誰からもチャンスを与えてもらえません。アドバンスなことをさせてもらうには，カリキュラムを余裕でこなせるという信頼を提示する必要があります。

　ではアドバンスに挑むか否かにかかわらず，集団に紛れるとはどういうことなのでしょうか。これには周囲の情報把握能力を俯瞰して，自分の立ち位置を正確に評価する必要があります。簡単に言えば，試験前の自分の知識

情報レベルがクラスメイト100人のうち上位80人に入っていれば，絶対追試にならないわけです（合格者数人という試験なら話は別ですが，現代医学教育においてはかなり稀です）。医師国家試験も合格者は8割を超える大学がほとんどです。これは必修問題の地雷（得点率8割未満ないし多数の禁忌選択）を踏んで不合格となった特例を除き，情報戦で下位2割に入らなければ合格できるという意味です。大学の成績判定は絶対評価ですが，合否の決定は相対的な評価がほとんどです。少なくとも自分の成績がクラスメイトの半数よりも上位にあれば，留年の危険にさらされることはないでしょう。

　情報戦で勝つには，"情報に優先順位をつける"必要があります。まず，講義で強調された内容や，国家試験対策本などの要点を優先的に覚えておく必要があります。といっても医学には基礎医学と臨床医学の2つがあり，各々膨大な知識をアウトプットできないといけません。中でも基礎医学を難しいと感じるという人は多いはずです。そこで必要なのは優先順位の高い知識の紐づけです。臨床診療科がたくさんあっても，基礎医学で学んだ分子/組織構造や生理学的機序は全科に応用できます。基礎医学で正常を学び，臨床ではどこの部位の異常なのかとその治療は何かを覚えるというステップで構成されているので，切り離す必要はありません。同じ機序で発生するが発生臓器によって症状が異なる，というだけのことも多々あります。基礎医学をただ暗記するものと考えず，その機序と疾患を紐づけて記憶に保存しておくと忘れにくくなり，臨床を学ぶのが楽になります。

16　チームとは？

　チームとは何なのでしょうか？　私の答えは「6年間の運命共同体」です（実際はその後も一生の盟友となる大事な仲間たち）。チーム結成のきっかけは，最初の講義のときに近くで一緒に聞いていた人というくくりでよいと思いますが，入学後1カ月もすれば気が合う人の分別がついて，だんだん

グループ化してきます。グループ化してきたらリーダーとなる資質を持った人物が必ず現れて次第にまとまっていき，チームとなります！

　私の場合，幸運にも10人ほどのグループを形成していました。全員別々の運動部に所属，バイトや友達付き合いもアクティブでそれなりに忙しい人ばかり。振り返って考えると，チームで重要なのは「多様性」と「信頼」だったと思います。自分のコピーみたいな人と一緒にいることは，居心地がよくて安心感があるかもしれませんが，発展性に欠ける場合も多々あります。私が手を抜いていた内容を指摘してくれたり，猛烈に暗記してきて追い抜かれそうになるといった切磋琢磨したりする関係が理想だと思います。また，100%協力し合うということも重要です。自分の自慢を決してしない日本文化で，かつ医学部で勉強にある程度プライドがある人は，勉強しているという背景を隠すことが多いです。しかしチームでは，勉強をどれくらいやっているか正直に言い合えて，わからないことはわからないと相談できる関係が成り立っていたので，お互いにメリットしかなかったと思います。だから，基礎医学からずっとチームでまとまっていたため，全定期試験から国家試験まで1人の追試者も出さずに全員ストレートで医師になりました。

　加えて「チーム間で鎖国しない」というのがポイントです。自分のチームの答えやレベルが絶対的とは限りません。定期的に他のチームの人たちと話し，情報交換やディスカッションをすることが肝要です。これは医師になってからも必要な能力です。誰とでもしっかりコミュニケーションがとれる，チームで協力して何かを成し遂げることができるということは，自分を高速で成長させることにつながります。

17　医学は成書で勉強すべきか？

　さて，私が臨床の勉強を2年生から開始する際に「どんな教科書を使って勉強したらよいですか？」と外科の教授に聞いたことがあります。結果，「お

前はそんなことを聞くのか」と激怒されました（1時間説教）。教授の主張を要約すると「自分に合った教科書は自分で探せ。自分の勉強方法（教科書）を他人に預けるほど自己決定できないのか」ということです。これは一理あります。今考えれば，医学を学ぶ際に方法論まで教授に聞くのは非常に幼稚でした。自分で自己決定する癖をつけないといけません。でも後輩の皆さんにアドバイスするとすれば，どういった方法論がよいのでしょうか。この答えを出すには，目標によって勉強法は違う点に気づくことが重要です。この本を読んでいる皆さんは，2つの勉強が求められるということをうすうす感じ取っているでしょう。

　まず必須であるのは「医師として最低限の医学」です。これはざっくり言えば，進級試験や国家試験に合格するための勉強です。網羅的に広く浅く勉強して，知識のベースをつくるイメージです。ここにはあなたの学問的興味は大して必要ありません。ただ知識を詰め込んで，試験でアウトプットするだけでよいのですから。現在は，医学生またはコメディカル（薬剤師，看護師，放射線技師など）向けにわかりやすくイラストで論じた参考書が多々ありますので，これらを十二分に有効活用しましょう。自分で理解することが目的ですので，先輩からのお勧めの対策本，読みやすい厚さの本，自分がわかりやすい表現だと思う参考書で結構です。

　そしてもう1つは「学問としての面白さを学ぶ医学」です。これは自分の知的好奇心に従って，もっと深く知りたい！　という衝動により学ぶ医学です。先ほどの浅い知識のベースの上に，あなたの個性を形づくる花を咲かせるイメージです。これには成書を使用します。成書とは辞書のような厚みのあるハードカバーの本をイメージしてもらえればよいと思います。初心者向けには書かれておらず，要点しか書かれていない参考書に比べて論理的に理路整然と書かれている"堅い"医学書です。定期試験や国家試験を対象にしていないので，これを読んだことによって前述の最低限の医学が効率的に勉強できるわけではありませんが，参考書では簡単に書かれ省略されていた内容のバックグラウンドや発展知識が書かれているので，読んで

いて非常に勉強になります。もちろん大（成書）は小（参考書）を兼ねるわけ
なのですが，医学分野ではこの"大"は果てしない広がりとなるので注意し
て下さい。しかしながら，国家試験以上の知識が問われるマッチング筆記試
験を課す病院を目指す場合は，普段から読む癖をつけておいたほうがよい
です。

　私は学問としての医学を勉強したほうが楽しいと知っていますので，あ
る程度は成書を読むことをお勧めしたいのですが，これは自分が日常生活
でどれだけ医学に時間を使うことができるかをよく考えてから計画して下
さい。たとえば，部活やバイト，趣味に没頭して講義以外はほとんど勉強し
ない，試験前に何日も徹夜するような戦い方をする医学生に，成書の最初の
ページから一字一句読むような勉強法はお勧めしません。そのような医学
生は成書を購入しておいて，参考書でわからない内容や興味がある分野だ
け成書で読むほうが賢明です。

18　ダラダラ勉強しない！　講義中に覚えてしまう！

　試験勉強に駆り立てられることなく，朝から夜遅くまで成書を読み込む
ことができる時間の余裕と驚異の集中力を兼ね備えたスーパーマンは，ほ
とんどいないと思います。実際は成書メインで勉強する場合にも，前述の最
低限の医学は併用して勉強するほうがお勧めです。具体的には，問題集を同
時に解きましょう！　大学の定期試験の過去問でも，市販のCBTや医師国
家試験の問題集でも何でもよいです。医学という底なし沼にやみくもに立
ち入るのではなく，常にどこからが自分の好奇心の範疇か，最低限はどこま
でかを正確に把握しておき，メリハリをつけて効率のよい勉強法を生み出
します。また，時間設定を設けることも重要です。1日に数時間は机に向か
うなんて目標は，試験で追い詰められていない状況を除き，忙しい大学生に
はなかなか困難です。1日30分だけでよいので，その日の講義のレジュメ

を見返すか，翌日の講義の項目を教科書で流し読みする習慣をつけましょう。

　それともう1点，「効率を求めるなら講義をしっかり聞く！」というアドバイスをします。私は基本的に，講義にすべて出席していました。それは講義をさぼって同じ時間だけ勉強したとしても，専門医からの講義以上の効率は得られないからです。lecturerはプロです。講義内容のすべてを知り尽くしている強者です。彼らの教えを聴けるチャンスは一度しかありません。この機会を逃すわけにはいきません。効率を求めるならば，この講義中に内容すべてを理解してその場で覚えます。もちろん参考書や問題集を片手に聴いているわけですが，その講義の内容はその時間内に暗記してしまいましょう！　もちろん切り替えが重要で，講義が終わり次第，部活やバイト，飲み会にGOです！

　これらを実践すると焦ることなく試験勉強に突入でき，定期試験前の復習はかなり楽に終わるので，新しい問題集や教科書に手を出す余裕もできます。

19　講義の魅力は「余談」にある！

　「うちの大学の講義，超つまらないです。出席する価値がありません」とよく聞きます。自分もそう感じたことがないわけではありません。プレゼンが下手，スライドが読みにくいなど教官側の問題であるならば教官の評価シートで厳しく指摘するべきですが，大概の状況ではつまらない＝自分の期待値に沿わない＝最低限の医学の学習を外れている，という状態だと思います。ここで指摘したいことは，「余談を許す余裕を持つ」という点です。読者の皆さんは，すでにこれまでに論じた最低限の医学と医学の真の深みをかぎわけられるようになっているはずで，講師がしている話は余談だと判断できます。この余談，特にレジュメのスライドにない内容は，あなた

の知的好奇心を活性化させる化学物質となりえます。講師が余談をするには，①これから話す内容のつかみとして関連する情報を提示する，②話の内容のさらに深淵を提示する，③講義した内容がどのように臨床または現代で応用されているかを提示する，の3つがあります。いずれも，最低限の医学に加え，成書の役割である医学の深みを代弁してくれています。まったく自分には興味がないと判断したのであれば，いわゆる“内職”をして問題集や参考書を読む最低限の医学を学ぶ時間にコンバートしてもよいですが，まずは素直に聴いてみて自分に化学反応を起こす内容なのか理解する余裕を持って下さい。もしかしたら自分にとっては非常に面白い内容で，その研究や臨床にハマるかもしれないのです。この素晴らしい機会を余談からもらえると達観した姿勢で聴いてみてはどうでしょうか？　この講義はつまらないという先輩や友達の噂に惑わされず，まずは出席して自分で内容を理解した上でつまらないと判断するようにしましょう！

　逆に，余談のない講義ほどつまらないものはありません。教科書的な内容を，何のアドバンスな内容，ないしは知的興味を引く最新研究もなしにダラダラと話されたらそれこそ拷問です。最低限の医学を学ぶ機会としても，liveとして学生を拘束しているのですから，参考書以上の情報を与えられない講義は愚の骨頂と思います。

　なぜこんなに講義を推すかと言えば，講義する教官がその道の魅力を知り尽くし，自身がその分野を面白いと思っているからです。面白いと思っているかどうかは熱意として現れ，プレゼンに大きく影響します。熱血的な人もいれば静かに淡々と語る人もいますが，面白いと思って話す人から聴いた話はこちらにとっても面白くなる可能性があります。つまらない，早く終わってほしいと思っている指導者のプレゼンほど響かないものはありません。少なくとも，どうせ聴くのなら指導者の話術や話の流れのつくり方などに注目して，ワクワクしながら聴いてみてはどうでしょうか？

20 医学の学習に完璧は存在しない！

　医学の学習において，ここまで勉強すれば完璧というラインは存在しません。勉強をすればするほどに奥が深くて，未解明のことが多すぎて，さらにわからなくなる，というのが今の私の正直な感想です。ですから，一定の到達目標として立ちふさがる学生時代の試験において自分は完璧だと過信することは危険ですし，逆に完璧にこなすことにこだわりすぎてもいけません。

　たとえば，国家試験予備校というものが数校あります。最近は国家試験の合格率を上げるために大学と提携する場合がありますが，個人単位で契約している人も多いと思います。これらは国家試験における重要ポイントをまとめた講習をネット講座で見る，というものです。結論を先に言うと，「必要なところだけ補足する材料」として扱うのが得策です。つまり，予備校に縛られないという意味です。予備校に縛られてしまうよくあるケースに，不安になってすべてのオンラインレクチャーや参考書を制覇しないと気が済まない人がいますが，自分が得意とする科目まで見る必要はないと思います。国家試験前にすべての問題集を何回も解いて，それでもやることがないという状況なら心の安定剤としてやる価値はありますが，そこまでするならextraな病院実習を申し出たり，もっとアドバンスな研修医向けの本を読んだり，またはUSMLEやIELTS(International English Language Testing System)にチャレンジするほうが自分のためになると思います。また，予備校の講座のみ受講すれば完璧と勘違いする人もいます。これは，あくまで試験の要点をまとめただけですので，理解するにもある程度の知識のバックグラウンドが必要です。本番の試験ではこの要点だけでなく，大学の講義や自習で培った実力がものを言います。予備校の講座はあくまで参考であって，深入りせず，過信せずにうまく利用していくスタンスでよいと思います。

21　最終目標は国試ではなく臨床現場！

　国家試験に通らなければ医師になることはできないので，国家試験合格は必要条件です。しかし，医師としての十分な条件ではありません。なぜなら今医学生が勉強している目的は，試験というクイズ形式の問題に勝つためのものではなく，臨床で使える医師になることに帰結するからです。卒後約10年経った医師から言わせてもらうと，国家試験の知識だけでは現場ではまったく足りません。手技のレベルが低いことは置いておくとしても，日本の医学教育と国家試験では最低限の知識しか教えていないのです。

　本書を読んでいる皆さんには，ぜひ「臨床研修を見越して」最低限の医学を学んでほしいと思います。国家試験の症例問題をダラダラ読むのではなく，どういった時系列と手順でまとめられているのか？　そして自分がそれをカンファレンスで他人に伝えるとしたら，どうやって話したらわかりやすいのか？　そういった実地での応用能力も問題から学んでほしいです。たとえば，消化器の症例問題で大腸癌の検査手順を問う問題があったとします。主訴は無症状で，健診で便潜血陽性を指摘され受診，大腸癌を疑って内視鏡精密検査を選ばせる問題としましょう。内容としては超楽勝で，ほぼ誰も間違えない問題でしょう。しかし，ここで数年後に消化器内科をローテートする研修医の立場で問題を見返してみましょう。すると，プレゼンとして何を求められるか，上級医から何を指摘されるのか常に準備する必要があります。たとえば，大腸癌の好発年齢，性別は？　大腸癌患者の嗜好は？　特異的な併存症，既往歴はある？　疫学としてどこの部位に起きやすい？　診断基準は何？　組織型で予後に差がある？　深度に応じた治療方針は？　どこまでなら内視鏡で切除可能？　この症例は何が非典型的なのか？　これらの予測される指摘はその疾患を扱う科の研修医としては必要な知識であり，プレゼンの際には必ずガイドラインを頭に入れておく必要があります。実は日本の国家試験は教育的になっており，現場よりも型通りの医学知識を重視し，典型的な症例のみを提示しています。もちろん大腸癌という

common diseaseは非遺伝性の場合でも若年発症はあるわけですが，国家試験では必ず大多数を占める型を提示してきます。つまり，各疾患の症例プレゼンのポイントを覚えてしまえば，楽勝なのです。余談ですが，USMLEではこの典型がありえません。問題の疾患とはまったく関係のない情報がズラズラと羅列された中から，自分で必要な情報を見つけ出して論理を組み立てる必要があり，難易度がかなり上がります。

　国家試験のために勉強するという表現よりは，「自分の研修を目指した現場力の勉強から，わざわざ国家試験レベルに思考回路を"落として"解いてあげている」という上から目線で問題を解くことが一番望ましいと思います。

22 在学中は羊の皮を被った狼であれ！

　さて，本章の結論は，「羊の皮を被った狼であれ！」ということです。本書は国家試験対策本でも，個々の大学での定期試験への対応を述べる本でもありません。そういった資料は別の受験対策の良本で学んで下さい。私はあくまで，務めとして課せられるカリキュラムに絶対に失敗しないでほしい，という念を込めて書いています。診療科のセクションは非常に多岐にわたり，医学の知識は底なし沼のように深いもの。学生たちには広くて浅い学習が最低限求められていますが，一歩間違えると深みにはまり，とても難しいカリキュラムに見えてしまいます。本当は，まったく難しくはないのです！　医学部受験を乗り越えたポテンシャルから考えれば，余裕で乗り越えられます！　絶対できます！　同級生の中での自分のレベル，問題集を使った学習到達度を把握して，うまくチームで補完し合いながら"優秀な羊"を演じましょう！　言い換えれば，得点すべきところで確実に得点する＝"卒なくこなす"ということです。優秀な羊であることは，自分のやりたいこと＝バイト，部活，恋愛，そして第2戦以降で踏み込む医学の深淵への挑戦に

おける前提条件です！

"医学部生活で絶対失敗しない"チェックリスト！

- □ 意図しない留年は，金銭的負担と学習環境において損しかしない！
- □ 情報難民にならないためにはチームプレイ！
- □ 学ぶべき勉強内容に優先順位をつけて勝つ！
- □「最低限の医学」と「学問としての面白さを学ぶ医学」をきっちり分ける！
- □ ダラダラ勉強しない，講義中にすべてを理解して覚える！
- □ 講義の余談は宝の宝庫，楽しんで聴ける余裕を持つ！
- □ 完璧主義を捨てる！
- □ 6年間の最終目標は国家試験ではなく，研修医としてのバックグラウンドをつくること！
- □ カリキュラムに従順な"優秀な羊"を演じる！

column❷ 学歴や年齢で人を判断しない！

　「学歴マウント」「年齢マウント」という言葉が存在します。これは新しい出会いのたびに卒業大学や卒業年度を聞き，相手の出身大学が自分の出身大学より偏差値の低い大学，または卒業年度が若いことがわかると，急に態度を変えて横柄なふるまいをすることです。学歴重視かつ年功序列を重んじた日本社会の特徴的な感覚だと思います。私も学生時代，そして医師になってからもマウントをされたことは幾度もあります。人によってはこのくだらない「学歴マウント」「年齢マウント」により自信を失ったり，自分の行動範囲に制限をかけてしまったりして，将来の可能性に影響が出てしまいます。はっきり言いましょう！　それはまったくの無駄です！　今回はこのマウントに負けないメンタルのつくり方について考えてみます。

●肩書きで人を判断しない

　学歴は，確かに医学生や卒業直後の人にとっては重要な判断材料だと思います。偏差値の高い大学に入学した人は，それだけ努力してきたのですから。ただ，よく考えて下さい。それが医師としての仕事と関係あるでしょうか？　自分の患者に「私より偏差値の高い大学出身者のほうが，よい治療をするので」と説明するのでしょうか？　私はまったく見当違いだと思います。少なくとも，そんな医師にかかりたくありません。医師には，自分の患者には世界で，歴史上で，最もよい治療をする，という自負が必要です。

　年齢についても同じことが言えます。医学生や初期研修医の段階では確かに経験年数によって優劣があるので，卒後年度が実力指標として重要になりますが，初期研修医以降ではまるで参考になりません。特に数年しか年齢が変わらないのにマウントをとることは，はっきり言って恥ずかしい行為です。自分の病院での屋根瓦式の教育内ではそれが成り立つかもしれませんが，それは俗に言う「井の中の蛙大海を知らず」です。全国学会や他病院の勉強会では，自分より年下の医師の知識が豊富で，自分より手術手技がうまいということはよくあることです。年齢が上だからと言って，すべてにおいて自分が勝っていると考える思想は大変危険です。

　肩書きに負けるのは主にメンタルの問題です。ディスカッションする際に相手に畏敬の念がある状態で対等に議論できますか？　ディスカッションの内容が学歴に関することなら，劣等感から始めてもよいのですが，仕事（患者の治療）に関してそうした私情を挟むのはナンセンスだと思います。私の研修医時代からの信念のひとつをお教えします。それは「たとえ研修医だろうと，教授だろうと，良いものは良い！　悪いものは悪い！」です。必要であれば自分が研修医であろうと，診療部長にだってカンファレンスで噛みつきます。我々医師にとって必要なものは仕事内容に対するプライドであって，肩書きではありません。肩書きに誤魔化されないで戦えるよう，ぜひメンタルを鍛えて下さい。

●優秀上等，望むべきは「背伸び」の環境

　私は出身大学ではない大学病院で臨床研修をして入局したので，いわゆる「外様」「非純血」ということになります。しかし，そんなことは一度も気にしたことはありません。私の研修環境では，同期や先輩，後輩は非常に優秀でした。自大出身の先生もいましたし，全国の大学の首席や次席卒業者がゴロゴロいました。皆さんはこの環境をやりにくいと思いますか？　私は超楽しい環境と思いますよ！　なぜなら，ほかのみんなが自分より優秀だということは，彼らについていけたら自分はさらにレベルアップするということだからです。自分の置かれた環境に落胆するのは得策ではありませんし，むしろポジティブに考えるべきです。他者に特殊能力があるなら奪え！　負けたくないと思うなら自分の能力を開花させるしかない，という状況に身を置くことは，つらいときもあるかもしれませんが，根本的には楽しくて自分が著しく成長できます。つらいなあと思うときほど自分は成長していると感じます。

　海外に出たらもっと顕著にわかります。出身大学は？　いやまず日本はどこ？　という点から始まります。その程度なのです，肩書とは。現在，私は外科医兼研究者なので，どれだけ手術がうまいか，研究をコーディネートできるか，リーダーシップを取れるか，論文や教科書をどういう観点から書けるかという評価が重視されます。周囲の先生方は全世界から来ているmotivation, self-confidence, 実績ともに日本で見たことがないくらい完成された猛者たちです。しかも彼らはさらに精進し，日々レベルアップしていきます。切磋琢磨できることは恵まれた環境です。肩書き上等，優秀上等！そいつらと互角以上に戦える猛者にあなたもなってやりましょうよ！

　戦える猛者になっても，自分がマウントを取る側にならないということも重要です！　仕事をする上では皆，平等に意見を出して各々の仕事をするべきです。学歴や年齢のみならず，性別や職種についてもフラットでいるイメージを常に持ちましょう！　男性医師が女性医師を見下す，医師がコメディカル（看護師，放射線技師，理学療法士，医療事務など）に礼節のない言動

をする場面をよく見かけます。横で見ていて思うのは，もったいない！　ということ。チームをまとめる際にリーダーシップは重要ですが，スタッフに優劣をつけることは無駄でしかありません。言うまでもなく，現代社会で男尊女卑なんてありえませんし，コメディカルは同じ医療職ですが，カバーする分野が異なるので比べることに意味はまったくありません。各々のアドバンテージをうまく引き出すことが先決であり，自尊心だけを尊重するような考えでは自己満足は得られるかもしれませんが，周囲にとっては楽しい職場ではありません。そのような職場のアクティビティが高いとは到底思えず，自分が働きにくくなるだけです。つまらない意地を張っている時間があれば，彼らの能力も引き出して理想の職場をつくっていきましょう！

23　絶対に失敗しない病院見学のコツ！

　さて，医学生時代の山場のひとつは初期研修先の決定です！　いわば"医学生の就活"！

　初期研修先の決定は，現在は医師臨床研修マッチング協議会（https://www.jrmp.jp/）に登録し，病院側と医学生側が希望順位リストをつくり，マッチングさせるシステムで行います。だいたい6年生の夏に各病院で採用試験（多くが面接のみ，一部人気病院では英語や医学の筆記試験，英語面接が課せられる）が行われ，10月に結果発表となります。他学部と違って需要過多のため，マッチングできないということはありませんが，人気の病院，やりたいことができる病院への配属を勝ち取るには，それなりにノウハウを知っておく必要があります。とはいえ，マッチング成功の第一歩は病院見学です。ここではそのコツについてご紹介します。

1. 礼儀を尽くし，禁忌を避ける

　第一にやるべきことは社会的常識の確認です。医学生や初期研修医は，社会的常識が圧倒的に欠けています。医学部カリキュラムでは社会マナーの教育は特別にはなく，医学知識の詰め込み教育を経て，いきなり医師となり，周囲から先生と呼ばれて医療チームのリーダーになるので，無理もありません。しかし病院では，マナーが重要です。普段から患者向けのサービス業をこなす医師やコメディカルたちの眼はごまかせません。研修がスタートする前に以下の5項目をチェックしましょう！

①見学にはスーツ

　この礼儀の段階では，目立つ必要はまったくありません。初対面で清潔感があり，ある程度印象が良ければいいのです。そのためには，ジャケットやブランド服を着るよりも普通のスーツが一番無難です。清潔感が大事ですから，よれよれのシャツ，ゆるいネクタイ，汚い革靴は避けましょう。男性は，夏でもネクタイ着用が常識です。ネクタイがあると暑いし，手術室での着替えに時間がかかりますが，ここは我慢するところです。

②レスポンスと笑顔で勝つ

　「おはようございます！」「ありがとうございました！」これらは自然に出る挨拶として常識ですが，初対面の人に適切なタイミングで感情と同時に発するには，日頃から鍛錬が要ります。OSCEの診察試験で言葉がもたつく人は要注意です。医師10年目程度になれば瞬時に"つくり笑い"ができますが，学生のほとんどはできていません。一番重要なのは声量なので，もごもごしゃべらずに，少なくとも相手に聞き返されない程度，普段より少し大きめの声でしゃべることを心がけましょう！

③丁寧語を適切に操る

　これが一番ネックです！　まったくできていない！　自分では気づかない

のか, 医学生の皆さんはびっくりするほど正しい日本語ができていません。本書は日本語講座ではないのでしつこく言いたくないですが, 最低限,「~っすか?」(正しくは「~ですか?」)は絶対に使わないで下さい‼

　上級医に, 何だこの若僧と思われて本当に印象を悪くするので要注意です。ちょっとだけ脱線しますが, この「~っすか?」は, 自分に自信がないことの典型的表現です。self confidenceは語尾でわかります。日本語は文末で肯定文か疑問文かがわかれる言語なので, 文章をはじめから, 特に最後までしっかり発音できることは, 初対面の会話で非常に重要です。相手は家族でも友達でもなく, 初対面の上司(の候補)です。役者になった気分でしっかり演技(?)しましょう。

④遅刻しない

　社会人の基本は時間です！　遅刻は絶対に許されません！　気合いを入れて下さい！　病院までの交通手段, 待ち合わせ場所については入念に確認し, 絶対遅刻しないようにして下さい。10分前行動を心がけましょう！遅刻したら, もう終わりと思って下さい。

⑤"あっち"を向かない

　これはつまり, 相手の説明中はよく聞くということ！　当たり前のことですが, 意外と集団には, うつむく, 全然関係ない方向を向いている, 携帯電話をいじっている(内職)といった本来の見学の態度とは程遠い行動をとる人がいます。説明を受けているときは前を向いて聞く, 人と話す際は目を見る, 見学中は携帯電話には触らないことを徹底しましょう！

　以上の5つは私が実際に見ていて, もったいないなあ, たぶん賢いのにこんなところで評価が下がってしまって, と残念に思う箇所です。
　よし, それでは病院見学に行ってみましょう！
　というのはまだ早すぎます。病院見学の目的を明確化して作戦を練って

おきましょう。次に挙げるように，①自分の選択肢としての病院を知る，②病院側の採用試験で好印象を与えるためにアピールする，という二大目標を念頭に置きます。興味があるからとりあえず見に行ってみる……は効率が悪いです。

2. 病院を知る

●アポを取る

　最初のステップは「病院に見学の申し込みをする」です。ここで注意するべきは①病院が毎年決まった時期に見学を限定しているのかor随時募集しているのか，②志望する科ごとに見学ができるのかどうかです。

　①は特に人気病院では見学者が多く，すぐに見学枠が埋まることも予想されるためwebサイトで前年度の情報を確認しておきましょう。通常はOSCEを終了した5年生からの受け付けが基本ですが，病院によってはボランティアという形で下級生を受け入れる病院もあります。また②で志望科の見学ができないとすれば，全体説明会時にこっそりと志望科の先生に挨拶して，後に見学をお願いするという技もあります。そのほかに，医学生および臨床研修医のための総合情報サイトの運営会社が開催する説明会があります。説明会では臨床研修マッチングサイトの運営会社や病院ごとにブースが設置されて個別相談ができます。この機会もうまく利用して見学の申し込みを行いましょう！

●何日間行くべき？

　臨床研修期間は長ければ良いとも限らない諸刃の剣です。なぜなら長くいればいるほど見学担当研修医や医長と仲良くなるのは事実ですが，知識不足やモチベーション不足（やる気なくだれてしまうなど）が露呈するとマイナス評価になっていくからです。説明する先生も，あまり長く見学者にいられても，自分の業務を手伝ってもらうわけにもいかず，正直邪魔だと思うことがあるでしょう。かといって1日だけの見学では短すぎます。これだ

と単なるお客様で終わってしまい，打ち解けることもなく去ることになってしまいます。病院が指定するのであれば致し方ありませんが，そうでないならば最低２日をお勧めします。私は医学生時代に３週間ウィークリーマンションを借りて大学病院（他学）を見学したことがありますが，なかなかハードでした。

◉病院説明の上級医と初期（後期）研修医はマネキン

　病院の代表として皆さんの前に現れる上級医や研修医はつくられたマネキンです！　言うことすべてを真に受けてはダメです！（意外ですよね！）

　彼らは病院にとってプラスの情報をメインで持ってくるロボットのようなものです。それはそれとして素直に聞き入れるとして，いざ働く立場にとって実際はどうなのか？　という懐疑的ポジションからも聞いたほうがよいです。たとえば「当院ではメジャー内科を全部ローテートでき，幅広い知識と技術を経験できます……」という謳い文句をよく聞きますが，具体的には次の①～⑩について最低限ビジョンを持っていないと，本気でこの病院が良いとは自信を持って言えないものです。また，①～⑩は後の面接試験で根拠を持った志望理由をつくる際に必要です。

① どの科をいくつローテートできるのか？

② 各科の研修期間は？

③ 指導医（メンター）からの評価の活かし方

④ 疾患の経験目標は？

⑤ 担当患者数は？

⑥ 外来は経験できるの？

⑦ 細菌検査室，画像検査室との連携はどれくらいするの？

⑧ 手技って具体的に何をどれくらいするの？

⑨ 研修期間中の学術活動（学会発表，論文）は，どれくらいの研修医が何本書いているの？

⑩ 研修後の進路は？

●見るべきは自分の将来のポジションだけではない

　前述しましたが，研修医の働きぶりだけを見ていても志望研修先として決めるには不十分です。その病院で研修をした以上，同じ病院で後期研修医，またはスタッフとして勤務，あるいは同じ医局内で異動する可能性が高いです。したがって，研修が充実しているかという観点と同時に，後期研修医や上級医の勤務状況もチラ見しておきましょう！　後期研修医が活き活きと働いていることが，キーポイントです。スタッフの指導は下の者に任せて医局で自分の仕事をする先生も多いので，実際の実働部隊は後期研修医です。彼らがしんどそうにしていればハードな勤務状況の病院と確定できますし，彼らが将来の明確な目標を持って勤しんでいれば，それだけ将来の視野が広がる病院という証です。

　それから，もしカンファレンスに参加できるのであれば，研修医のプレゼンはよく聞いておきましょう。流れるようなプレゼンか，的を射ているか，英文構成は論理的かなど中身がわからなくても得られる情報は多々あります。当然彼らも間違えるわけですが，それに対する上級医の指摘がアカデミック（つまり教育的）かどうかもよく見ておきましょう。きつい言い方であっても，的を射ていて熱意がこもっているのであれば，その病院で修業する価値はあります。指導は，優しければよいというものでもないのです。

●確実に必要な情報を得る

　必要な情報とは，勤務情報と試験情報です。勤務体系については先に例示したので省略しますが，見学が終了するまでに試験情報を入手しておきましょう。多くの初期研修病院や後期研修が面接のみ（後期研修はほぼコネで決まるので面接が"ザル"です）で決まりますが，研修先として人気の病院は医学試験や英語試験を課してきます。まず過去問が入手できるか，次に試験問題は誰がつくるか（院外の英文学科に委託する病院もあります），そして，どう対策しておくか，これらの情報収集を行います。最後のどう対策しておくかについては，しつこく聞き出す必要があります。なぜならあなた達が質

問するのは，それを楽々クリアした逸材または試験官本人です。初対面の人に自分がどれだけ苦労したかを披露はしないでしょう。医学や英語の試験についても国家試験レベルだったとか，センター試験程度と答える先生が多いと思いますが，おそらく彼らはほぼ満点でいずれも切り抜けてきた猛者ですので，それを聞いて簡単だと油断するのは危険です。面接で差がつくのは出身大学加点くらいですので，他大学の系列病院や，"まっとうな"学科試験を課してくる病院は国家試験以上に本気で勝負です!!

●上手な質問のし方

　まず情報を聞き出す際に，自分が聞きたい内容が，①真面目な質問，②込み入った質問なのかを把握します。次に質問するタイミングとテクニックを駆使します。

①真面目な質問≒診療部長に盗み聞きされても問題がない内容

　　例　救急当直は月に何回か，どういった症例が多いか

　　　　研修医はどこまで手技をやらせてもらえるか

　　　　医局のデスク，図書館の有無

　　　　研修医勉強会，指導医からのフィードバックの方法

　　　　学会発表，論文作成の援助はあるか

　これらの質問は単発で聞いてもよいのですが，どうせなら，自分のモチベーションと関連づけてみましょう！　たとえば，「研修中に学会発表をぜひ経験したいと考えていますが，他科ローテート中に参加できますか？」とか，「三次救急をしっかり勉強したいと思っていますが，1カ月にどれくらい当直業務に参加できますか？」など。単なる質問ではなく，こいつやる気まんまんだなあ，と思わせていきましょう。

②込み入った質問≒聞かれ方によっては悪印象となる内容

　　例　給料はどれくらい？　ボーナスは？　時間外手当は出るの？

　　　　生活費は賄えるか，福利厚生は？

　　　　休みはどれくらい取れるのか

　　夜は拘束されるか（されたくない！　17時で帰りたい！）

　　学会出張費は出るのか

　これらは当然必要な情報ですが，大概は病院のwebサイトや募集要項に書いてあります。これをチェックしないでいきなり質問すると，情報収集できないやつという印象ばかりか，業務内容より待遇面を気にするのか？　と悪い印象を与えます。もし調べられる限りを調べても不明な点がある場合は，質問の最後に聞くか，研修医（見学担当者で一番年齢が近い人）にこっそり聞くようにしましょう。

　次に，"聞き方"です。研修システムに関するものであれば全体説明会や上級医の説明時に質問してもよいですが，込み入った内容（②）や細かい研修の現状については，小グループや見学担当の研修医と一緒になった際にさりげなく聞くのがコツです。さりげなくというのは，基本，見学担当者は業務の合間に案内をしているので，業務妨害しないようにという意味です。電話対応中やカルテ記載・オーダー中，患者対応中などにいろいろと話しかけるのは邪魔ですし，失礼です。エレベーターなどの移動中や，ランチ中の会話にさりげなく挟んでいきましょう。これは逆に，お互いが話すことがなくて無言にならないためにも有用です。あらかじめ聞きたいことのリストをつくっておきましょう。

3.　病院へのアピール

●見学前にやっておくべきこと

　これは，見学でミスが出ないようにするということに尽きますが，主に2点あります。まず1点目は，病院の"売り"をよく理解しておくこと。たとえば，三次救急医療機関の病院，地方の中核病院，大学の基幹病院など，各病院には誇りがあります。これはwebサイトを見れば容易にわかりますので，隅々まで読んでおきましょう。できれば見学する科のカテーテルや手術件数などもだいたい把握しておくと，質問もしやすくなります。見学に行って，「え？　ここは何床あるんですか？　大きいんですね」と素人目線でコメ

ントをすると説明者が戸惑います。

2点目は，文字通り「知識武装」です。基本的な医学知識（国家試験レベル）は最低限押さえておきましょう。可能であれば，question bankのような国家試験問題集は，メジャーな科だけでも一通り解いておいたほうが無難です。カンファレンスなどは専門性が高いので，臨床経験の浅い医学生や初期研修医がついていけないことは多々ありますが，それを解説してもらってもチンプンカンプンでは何の議論もできず，ほとんどアピールできません。かといって，教科書（『year note』,『病気がみえる』）やタブレットの持ち込みは心証が悪いです。義務として来る病棟実習ではないのですから，そういった類で調べ始めたり，これですか？　と見せられたりすると，説明者はどんどん面倒臭くなってきます。教科書レベルの知識は自分で勉強してから来いと言いたくなります。ですので見学中は，気になったことは軽くメモをとる程度にしましょう（ただし，病院で知りえた個人情報は，帰る際に必ず破棄して下さい）。

●コネは表立って使わない

○○先輩が研修している，部活のOBがスタッフとして勤務しているなど，病院と何らかの関わりがある知人はいるでしょう。競争率の高い病院ともなれば，それは武器になります。しかし，見学のときにそれを前面に出すのはやめましょう！　相手にすでに認識されていて，声をかけられた場合はまったく問題ないですが，たとえば，①「私の先輩が研修していて，良い病院だと聞きました」とか，②「部活の後輩の××です」とか，自ら話すのはお勧めしません。

①は，「他人に聞いてきた（流された）だけか。自分で調べてないの？」という印象を持たれかねません。本当にそうであったとしても，わざわざ見学時に言う必要はありません。加えて，これは何のアピールにもなっていません。初期研修医が面接試験に参加して拒否権を有することは日本ではありえません（北米はレジデント，フェロー面接があり，彼らが拒否した人はエ

ントリーから外れます）。ですからこのパターンは，本面接時に先輩からアドバイスをもらって，自分の将来像と病院の研修が合致しているから来たと印象づけるためにとっておきましょう。②は，意味不明です。病院を見学に来たのに，1人の医師との関係性を謳っても何の価値もありません。病院と個人でやり合うのですから。一般企業ではないので，部活の後輩だから優遇されるなんて不公平かつ正しく人材を評価できない病院は選ばないほうがよいです。仮にこの先輩が研修担当責任者だった場合も，見学前にメールなどで挨拶するべきであって，研修当日にご機嫌取りをすることは得策ではありません。いずれのケースも，一番ややこしいのは，それを見た周囲の見学者が不快に思うことです。周りに誰もいなければまだ無害ですが，複数の見学者がいる中でこれをすると嫌味でしかありません。見学者は将来の"同期候補"ですので，大切にコミュニケーションを取っておいて下さい。

●見学担当者の気持ちを知る

だいたいの病院では全体説明会から，各科に見学者を割り振ります。各科の管理職か病棟医長が，日常臨床でかなり忙しい中，見学者の相手をします。彼らの心中は，「しっかり病院を見学してもらってうちの良さをわかってもらいたい！」というものだけではありません。「あの患者さん大丈夫かな？」「患者の病状説明は何時から？　処置が30分後にあるなあ」など，マルチタスクのひとつとしてあなた（見学者）の相手をしています。ここで大事なのは，ぐちゃぐちゃ絡まないということです。自分を語る，重箱の隅をつつく質問を量産することは，必ずしもアピールにはならず，むしろ危険です。相手が聞いてほしがっている，または手が空いているときに上手に質問をしましょう。あまりに見学者がしつこいと，担当者は上司に「あいつどうだった？」と聞かれ「まあ……今ひとつでした」と答えるでしょう。無理に目立つことは避けましょう。

●採用試験のふるいわけは見学時から始まっている

　見学時に案内側の反応を気にするのは，採用に影響するからです。大学受験のように顔の見えない試験と20～30分間の"ザル"面接ではなく，採用試験では同僚または部下として働く上で，「一緒に働きたいか」が重視されます。あなたが特殊なスキルを持っているから採用オファーが来たわけではありません。よって多少の学力の問題もありますが，一緒にいてやりやすい，教えたくなるなど言葉にできない印象が最も重要です。採用したけどまったくuncontrollableで，仕事の効率が悪い！　では上級医自身が直接損を被るので，病院側は入試の何十倍も慎重に採用を決めます。人気病院では見学者は見学時に採点されていますし，採点されていなくても，少しでも悪い印象を持たれてしまうと面接時に影響します。病院の最寄り駅から見学中，最寄り駅に戻るまですべてが評価されていると考えたほうが無難です。特に同じ見学者と盛り上がってしまって雑談に興じるのは最も危険です。コミュニケーションは取りつつも，常に一線引いておきましょう。

　とはいえ，見学時に攻めのアピールは必要です。その一番良い機会は，見学担当者から①鑑別疾患を挙げてみて，②これ知ってる？　と聞かれたときです。①鑑別疾患は，発熱，胸痛，腹痛，意識障害，無尿などcommon symptomの考察です。海外ドラマ『Gray's Anatomy』でインターンの主人公が術後発熱の鑑別でレジデントを圧倒して鑑別疾患を答えていましたが，まさにあれです。これは実際，日本の医学教育では難しいです。なぜなら，日本の医師国家試験はすべてが典型的症状，所見で答えが1つしかありえない状況を解かされるのに対し，欧米の試験は症候学から鑑別を考えて，べらぼうに長い現病歴（ほとんどは無駄な情報）から疾患を答えるからです。実臨床は欧米の試験に近く，主訴を聞いてから推理するかのように自分で情報を聞き出し，診察，検査して鑑別にたどり着きます。材料を自分で考えて探す必要があるのです。この症候学をきっちり学ぶには，国家試験の勉強だけでなく，成書や症例報告論文，USMLEを解いておくと役立ちますが，膨大な量でキリがないので，忙しい医学生や初期研修医全員に勧められ

ることではありません。ですので，せめてメジャーな症候の鑑別くらいは言えるようにしておきましょう。

　一方，②これ知ってる？　という質問は，国家試験レベルの内容，解剖や生理学などの基本的知識で答えられる場合が多いです。評価の差につながりやすいので，自分が見学する科および内科・外科全般の一般常識は見学前日に復習しておきましょう。

●医学知識だけで勝負しない，やる気アピールが重要

　前の項目でアドバンスな内容を勧めましたが，まったく答えられなくても，減点までは至りません。なぜなら見学担当者は，見学者はド素人と思って対応していますから。医学知識をきっちり論理的に列挙，説明できることができればボーナス点で印象に残り，その後に良い結果を生むかもしれません。しかし，知らないことは素直にわからないと言うことも大事です。ここまで考えたけど，ここがわかりませんとはっきり言えることは，働き始めてからの信頼度でかなりプラスになります。わからなければ優しく教えてくれるのが見学の旨味ですので，意地を張らずに素直に教えてもらい，「勉強になります！　ありがとうございます！」とハキハキ述べるだけで印象は良くなります。見学や面接は，今の力量アピールではなく，これからどう成長してみせるかを予感させればよいのです。

●特異的に攻める！！

　攻めの一手をいくつか紹介していきます！（星は実行難易度）

①名刺をつくる　★★

　これは病院見学に限らず，学会参加にも応用できます。自分の連絡先を渡すことよりも，相手から名刺を引き出して連絡先（メール）をgetすることが目的です。これがあれば，後々個人的にお礼状を送ることができます。現在ではインターネットで簡単に作成できます。

②プレゼンをしたいと申し出る　★★★

　見学の際にカンファレンスがあれば，発表してみたいと申し出ます。研修医やレジデントにとっては指導が面倒ですが，拒否されたことは今までありません。集中して先輩ドクターのプレゼンの癖と要領を見抜き，瞬時にトレースして発表する技術は，圧倒的なアピールポイントになります。

③指導医を調べ上げる　★★★★

　自分が見学する科が決まっているのなら，スタッフの顔と名前は憶えておきましょう。私の場合はそれに加えて，各subspecialty（科の中の専門分野）も把握して，学会発表や論文まで読んでおきました。そして雑談をするときに「先生の○○○の発表を聞かせて頂きました！」と興味ありますアピールをすると一発で気に入ってもらえます。そんな医学生や初期研修医はいないですから。あなたをとても尊敬していますよ，と表現する最上級テクニックです。もちろん付け焼刃では自爆しますから，自分の勉強にもなります。

④実際に長期で働いてみる　★★★★★

　先にも述べましたが，初期研修医，および後期研修医として働く病院は人生を左右する大事な航路です。適当に決定しては後悔します。そこで私は，長期休み（夏休み，冬休み，春休み，試験休み）に隙あらばと病院見学をしていました。最長で3週間もいた病院もあります。これだけいると，自分が働くイメージが確定しますし，スタッフとも超仲良くなります。最初に述べた通り，一緒にいればいるほどボロが出るのですが，やる気，修正能力，成長率をアピールするのにこれ以上の手はありません。見学期間中は，日中は研修医や指導医にべったりついて，夜中は教科書，論文の勉強を欠かさず行っていました。そのため，ほぼ研修医としての仕事内容を覚えられたので，実際に働き始めたときも超スムーズでした。

●見学後のお礼状

　見学後には，メールないし手紙でのお礼状を送ることは必須です。できれ

ば見学したその日のうちに！　これはやるとやらないでは印象の度合いが違います。以下に例文を載せますが，自分がどの見学者であったか思い出させるようなエピソードも加えると印象に残ります。コンパクトでテンポよく読める内容にとどめましょう。

【お礼状例】

○○○病院　臨床研修センター部長　兼　○○○科

○○○○　先生　御机下

　○月○日～○日に貴院消化器内科を２日間見学させて頂いた○○○○と申します。この度は大変お忙しい中，貴重なお時間を頂戴し，貴院を見学させて頂き誠にありがとうございました。

　２日目は消化器内科ローテーターの○○先生の下につかせて頂き，病棟回診から内視鏡検査，カンファレンスと実際の仕事を見学し，自分の将来像として働くイメージを具体的に持つことができました。最終日夕方には稚拙ながら症例提示をさせて頂き，また所見の伝え方についてご指導を賜り，大変勉強になり，また指導の熱さに感激致しました。

　見学を通じて，貴院で初期研修医をしたい気持ちはさらに大きくなり，一方で自分の不足している知識や考え方も明らかになり，医師としてのスタートをするまでの課題もはっきりと見つけることができました。

　今後とも何卒よろしくお願い申し上げます。

　○○○○　拝

========================

○○○○

所属大学：○○○○○○　○年

住所：○○○○○○

電話番号：○○○○○○

メールアドレス：○○○○○○

========================

◉これは逃げるべき質問

　病院見学，またはマッチング試験前後に病院から「うちの病院が第一志望なの？」「ほかにどこの病院を見学，受験するの？」と聞かれることがあります。病院としても優秀な医学生や初期研修医を採用したいわけですから探りを入れてきます。その病院が第一志望であれば自信を持って答えられますが，第二志望またはまだ決めていない場合は，返答に困ります。最良の策は「正直に言う」です。第一志望と答えておいてマッチしなかった場合，信頼を失うだけですから。医師の世界は狭いので，ほら吹きになることはお勧めできません。かといって，この病院は第五志望ですとバカ正直に言う必要もありません。第一志望と答えるか，まだ迷っています→（さらに聞かれれば）○○病院と△△病院は見学予定です，と答えるにとどめておくのが利口でしょう。

◉外科手術見学の掟

　外科を目指す人には病棟での実習に加え，手術室での見学もありえます！　ここでは，私の経験をもとにどうやって手術見学を攻略するか考えてみます！

◉予定される手術日程を把握しておく

　外科の手術見学ができるとして，まず聞くのは予定される手術内容。手術日程だけならば，個人情報ではないので教えてくれる場合が多いです。何の手術が何時から始まり，何時に終わるかを把握することは1日のスケジュールの予想を立てることにつながります。だいたい，カンファレンスがなければ手術見学→合間にランチと病棟見学となります。稀に手術が17時を過ぎる予定であった場合，選択肢は2つ。1つは，定時なので遠慮なく帰る（別に残れとも言われません）。もう1つは手術が終わるまで見学させて下さいと粘る。後者は働き方改革や学生の拘束時間等で叩かれそうな内容ですが，こっちは本気で就職を決めに来ているのですから自主的であり，文句を言

われる筋合いはありません。後者の最大のメリットは，上級医の印象に残るという点以外に，食事に連れて行ってくれる可能性が高い点です。かなり打算的ですが，熱心に見学した学生を食事に連れて行かないことはありえません。この食事会の目的は，食事代を浮かすことではなく，上級医や研修医から本音を聞くことです。夜まで手術をして無事に終われば，気持ちが解放的になります。ここで素の先生方から，医師としての考え方，手術の兵法，研修の極意，大声では言えない話など，たくさん聞くことができます。自宅から遠い病院に見学に行く場合は，見学日の宿泊先を押さえておくことも忘れないようにしましょう。

◉いざ，手術室！

手術室は病院によってマイナールールがありますが，だいたいどの病院でも同じです！　まず見学者はスクラブを取ってロッカーで着替えるようにと指示されます。忘れてはならないのは，案内役の医師は忙しいということ。入室時のタイムアウトや体位設定など，手術を始める前にもやることは多々あります。ですから，この着替えでもたついてはダメです。ただ，見学者はスーツ，ネクタイ，革靴など着替えがしにくい服装の上，シューズカバーをつけるなど，やることがいっぱいあります。ですので，早脱ぎ，早着の癖はつけておきましょう。特にネクタイを締めるのは手間取るので，スクラブからスーツに戻る際に，素早く締められるように練習をしておきましょう。

次に師長や麻酔科に挨拶する場合がありますが，ハキハキと挨拶しておきましょう。またお菓子を持っていくと，機嫌がよくなることも多いので，見学先の科のみならず，コメディカル用にも持参するとよいです（高くなくてよい）。これらのスタッフが面接に参加する可能性は大いにあります。

さて，手術室に入りました。だいたい見学に入れるのは挿管後である場合が多いですが，この時間は外科と麻酔科は体位変換で忙しく，スクラブナースは道具と術式の確認であたふたしています。邪魔にならない位置にいるこ

とが原則です。そして手袋とガウンのサイズを聞かれたら即答すること。

　もう1つ，手術の前にやっておくことがあります。それは解剖の把握。もちろん基本的解剖は頭に入っていると思いますが，患者個別の解剖はそのときにしか見るチャンスがありません。準備で待っている間にCTをクリクリ動かして確認しておきましょう！　腫瘍の位置と浸潤度，主要な血管との位置関係などを瞬時に把握しておきましょう。次の項目で述べますが，ここで解剖と術式について把握しておくことは，術中の質問に即座に答えるために重要になってきます。

●これは答えないと！　知識編！

　知識として，最低限知っておくべきことはかなり限定的です！　なぜなら，難しい手術，複雑な手術は術者が大変なので，質問する余裕がないからです！　だから雑談に徹するのは，開創時と閉創時，そして切除後。消化器外科で言えば，白線，腹壁の筋構造，腹膜，肝円索，剣状突起は何度も聞かれます。術中には解剖の試験で出るような主要な血管しか聞かれません（次項で詳述）。おおまかには横隔膜，大動脈，下大静脈，臓器で言えば胃，脾臓，膵臓，肝臓はジャブとしてよくあります。閉創時は方法論がよく聞かれます。何の層を縫っているのか，この糸は吸収糸？　モノフィラメント？など。外科系志望と名乗るのであれば，皮膚を縫うのは角針，Vicryl（吸収糸，ポリフィラメント）やPDS（吸収糸，モノフィラメント）くらいの知識は必要です。内視鏡手術やda Vinci®手術が主流な現在，電気メスやエネルギーデバイス（Vessel sealing system）についても予習しておいて損はありません。

●消化器外科でよくある手術とメルクマール

　消化器外科では，内視鏡が広まったこともあり画面を見ながら質問を繰り出す先生が多くなってきました。手術の分岐点となるメルクマール（目印，重要構造物）は外科的に重要な基本事項です。『イラストレイテッド外

科手術：膜の解剖からみた術式のポイント』（医学書院）は非常に良書で，研修医になった後も必ず使うので，買って読んでおくとよいと思います。私は，手術前は3冊は解剖学書を読めと教育されていたのでよく読んでいました。

　私が他病院で多くの手術見学をしてきた際に聞かれた内容を，手術ごとにまとめてみます。

　胃切除：栄養する5つの血管，内視鏡視野で右胃大網静脈，#6リンパ節，胃切除後の再建方法と合併症など

　大腸切除：切除部位の栄養血管〔上腸間膜動脈（superior mesenteric artery：SMA），下腸間膜動脈（inferior mesenteric artery：IMA）の分枝名〕，再建方法

　腸閉塞：場所の同定，鑑別疾患，メッケル憩室，バンド形成（絞扼性イレウス），パイエル板の定義

　膵切除：胃十二指腸動脈，SMA，下膵十二指腸動脈（inferior pancreaticoduodenal artery：IPDA），膵頭部の定義，膵管内乳頭粘液性腫瘍（intraductal papillary mucinous neoplasm：IPMN）の分類，副腎，腎臓，脾臓，脾動脈，大膵動脈，左胃静脈など

　肝臓切除：肝門部解剖（左右肝動脈，胆嚢動脈，門脈，総胆管），Calot三角，肝静脈（切離中に），短肝静脈，腹腔鏡下肝左尾状葉（Spiegel葉），肝区域など

　全部書くとキリがないので抑えておきますが，中には難問もあります。医学生が間違えるまで続ける意地悪もされるので，研修医の皆さんは即答・全問正解が必須として，医学生の皆さんも少なくとも半分は答えてやりましょう！

●これはできないと！　手技編！

　手洗いをして手術室に入れてもらった場合，助手としての機能を果たす必要があります。たとえば，「糸を結んでみる？」と促されることはよくあ

ります。1カ所の糸結び（4～6回）に1分間もかかっていては困ります。また，緩んでいればなお困りものです。東京大学の幕内雅敏元教授が「30秒間に40回糸結びができるまで練習しなさい」と言っていましたが，そこまではできないとしても，外科系を目指すと豪語するなら，最低限手を止めずにスラスラと結べるレベルが必要です。私は5年生の病院見学時に，訳あって手を下ろした研修医の代わりに腹部閉創の結紮をすべてこなす機会がありました。手術終了後に「えっ，学生だったの？　初期研修医よりうまいよ」と言われた記憶があります。卒後10年目の今でもよく思い出話で上司に言われます。しかしこれは毎日の練習の成果です。今でも1日最低数十回は結紮を練習しています。

　次は，鉤引きを命じられます。これは内臓や筋肉をよけて術野を展開するときに用手的に場をつくる方法です。このシーンは，静的でなければならないので動いてはいけません。ですが，ずっと引っ張り続けるのは腕が疲れてしまいますし，引っ張りにくいアングルの場合もあります。しかも長時間の手術だと眠くなることもあります（鉤引き以外何もしていないので）。私からのアドバイスは，次の通りです。

①腕だけで引っ張らない：腕は固定して体幹の太い筋肉に力を入れて動かすほうが疲れません。

②固定する場所を探す：患者に手をつくことはできませんが，金属のリトラクターや手術台には手を置くことができます。うまく固定して休みましょう。

③次に同定される，または切られる脈管は何かをひたすら考えると眠くなりません。

◉One more step を忘れない！

　最もアピールとなるのは，上級医の要求の一歩先に行くということです。質問されたら完答した上で，さらに上のレベルの問答で返します。上級医に「わかっているな，こいつ」と思わせるのはココです。

では，私の例で見てみましょう。

上級医の質問：胆嚢動脈はどこから出ているでしょうか？

私の回答：通常右肝動脈から総肝管の背側を通って胆嚢左側に出ますが，この症例では左肝動脈から総胆管の前面を通って出ているので，剥離前の段階で目視できています（術前CTを見ておく＋内視鏡画像に慣れるの複合技）。

上級医の質問：（膵臓切除で）ここに腫瘍があると，どこまで切るでしょうか？

私の回答：腫瘍の位置は膵鉤部にあり，門脈浸潤が明らかですが，動脈周囲神経叢まで至っていないと考えますので，門脈合併切除＋膵頭十二指腸切除で切除可能と考えました（ガイドラインの予習＋手術室でCTを見ておく）。

上級医の質問：この神経（迷走神経肝枝）を切ったときの合併症は？

私の回答：胆嚢の収縮不良と総胆管拡張があるため胆嚢摘出を併施することが多いですが，報告では，合併症は一時的で術後2カ月で改善したという犬の研究結果を見たことがあります（手術書でトリビアを読んでおく）。

以上は，いずれも初期研修医時の私の回答です。消化器外科志望と言うからには手術中の質問は絶対に外せないと考え，国家試験の勉強と並行して行っていました。これを読んだ人には，このレベルをぜひ超えて頂きたいと思います。

●**まとめ**

医師という職業はサービス業であるにもかかわらず，医学部では一般的な社会人マナーやホスピタリティの講義をほとんど受けません！　ですからしっかり準備をした者こそ，どんどん際立っていきます！　誰から見てもきちんとした態度で自分の能力を存分にアピールしつつ，情報収集と将来の選択材料をそろえることができる，実りの多い見学にできるよう応援しています！

　日本の医師臨床研修マッチング協議会（https://www.jrmp.jp）と，米国レジデント/フェローのマッチングシステムは病院側と応募者側が希望リストを作成し，それはお互いに非公開というところまでは同じですが，その後に決定的に違う点があります！

　それは「希望順位の重み」です。端的に言えば，日本では病院側の希望順位が高ければ，その応募者の希望順位が第二希望以降であっても，他の第一希望の応募者を飛ばしてマッチすることができます。つまり，応募者は本来の希望順位通りに書いたほうが希望の研修先にマッチしやすいのです。一方，北米のマッチングシステムは応募者の希望順位が優先されるので，第二希望以降の病院に第一希望者を押しのけてマッチすることは不可能です。つまり，第一希望で背伸びをしすぎるとマッチングはかなり不利となります。

　以下に，マッチング例を挙げて詳しく説明します。

A病院とB病院（いずれも定員1名）があり，C君とD君が面接試験を経てマッチングを希望しました。

　　A病院のリスト　　　1位：D君，2位：C君
　　B病院のリスト　　　1位：C君　D君はリストに載らず
　　C君のリスト　　　　1位：A病院　第一希望以外は書かず
　　D君のリスト　　　　1位：B病院，2位：A病院

【日本の場合】

　一巡目

　C君は第一希望のA病院に仮マッチ

　D君は第一希望のB病院のリストになく第一希望はアンマッチ

　D君は第二希望のA病院で仮マッチのC君より順位が上位

D君がA病院に仮マッチ，C君は押し出されてA病院アンマッチ

二巡目

C君は第二希望以降を登録しておらずアンマッチ確定，D君はA病院にマッチ確定

結果：C君はアンマッチ，D君はA病院マッチ

【米国の場合】

一巡目

C君は第一希望のA病院に仮マッチ

D君は第一希望のB病院にアンマッチ

C君はA病院にマッチ確定

二巡目

D君はA病院を希望するも，A病院は一巡目で定員に達しているためアンマッチ→D君は第三希望以降の記載がないのでアンマッチ確定

結果：C君はA病院にマッチ，D君はアンマッチ

希望順位の記載が異なるだけで結果が真逆になるのです！

米国のシステムは恐ろしい！　でも，病院側もこのシステムの通りでは希望する人材を採用できずに困りますので，実際は病院側が秘密裏に応募者に順位を伝えている場合が多いようです（あなたはマッチ圏内だから第一希望に書いて！　と）。

---

column❹　医学生がコロナ禍を生き抜くには

2020年2月からの日本での新型コロナウイルス感染症（COVID-19）の流行により，医学生は行動制限を余儀なくされています。最も多感で成長する時期の医学生への影響は甚大で，部活やバイトができない，講義はオンライン，病棟実習や病院見学が制限され，楽しい大学生活は台無しです。こん

な状況でやる気を出せと言うのは酷かもしれません。

　しかし無情にも時は過ぎていくので，この状況をどう切り抜けるかを真剣に考えてみましょう！　まず前提条件として，みんなつらいと理解しておきましょう。自分だけつらいと考え始めると，どうしても人は大学退学や自殺などのネガティブな結論に向かいかねません。悪いのはウイルスが大流行した自然の歴史であって，誰のせいでもありません。さて，対策を考える前に，まず学生生活で何が重要かを整理してみましょう。直接接触できない状況で困るのは，①他者とのコミュニケーション，②自分の生活スタイルとモチベーションの維持です。いずれにおいても，重要なことは外界とつながる手段の確保です。そこで絶対に必要な武器は「オンラインツールを使いこなすこと」だと考えます。以下，4つのセクションで他と関わる新しい手段を確立しましょう！

1．オンラインで仲間とつながる！

　第一に重要なことは感情を吐き出す場，仲間との交流を維持すること。飲み会や打ち上げができないとストレス発散の場をなくします。医学生のストレスはかなり多いので，それを気軽に吐き出す場は必要です。LINEグループでもZoom飲みでも何でもかまいませんが，自分が信頼する友達や恋人と，喜びや愚痴など他愛ない会話をする機会を維持しましょう！

2．オンライン学会でモチベーションを維持！

　ほとんどの研究会や学会はオンライン開催となり，医師にとっては学会の特典である旅行気分，おいしい食事などはなくなってしまいましたが，医学生にとってはこれは好機です。なぜならオンライン学会によって，自分の好きな場所・時間にオンラインで学会に参加できるようになったからです。医学生や研修医は学会会員になることは不要で，学生証を送付すれば参加無料のことが多く，学会場に行かなくても最前線の治療について学ぶことができるようになりました。専門科を決められない人はさらに深い情報収

集が可能であり，専門科を決めた人は自分の将来像として視聴し，モチベーションを高めましょう！

3. オンライン英会話！

家にいる時間が長くなったはずですが，家でやることがないということはありえません。必要順から言えばCBT，医師国家試験の勉強に始まり，アドバンスに海外の医師国家試験の勉強まで十分に当てる時間があります。特に強くお勧めするのは，普段医師がないがしろにしている語学の勉強です！ 中でも日本人が弱い英会話は，将来，診療や学会発表，留学に必要ですので，これを機に定期的に英会話をする時間を確保しましょう！

4. オンライン会議・面接をきわめる！

最も重要となるのはオンライン会議・面接のスキルです。しかしルールブックもない中，急にできるようになるわけではありません。オンライン講義がいかに退屈か学生なら身をもって知っているでしょうが，学会も同様で，オンライン発表や質疑応答ではほとんどの演者がひどいクオリティです。にもかかわらず，その重要性は高まっていく一方です。研修病院マッチング試験の面接はほとんどがオンラインとなり，我々医療人にとっても将来の進退に直接影響するものとなりました。私はちょうどカナダのロックダウンの際にclinical fellowの英語面接（SkypeとZoomで約7時間）を受けたので，大変であることは身をもって知っています。それを勝ち抜いた経験から，図1に示す対策を徹底してもらうと満点の印象になることは間違いないと思います。これに加え，短時間で自分の意見をロジカルに構成し，さらに感情やジェスチャーを交えてダイナミックに自分を表現できることが大きな差となります。

そしてオンラインツールでは賄えない部分で重要なのは，「運動習慣の維持」です。ソーシャルディスタンス維持のため，大人数での部活動が急にできなくなり，さらに感染の恐怖から外出も阻まれ，運動の機会が激減してい

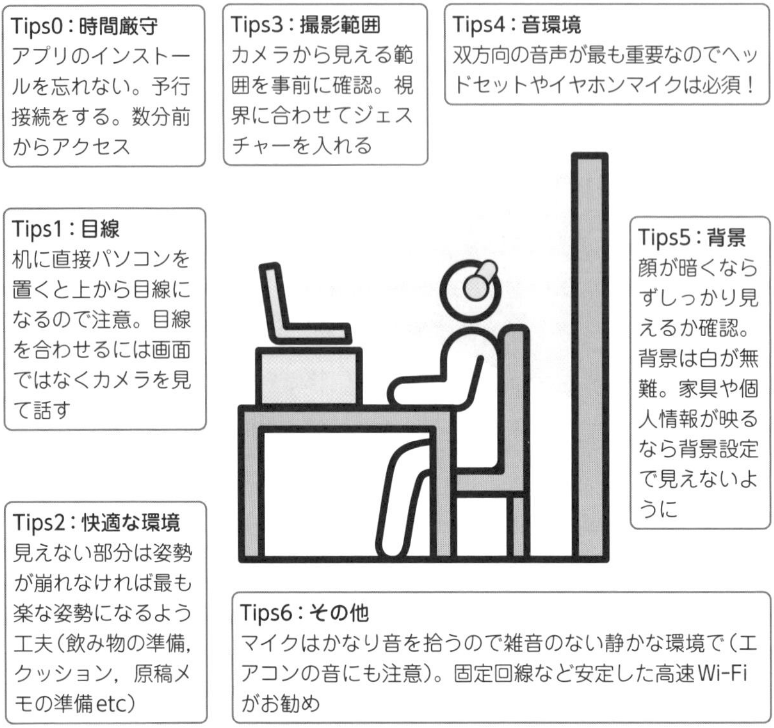

Tips0：時間厳守
アプリのインストールを忘れない。予行接続をする。数分前からアクセス

Tips3：撮影範囲
カメラから見える範囲を事前に確認。視界に合わせてジェスチャーを入れる

Tips4：音環境
双方向の音声が最も重要なのでヘッドセットやイヤホンマイクは必須！

Tips1：目線
机に直接パソコンを置くと上から目線になるので注意。目線を合わせるには画面ではなくカメラを見て話す

Tips5：背景
顔が暗くならずしっかり見えるか確認。背景は白が無難。家具や個人情報が映るなら背景設定で見えないように

Tips2：快適な環境
見えない部分は姿勢が崩れなければ最も楽な姿勢になるよう工夫（飲み物の準備，クッション，原稿メモの準備etc）

Tips6：その他
マイクはかなり音を拾うので雑音のない静かな環境で（エアコンの音にも注意）。固定回線など安定した高速Wi-Fiがお勧め

図1　オンライン会議・面接の必須対策

ます。トレンドワードともなった「コロナ太り」ですが，太る以上にメンタルへの影響が大きいです。運動しなければストレス発散の機会がひとつ減るからです。メンタルを正常に保ち，さらに身体的にも健康を維持するには，少人数で行える運動習慣，たとえば人が少ない時間帯での屋外でのランニングや，自宅での筋肉トレーニングなどが推奨されます。

　授業や生活スタイルが一変するも，基本となることはコロナ禍でも変わらず，「自分が将来こうなりたい，身につけたい知識や技術」をいかに強固にそして詳細にイメージできるかです。制限されるからこそ，何をするかをよく考えて実践する必要があります。with coronaの状況はいつまで続くかわかりません。安全で有効なワクチンが普及するか，国民のほとんどが既感

染となる状況に到達しなければ，何度も感染の波を繰り返すかもしれません。でも若手のモチベーションや将来への明るい希望が，ウイルスごときに阻害されることはあってはなりません。今の環境でできるだけの準備をして，腐らずに将来につながる努力をし続けた者だけが夢を叶えることができます。今回紹介したネットスキルはこの時代の新しい必須能力のひとつです。今苦労している"コロナ世代"と後に言われるであろう医学生の皆さんには，この環境変化を逆手に取って，我々にはない部分でも成長してもらい，絶対に輝く将来をつかんでほしいと思います。

寄稿コラム 日本にいながら世界標準の教育が受けられる医学部がある！

　本書をお読みの皆さんは，きっと「もっとできるようになりたい！」「世界で通用する医師になりたい！」と思っていらっしゃるのではないかと思います。

　私もそのような思いを持ち，卒後6年目に沖縄の米軍病院を経て渡米，ミネソタ州にある，全米病院ランキング上位常連，メイヨークリニックで救急の専門研修を受けました。アメリカの救急のプログラムは，脳外科医並みの時給，週3〜4回のシフトのみという，ものすごいスタイル，かつ毎日がエキサイティングということで，とても人気があります。ただし，扱うのは心肺蘇生や外傷など，毎日が鬼気迫る状況ですから，生半可な英語力・コミュニケーション力ではやっていけません。私も，指導医に「リーダー失格」と言われたり，患者さんに「担当医を替えてほしい」と言われたり大変でした。それでも，アメリカのスラングや英語の医療用語を覚えること，シフトのあとは毎回しっかり論文や教科書で復習することを繰り返すうち，「蘇生マスター」「困ったらTak（私のこと）に聞け！」と言われるまで信頼を得られるようになりました。

　アメリカのそうした実践的教育を日本でも実現したいと思い，今私は，国際医療福祉大学医学部で救急医学を教えています。以下に，その教育内容の

一部を紹介しますね（図1）。

国際医療福祉大学医学部の教育の特徴

アクティブラーニング

学生が考えながら学ぶために，双方向性の講義となるように工夫されています。多くの授業に小グループディスカッションが取り入れられ，教授が学生に質問することも度々あり，学生は自ら考え，調べて発表する機会が毎日のようにあります。

	1年次		2年次		3年次	
1〜3年次	② リベラルアーツ				⑱ 臨床診断入門、症候と臨床推論	⑲ 共用試験CBTとOSCE
	⑥ 国際医保健学・海外医療体験					
	⑤ 医療入門・正常解剖演習 / ⑦ 医療生物学・医療化学、医療物理学・医用工学、 / ⑧ 基礎医学総論 / ⑨ 発生・出産 / ⑩ 統計学 / ⑪ 器官別統合講義		⑫ 感染症、腫瘍と臨床 / ⑬ 胎児・小児の成長と疾患、 / ⑭ 正常人体解剖実習 / ⑮ 救急と集中治療、麻酔 / ⑯ 予防医学・行動科学、老年医学 / ⑰ 社会医学Ⅰ〜Ⅴ / 総合臨床医学			
	① 英語・医学英語					
	④ 医療面接・身体診察					
	③ 医療プロフェッショナル					

	4年次	5年次	6年次				
4〜6年次	㉑ 臨床実習Ⅰ〜Ⅲ〔クリニカルクラークシップ（診療参加型臨床実習）〕 / ⑳ 関連職種連携教育（演習・実習）		㉒ USMLE	㉓ 臨床実習Ⅳ（選択臨床実習・海外臨床実習）	㉔ 英語による国際臨床能力評価テスト、臨床実習後OSCE	㉕ 総括講義	㉖ 卒業試験 / ㉖ 医師国家試験

図1　国際医療福祉大学医学部の教育内容

医学に関する内容は2年次まですべて英語 ※リベラルアーツは日本語

学生は入学時にTOEFLテストを受け, その後も毎年受験します。ほとんどの学生のスコアが向上し, 1年でスコアが平均で50点上がった学年もあります。アメリカやイギリスでの教育経験を持つ教員が多数いるほか, 医学英語の専門家である押見貴之準教授も教鞭を執り, 日本で最も国際的な医学部と言えるでしょう。

アジア各国から選りすぐりの留学生が毎年20名入学

留学生は, アジアの出身国でトップレベルの医学生がほとんどで, 1年程度で日本語をマスターしています。クラスでリーダー的存在になる留学生も多く, 日本人学生に英語で教える光景も日々見られます。

アジア最大級のシミュレーションセンター

一次救命処置(basic life support:BLS)専用のテニスコートより広いスペースと器材があり, 140人の学生が同時に学ぶことができます。申請すれば, BLSなどはシミュレーターで繰り返し学ぶことができます。加えて, OSCE(Objective Structured Clinical Examination)の各項目のシミュレーターも豊富にあるため, 試験前に十分な対策が可能です。麻酔, 循環器内科, 救急では, 蘇生, 不整脈, 外傷などを高機能マネキンを使い教えています。

臨床実習期間が4～6年次の3年間あり, 海外研修は4週間以上

4年次の臨床実習は, 問診, 身体所見など臨床の基礎能力, 医療チームの一員として働く心構えなどを1年かけて身につけます。5年次になると, 各科でより専門的なローテーションが始まります。

いかがでしょうか? 国際医療福祉大学ではこのように, 日本にいながら英語で学ぶことができ, 世界レベルの留学生と切磋琢磨できます。海外経験が豊富な教員が多く, 臨床での教育を重視しており, ベッドサイド教育は3年間, 卒業時にはアメリカの医学生並みの即戦力になることを目指しています。救急のローテーションでは, カルテを書いたり, プレゼンしたり, 当

直をしてもらいます。読者の皆さんのキャリア選択の候補として検討して頂けたら幸いです。教育の日々の様子が知りたい場合は，私のTwitterアカウントを覗いてみて下さい。

国際医療福祉大学病院救急医療部部長　志賀 隆（2001年卒／Twitter ID：@TakSugar）

第2戦

留学のススメ！

24　1年生は留学できないと誰が決めた？

　医学部在学中に留学のチャンスがあるのは主に2回です。1回目は2, 3年生での基礎研究配属，2回目は5, 6年生での臨床実習配属（実施時期と名称は各大学によると思います）。前者は，学内の基礎研究室に割り振られて，研究を見学または簡単にやってみるという期間を経て海外の研究室に行くもの，後者は病棟での実習（いわゆるポリクリ）を海外の大学機関で行うというものです。多くは大学の研究室や医局ごとのコネ（定期留学先や交換留学を提携しているところなど）で配属先が決まりますが，海外では英語試験等を必須として公募している大学もあります。まずこの2回の機会があることを知り，それぞれに応募期間と，応募資格（語学試験，学内成績選考など）があることは1年生のうちから知っておいて下さい。なぜなら応募期間の直前では，知ったとしても，対策する時間がなく断念する人が多いからです。

　読者の皆さんはもう予想がついているかと思いますが，これらは正規のカリキュラムで留学する場合であり，私がこれから紹介するのは非カリキュラムでの留学です。私が再三述べているように，もったいないと思うのはやはり教養科目の時代です。医学部に入学したばかりでモチベーションが高いにもかかわらず，医学部カリキュラムは，教養科目を履修する年次はゆ

ったりとしたスケジュールで時間を持て余すほどです。しかし，一度医学の学習が始まると実習や試験などが目白押しで，ゆっくりと考える時間も与えられずに目まぐるしい詰め込み教育が始まります。もちろんメキメキと学習していく，効率の良いカリキュラムだとも考えられますが，学生時代の後半になると拘束が強くなってきて，個性を育てる時間がないとも言えます。

　そこで私が勧めるのは，教養年次，長期休暇中の留学です。前述した通り，カリキュラムをないがしろにして成績が赤点になってしまっては意図しない留年につながり損をします。チャンスは，夏（7～8月）と年度終わり（2～3月）の長期休暇です。カリキュラム中はおとなしく羊のふりをして，終わると同時に狼になってやりたいことをやってやりましょう！　私は具体的には1年生の8月に英国のオックスフォード大学で3週間語学研修をした後に，3月は1カ月間米国のピッツバーグ大学の研究室に留学しました。これは国際交流委員長の教授室にアポなしで突撃し，何度も試されて認められて実現しました。この経験をふまえて，留学を勝ち取る条件と努力とは何か，実際に留学から何が得られたかをご紹介します。

25　常に明確に留学目的を意識する！

　正規カリキュラムの留学でさえ資格を取得し選考に勝たないといけないのに，非正規を引き出すのはさらに難しくないですか？　という意見もあると思います。おっしゃる通り，生半可な覚悟では引き出せないでしょう。でも決して不可能ではありません。ここでまず試されるのは，留学の目的を常に明確に説明する能力です。

　「留学ってかっこよくないですか？」「海外ドクターって憧れます。モテたいし，お金持ちになりたい！」などという回答ではもちろんダメです。でも実際は，医学生や研修医から留学をしたいとの相談を受けた際に，このレベ

ルを脱しないモチベーション，思考レベルの人がほとんどなのです。という
わけで，実際に私が教授に聞かれた質問について考えてみます。当時の私の
回答と，今考える解説もお教えします。少なくとも以下の3つの質問におい
て，相手の意図を把握して答えられるようになってから次のステップに移
りましょう。

1. なぜ留学したいのか？

私の回答：自分の患者には世界一の診療を提供したい。ただ，自分の医療
が最高かどうかは日本という狭い地域にいては評価できない。それに最高
の医療が常に日本で発見されるわけではないし，世界の最先端の治療を学
んで，その時々の最高を突き詰めたい。そのために学生のうちからグローバ
ルな視点を確保したい。

解説：この質問は実は「**2. 自分のキャリアの中で今回の留学は何の役に
立つ？**」とリンクしています。まず目的を聞かれた際は10年後のプランと
それから逆算した短期目標を考えておく必要があります。この質問では，要
は留学して何者になりたいのかを聞かれています。留学しなかった自分と
比べ，留学によって10年後のプランにどのような影響と効果が表れるかを
プレゼンします。この当時は，医学をまったく学んでいないド素人の回答で
すから具体性に欠けますが，これが仮に6年生の海外実習の面接であればも
っと具体的に，そしてそれまでに積み上げてきた内容を加えて回答しなけ
ればなりません。たとえば，在学中に米国医師国家試験（USMLE）のstep1
を終えているとか，英会話教室に通い，TOEFLやIELTSの点数も高得点で
あるなど自分の目標に一貫して向かっていく姿勢を出しましょう。同時に，
日本の医学部にいる意義も述べる必要があります。実はこの回答の後に，今
すぐ退学して海外の大学に入り直せばよいではないかと言われましたが，
私は外国人を治療したいのではなく，あくまで日本人のために最高の医療
を提供したいと回答し，納得してもらいました。

2. 自分のキャリアの中で今回の留学は何の役に立つ？

私の回答：まず海外に慣れたい。私自身，海外旅行はしたことがなく，高校のサッカー部時代に韓国に遠征したくらいしか経験がない。英語でのコミュニケーション，異文化の許容に加え，世界の医療を自分の眼で見て感じて，将来像を考えていきたい。次に医学を学ぶ前に現場を見てみたい。何もわからないし，邪魔になると言われるかもしれないが，医学を学ぶ前に自分の目標となる現場を見て，肌で感じて，医学に対するモチベーションの強化とこうなりたい！　というロールモデルの発見をしたい。この経験を通じて，2年生以降にどう成長するかを見てほしい。

解説：これは「1．なぜ留学したいのか？」の長期目標に対して，短期留学によりどういったrewardが得られるのかを聞かれています。当時の私の回答は少々拙いものですが，要するに純真な眼で世界を見に行って，それを残りの学生生活に活かしたいというのが本質です。この後，教授からもコメントされましたが，カリキュラム外で留学させるといういわゆる超英才（野戦？）教育をさせて将来どのような医師に育つ可能性があるのか，教授自身にアピールすることが重要です。留学で何を得たいのか，どう成長するつもりなのか述べましょう！

3. 留学する上でのあなたの障壁は何か？

私の回答：語学力とお金，留学先ですかね……？？

解説：これはよくわかっていませんでした。お金もどれくらいかかるかわからないし，英語も日常で話していないからどれくらいできるのか見当もつきません（というかたぶんできない！）。それにどこに行きたいかと聞かれても，まだ自分は外科志望と決めただけでspecialty（専門領域）も決まっていないし，どこの国の，どこの大学が有名かなんてわかりません。これは医者家系ではなく，情報収集が容易ではなかった時代の大学1年生には難問でした。今考えれば，もう少し具体的に調べておくべきだったと反省していますが，前述の2つの質問で教授とラポール形成ができていれば，多少困っ

ても教授は具体的に教えてくれました。しかし！　この本を読んでいる皆さんは，多少情報の準備をしておきましょう。

　まずお金ですが，私と同じ米国のピッツバーグ大学に1カ月間行く場合，往復の飛行機代でトランジットありの安い場合でも10〜20万円，アパートを契約するとして月15〜20万円，食費は1日2,000円前後かかります（どこまで安全な地域に住むか，自炊をどれほどするかに大きく依存します）。このほかにバス代，お土産代，レクリエーション代（野球やホッケー観戦，プチ旅行）を加えると，だいたい1カ月で50万円くらいはかかる概算になります。

　お気づきの通り，これらは私の目標と，現状把握能力を聞いているだけであって，試されているのは生まれや貧富，学歴ではまったくないのですね。この教授が非常に良心的な点は，何の誘導もなく素直に「私とは何か」を聞いてくれている点です。これも巡り合いと思いますが，偏見なしに純粋に評価をくれる恩師は必ず皆さんの人生に現れます。その時のために，答えをしっかり準備しておきましょう。

26　自分に投資させる！

　実はさらに4つ目として，「俺はお前が留学して世界一の外科医になる必要はないと思う。大学病院や一般病院で日本の頂点の成績を目指して努力すればいいだろう。なぜお前が世界一になれると思うのか，その資質と俺が投資する理由はどこにある？」と教授からストレートに聞かれました。正直，精神的にきつい圧迫質問ですよね。実は，これが核となる大事なポイントです。言い換えれば自分に投資させる価値は何なのか，という点を聞かれています。　私はこの質問で問われている能力はfeasibilityとexplosive power（爆発力）と思います。さっそく分析してみましょう。

　feasibilityとは実行可能性です。私に任せてタスクがクリアできるかど

うかということ。英語圏に留学したこともなく，かつ医学知識がほとんどな
いド素人を定期留学先にadvancedとして送るのですから，教授からすれ
ばリスクでしかありませんよね。現地でコミュニケーションが取れるのか，
生活できるのか，ついていけるのか。具体的に信頼に足る人物であると示す
必要があります。私の場合は，目の前の試練ひとつひとつを分析して，乗り
越えていくという姿勢を何回も説明し，諦めの悪さと粘り強さを十分説明
しました。結果としては，まずTOEFLの受験と，語学留学をしてみること
を条件として提示されました。3週間の語学研修を経て，どれだけ適応能力
があるかを示し，後の研究室留学を推薦してもらいました。さらに出国前に
ラボで基本手技について学ばせてもらい，できる限りの準備はしていきま
した。

　explosive power（こんな安易な英語はnative speakerは使わないかと
思いますが）とは，将来可能性の爆発力です。通常のカリキュラムでは得ら
れない経験を与えて，何も結果が出なかった，では教授も悲しいわけです。
ここでは自分の可能性をアピールします。今のレベルではなくて，チャンス
を与えた後にどう成長するのか具体的に考えておきましょう。

　私は，医学を学ぶ前にexposureされることは，その後の医学学習の必要
性の認識と将来のsubspecialty（専門分野）の決定に大きく影響し，しかも
それは今しかできないことであると強調しました。そして，そのような奇抜
な待遇を経験して外科医になった者はほとんどいないので，他人と違った
感性と個性を持った外科医になってみせると説得しました。留学後に自分
の価値とは何なのか——誰も自分を知らない環境で，しかも言語も違う環
境で自分の色を出せるか，何者かを示すことができるか，という課題をもら
いました。

　何回か（優しかったり，圧迫ぎみだったりの）教授と面談を繰り返し，あ
る日「はっはっはっ！　いいだろう！　お前に投資してやる！　必要なもの
は全部用意してやるから，自分がどう成り上がるのか，お前の人生を俺に見
せてみろ！」と言われ，留学が決定したのでした。

27 留学の実際：語学留学編

　私はインターネットで調べて，英国のオックスフォード大学の語学研修プログラムを利用しました。これは夏休みで現地の大学生がいなくなる期間の寮を使って語学研修できるものです。日本の大学の生協にはほかにも割り引きの利くプランはたくさんありましたが，いろいろ考えた結果，欧州に行ったことはなかったので観光も兼ねて行ってやろうとやる気になりました。その大学の教室や食堂などを存分に使えるので，歴史の古い大学での学習は楽しかったです。

　私が取ったコースでは，現地まで自分で行って，到着次第プレイスメントテストを受けてから能力ごとに分けられました。グラマーと長文読解の試験でしたが，やはり日本の教育はこれらが強いので上のクラスになりました。しかしながら会話能力は明らかに低かったので，intermediateのクラスに下げてもらいました。授業はフリースタイルのディスカッションの時間が多いのですが，やはり日本人は自己主張とプレゼンに慣れていないので，正直不利な立場を強く感じました。日本の他学部からの参加者ももちろんいましたが，英語を母国語としないイタリアやスペインなどの欧米人が多かった印象です。学生の合宿みたいな感じで，食事も一緒にしますし，授業がない間はフットサルなどのスポーツや美術館巡りを楽しみました。

　合計3週間行きましたが，どれくらい英語が上達したかと言われると，会話能力はやはり急激には成長しないので，他国の文化や話の"型"に慣れたというのが正しいと思います。ですが1人で交通機関のチケットを取ったり，お店を予約したり，自分で買い食いをしたり，友達と雑談したりすることは海外生活をする最低限の能力として重要なので，英語圏でまったく生活をしたことがなかった自分には十分意義はあったと思います。

　ここではざっくばらんに実際の研究室留学はどのような感じなのかを伝えていきたいと思います。

　米国のピッツバーグ大学への研究室留学と言ってもポスドク（postdoctoral fellow）や博士研究課程（PhD student）と違い，自分の実験テーマを持って論文を最終目標とするものではなく，見学や現地の先生の手伝いがメインでした。英語力については散々なレベルで，決して流暢とは言えません。博士研究員（research fellow）として留学3年目となる今から思えば，よくあの中学英語レベルで，1人で知らない土地に1カ月も暮らせたな！　と思うほどです。

1. 行きの飛行機からつまずく

　留学当時は米国で起こった同時多発テロの後で，米国入国審査が厳しい時代でした。空港では，先方の大学からの正式なオファーレターを以てしても別室に連れて行かれ，3時間も待たされた上に，

職業は？　➡医学生です

お前何しに来たの？　➡研究室見学です，certificate（認可証）に書いてある
**　　でしょ**

え，認可証もあるじゃん。はよ行け！　➡（本当に時間の無駄だよ!!）

という流れで散々なスタートでした。おそらく挙動不審でよく聞き取れない，かつ自信のない英単語を羅列していたので，別室に連行されたのだと思います。今，入国審査を受けるとしたら，自分から職業，目的，滞在先と期間，先方の受け入れ証明を順次説明して，トランジットの予定時刻も説明するでしょう。

　国内線へのトランジット，現地の交通機関などなど初めてのことばかりで不安でしたが，なぜかワクワクが止まらなかったのを今でも記憶しています。

2. ラボ

●基礎研究室

　ラボは，泌尿器科の日本人の先生が運営する研究室で，小動物（マウスやラット）を中心に実験が行われていました。日本人の先生は全国から医局に関係なく集まっていますし，現地の研究者ももちろんいます。雰囲気が非常に良く，毎日のランチは，みんなで外食をするほど仲が良かったです。

　まず到着してからは，山のようなオンライン講習（安全講習，動物取扱講習）を受け，これをクリアしてから本格的にラボでの生活が始まりました。生活スケジュールは，朝6~7時くらいにバスに乗って研究室に出勤し，いろんな研究の見学やお手伝いをさせてもらい，17時くらいに帰宅というのがデフォルメのスケールです。土日はフリーで，日本人の先生や現地の先生と観光や買い物に行く，またはスポーツ観戦をしていました。日本出国前に，ラボのメインテーマである排尿のメカニズムの予習と簡単な小動物手術の練習をしてから留学してきたので，月の後半には小動物の手術の執刀もさせてもらいました。この際に，実際の外科医から糸結びや縫合を教えてもらい，この経験が今後の人生に大きく影響しています。

●臨床見学

　ピッツバーグ大学は移植治療（他人の臓器を臓器不全の患者に移植する手術）で有名な病院であり，その第一人者であるDr. Starzlがいました。彼は肝移植の三賢者の1人で，バブーン（サル）の肝臓を人間に移植して短期間ではありますが生存を確認した偉大な外科医です（その後，免疫抑制剤の研究を併置してヒト肝移植の大家となりました）。私は，現地のスタッフの勧めもあり，基礎研究に慣れてきた第3週目に頼み込んでヒト移植の手術を見学させてもらいました。手術室ではスタッフは驚くほど明るく，難しい（と予想していた）手術が淡々と行われていき，途中出血などのイベントも難なくこなし，夕方には終了しました。臓器を入れ替えるという大胆な手術を人生で初めて見たので，素直に感動しました。さらに感動したのはそのあと

で，移植をして元気になった患者さんにさわやかに挨拶をする外科医の姿に惚れました。

3. 日常生活

●住居，通勤

　留学先では家具つきアパートを借りて，バスで20分くらいかけて大学の研究室まで通っていました。大学と病院はピッツバーグ市のど真ん中に鎮座しています。私のアパートから大学までの間に治安の悪い地区 (窓がすべて鉄格子つき，路上に寝ている人が多数) があり，徒歩での通勤はやめました。それまで米国人大家さんとアパートの契約をしたことはなく，バス定期券の買い方，スーパーでの食材購入など，すべてが手探りでした。困ったときには現地の日本人の先生にサポートしてもらって，なんとか乗り越えたというのが正直なところです。

●食事

　食事は自炊半分，外食半分でした。ランチはラボのメンバーと外食するのが通常で，夜はレストランに連れて行ってもらうか，スーパーで買ったパスタなどを食べていました。食費としては当時の価格で1日2,000円強くらいと思いますが，学生だったのでご馳走になることも多かったのは事実です。食事はお米大好き人間なので不安でしたが，現地のピザやパスタ，中国料理，韓国料理は非常においしく口に合ったのでまったく問題ありませんでした。

●リラックスタイムと英語脳

　米国ではケーブルテレビを契約すると，数百あるチャンネルが視聴できます。アパートには大型のテレビが備えつけてあったので，仕事が終わってからココアを飲みながら字幕つきで見るのが好きでした。特に『シンプソンズ』はスラングも混ざっていて，しかも皮肉やふざけているような表現もあ

ってひと捻りあるアニメであり，英語の学習には一番適していると思います。『シンプソンズ』とアメフトはほぼ毎日テレビで見ていました。語学はある日突然，字幕なしでも理解できるようになります。英語脳という言葉が適切かもしれませんが，いちいち日本語に翻訳しなくても意味がすっと入ってくるようになります。このときは最初の体験で留学して2週間くらいかかりましたが，海外に何度も行くうちに英語脳に切り替わるのに必要な時間は短くなっていきます。

●怖い思いはした？

普段は気づきませんが，日本は海外と比べて特別に治安が良い国です。街中を歩いていて銃で脅されることもなければ，夜道でレイプされることもほとんどありません。ですが，海外では，それは捨てるべき概念です。海外では常に警戒心が必要です。スラムや治安の悪い地区を避けて通るというのも重要ですが，スーパーや家の周辺でも注意が必要です。現に高級住宅街の一端にあった私のアパートの2軒先でも銃発砲事件があり，ニュースになっていました。留学に限らず，海外に滞在する際は犯罪マップやどのような犯罪が流行しているかを確認することが必要です。また，米国はカード社会ですが，現在でもスキミングで多くの被害が出ていますので，怪しい店で不用意にカードを使わないというのもポイントです。

---

column❺　ちょっと待て！　留学資金はどう工面した？

1カ月の留学でも50万円くらいはかかるだろう（もちろん留学先によってはもっとかかる）と述べましたが，そんな大金，学生の私にはありません！　というか6年間も大学生をしなければならない貧乏学生にとって，簡単に大金を払える人は少ないでしょう。ではいったいどうしたのか。実際は食費や観光代以外のほとんどのお金は教授が出してくれました。正確には，基礎の研究室に研究員（テクニシャン）として採用したという形でお給

料を頂きました。これはもちろん研究室の財政に大きく左右されますので，どの大学でもそこまでしてくれるかと聞かれると難しいとは思います。研究費から学生の留学（といっても研究して成果を出し，論文を書いてくれるわけではない）というただのオブザーバーに，そこまでして予算を使う余裕がある研究室は少ないのが事実。当然，私のケースもかなり無理をしてくれたと思っています。

　私がこの教授に出会って良かったと思うのは，「見返りのない投資」をしてくれた点です。通常，留学の面倒（留学先の選定，先方への連絡，私の場合は医学知識がないので特別講義，手技の習得など）も全部みて，特別に研究費を使わせて留学させたら，その後に研究者として入局するなどの見返りを求めてくるのが普通でしょう。ところが，この教授は留学前の面談で，「このお金を使って将来どのように成長するかはお前次第だ。俺はお前の将来に賭けてやる。卒後，うちに入れなんてせこいことは一切言わない。後腐れも一切ない。お前が好きなように生きて，その軌跡を見せてみろ」と。こんな男気溢れる教授がいるのかと思いますよね。私のケースでは，結局試されたのは私のモチベーションとそれに基づく将来プランと行動力（語学留学）でした。コネとか，お金とか皆さんが予想するようなものは，一切持ち合わせていない状態で勝ち取りました。時代は変わりますし，理解を示してくれる先生が大学にいるかどうかは運でしかないですが，チャレンジして得たものは一生の方向性を決める大きな糧になりますし，何より同級生や先輩の誰も経験していない内容を知ることができるのは大きなメリットと思います。

29　恥をかくことを恐れない！

　留学などの大きなチャレンジには，必ず自分の能力を超えた関門が存在します。そして自分の脳力が関門をクリアできるレベルを下回った場合，い

わゆる"恥をかく状況"になります。なんでこんなこともできないの？ という周囲の反応に対する羞恥心です。日本人は「和」，つまり，できなさすぎず，目立ちすぎずの状態が正しいとする文化圏なので，他人と違う，特に自分の能力不足による場合には，とてつもない劣等感と羞恥心を感じてしまいます。

しかし恥をかくことは，かっこ悪いでしょうか？ 私は「まったく気にしていません」。

私がかっこ悪いと思うのは，恥ずかしいからやらないでおいて，将来それが原因でつまずくという状況で，このほうが何十倍も悔しいです。誰だって最初は初心者です。もちろん対策をせずに丸裸でぶつかっていくのは論外だと思いますが，その当時の自分が死ぬ気で武装した状態でボロ負けするのであれば，ある意味すがすがしく，「すみません，わかりません！ 教えて下さい！」と首を垂れるべきです。意外と周囲はあっさりしていて，「あ，知らないんだ！ だったら教えてやるよ！」という流れがほとんどです。今までの自分にどれだけのプライドを持っているか知りませんが，わからないことをわからないままにしておく，自分の今の能力でできる範囲のことしか手を出さない，ではもったいないです。

これは学生時代だけでなく，医師になってからの状況にも言えます。よく働き出してからコメディカルや自分の後輩にひどい言動をする医師がいます。逆にfirst nameで呼び合うような馴れ馴れしさのある緩い環境も良くはないので，ある程度の緊張感は現場には必要ですが，さすがに自分より目下の人にひどい言葉を浴びせる人は，いつか何かに挑戦するときに困るはずです。"挑戦とは，自分の現在の能力を以てしてもできるかどうかがわからない戦い"なので，要は自分のすべてを賭ける必要があります。藁をもつかむ思いで我武者羅に戦いますので，味方は多いに越したことはありません。その際に，いつも尊敬を欠いた言動を浴びせていた人が助けてくれる可能性はゼロです。年長者だけでなく，自分より経験の浅い年下の医師であっても，職種が違う者であっても，恥じずに正直に意見を聞くことができる人

は成長のスピードが違います。

恥を気にするのは高校生までの守られた環境での話と思って下さい。大学以降では恥を多くかいた人が勝ちます。なぜなら，それは常に自分の限界と向き合って足掻いてきた証拠ですから。私は特に恥をかいた回数が多いと思います（もともとのできが悪いという指摘はさておき）。笑いものにされたり，厳しく批判されたり，時に怒られたりしていますが，そこをスタートとしていかに努力するかが成長速度の真価を決めると思っています。「あー！ 恥ずかしいなあ」って思ったら，すぐに「俺また成長するのかあ！」とポジティブに考え直しましょう。

留学で得られるもの❶：出会い

留学で得られる最も有用な武器は人とのコネクションの広がりです。医学生として講義を受け，試験に合格するためのカリキュラムに縛られていては決して得ることができないものです。しかも総じて，出会う人々はその道のプロフェッショナルであり，先輩であり，自分にとってプラスでしかありません。これは医師になってから留学して出会うこともももちろん可能ですが，私が医学生の間に留学することを勧めるのは，①最も若輩者だからこそ，②何者にも成長する可能性があるからです。たとえばこの研究留学先では，最も若輩者は私です。孫が子をかわいがるように，周囲の先生は何でも出し惜しみなく教えてくれます。医学的，実験的内容もそうですが，column6にあるような，人生の格言，私が将来悩むであろう問題を解決するヒントをくれます。また実質的な面として，海外の臨床ドクターとつながることもでき，今でも連絡を取り合っている先生がいます。また，学生というのは無敵のポジションです。多感な時期で，どんな影響も吸収し，将来への翼にできます。この限られた時期に他人にはない経験をして自分を見つめ直し，自分だけのキャリアの可能性を探ることは大変意味があると思います。

留学で得られるもの❷：度胸とワクワク

　留学中の最も楽しいことは，新天地でのワクワクです。住む環境からして言語，文化，食事などに大きな違いがあり，毎日発見と喜び，一部のがっかり（スターバックスで注文が通じないなど）が怒涛の勢いで流れ込んできます。この流れを楽しいと思えるかどうか，自分の興味が最大になる事象を見つけることができるかどうかが留学を楽しむコツです！

　まず度胸を鍛えましょう！　これは留学をした者にしかわからない内容かもしれないですが，言語も文化も，つまり日本での常識が通用しない人と交渉したり，時に説得したりすることは難関です。店での買い物から契約，会議でのディスカッションなど高尚なものまで多々襲いかかってきます。悩んでいろいろ表現を変えたり，論理的に話し方を変えたり，四苦八苦しながら経験する必要があります。これは帰国子女でmulti-customな思考を持ち合わせる人は避けることができますが，ほとんどの純日本人たちは皆，この難関を経験して乗り越えていきます。鈍感になれというのは少しずれているかもしれませんが，「はあ？　何言っているの？」と日本ではありえない返答をされても，「何で私の言うことがわからない？　わかるまで説明してやるわ！」という気持ちになれば，もう十分度胸はついています！

　さて，具体的にどんなワクワクがあったのでしょうか？　私が一番ワクワクしたのは移植手術との出会いです。毎日，真新しいことにチャレンジさせてもらい，ラットの手術実験の手伝いや自分でも手術をさせてもらう中，「Starzl教授の研究ラボは移植手術で有名だから見学してきたらどうか」と提案を受けました。ピッツバーグ大学のThomas E. Starzl教授（2017年に90歳で死去）は，1963年に人類で初めてのヒトの肝移植を行い，手術法や免疫抑制剤の研究で世界的な発見を続けた偉大な外科医です。多くの患者を助けるため，常にチャレンジ精神を忘れず，1992年にはヒヒからヒトへの肝移植も行っています（今では倫理的に考えられませんが，異種移植＝ヒト以外からの臓器移植の概念をつくりました）。

　移植って何だ？　というのが1年生であった私の正直な感想です。あえて

解説しますと，移植治療とは臓器不全に至った臓器を摘出して，他人の臓器で置き換えてしまうという外科治療の中でも最終奥義に近い治療です。と言うのは，外科治療のほとんどが手術による介入で悪い部分の切除または治りやすいように手助けをして，あとは患者自身の治そうとする力を高めて結果として治癒を期待するのが基本ですが，この移植治療では患者自身の治癒能力ではなく，他人の力（臓器）で無理やり治してしまおうという作戦です。

　このStarzl教授の研究ラボと，ヒトの移植手術を見学することになりました。研究室ではイタリア人医師によるラットの心臓移植を見学して，免疫抑制剤についても教えてもらいました。さて，ヒトの手術見学は実はこの留学時が人生で初めてです。どうやって手術室に入るのかもよくわからず，ガイド役の先生について見様見真似でスクラブに着替え，マスクと帽子をかぶって手術室に入りました。当時は不潔と清潔の概念をよく理解していなかったので，ビクビクしながらも積極的に術者の後ろから覗いたことを覚えています。ド素人の私でも難しい手術であることはわかりました。細かい血管吻合，血流再開後に色が変わる臓器，感動でした。手術しなければ100％死ぬ患者を，起死回生の手術で劇的に回復させるその醍醐味に，「これだ！」と人生のスイッチが入った瞬間でした。

column❻　"出る杭が打たれるなら，お前が杭である必要はない"

　これは，留学中にまるで息子のように教育してくれた恩師の言葉です。ある日，仕事が終わって飲みに行ったとき，恩師が将来について話されました。

　「これから研修医になって，specialtyを決めて，ゴールのない自己研鑽が始まる。お前の良さは単純とも言える誠実さと，まっすぐにそこに努力できることだ。でも他人より一歩進んだ行動ができるお前の前には，必ず足を引っ張ってこようとする人や，批判してくる人が現れる。どうやって対処する

か知っているか？」

　私は「わかりません，論破してもよいのですか？」と聞きました。

　「それでは周囲を攻撃しているだけで根本的解決にならない。別の批判を
してくる人が出てくるぞ」

　確かにその通り。直接私に言わなかったとしても，裏で批判する人は止め
られない。

　「正解は，お前が他人から評価されるレベルだから悪いんだ」

　意味不明じゃん！　と言うのが正直な感想。たぶん私の顔には，訳がわか
りませんと書いてあったと思います。

　「その顔は信じていないなあ？　どういうことか説明してやる。要は他人
から評価されて，簡単に批判されるようなレベルだからダメなんだよ。誰に
も評価できないような領域まで突出しろ。"出る杭が打たれるなら，そもそ
もお前が杭である必要はない！　すっぽ抜けて世間の下らん評価枠から外
れろ！　そして目の前の課題について，埃を払うように涼しい顔で払って，
飛べ！"」

　当時の私にとっては涙が出るくらいありがたい言葉で，すぐに家に帰っ
て携帯にメモをしたことを覚えています。全部はご紹介できませんが，この
留学時の指導医たちの名言の数々は今でも私を支えていて，原動力の重要
なパーツになっていることは間違いありません。

30　未知の環境で自分らしさを出せるか？

　これは私が基礎の教授から与えられた研究留学の唯一の課題です。カリ
キュラム外ですから留学のレポートなどは不要ですが，この点はしっかり
口頭試問で答える必要がありました。研究室留学中にこんな失敗をしたと
か，どうやってリカバーしたか，そしてどうやって周囲の先生の信頼を得て
いったか。特に移植の手術見学をするといった，自分で行動力を発揮した場

面について説明をしました。この質問の真価は,「コネクションに頼らずに自分の個性をうまく活かして順応し,そして自分で考えて行動できるか」ということだと思います。それまで特に自己選択をせずに学歴のレールに乗ってきた大学1年生のよちよち歩きのヒヨコが,自分の意志で物事を判断し,それを行動として表現できるか。そしてそれを周囲に認めてもらって信頼を得ることができるか試されています。小一時間の報告後,「ガハハハ,よくそこまでやってきたな。本当にお前は面白い。よし,じゃあ次は何をするか決まっているな?」と言われました。本当にこの教授は私の心情がよくわかっています。「臨床医療を攻めますよ!」

自分で研究,国内外で学会発表！

31 自分で調べる！ 調べる！ 調べる！

　帰国後まず,移植手術に精通した先生,特に肝胆膵外科(消化器外科の中で肝臓,胆道,膵臓の手術を専門とする科)のエキスパートがいないか,インターネットで調べました。すると,自分の大学の教授が前任地の京都大学時代に移植手術,移植のテクニックを利用した高難度の肝臓手術のエキスパートであることがわかりました。それからその教授の関連論文,教室の業績にできる限り目を通しました。自分で調べるテクニックは留学で相当鍛えられましたから,この頃には造作もないことです。

　ちなみにこの「徹底的に調べる」戦法は,これ以降も絶大なる効果を発揮する武器になります。病院見学先の症例および業績,学会や研究会で出会った先生の論文や業績をリサーチしておくことは会話のきっかけとして最適です。病院見学でお互い自己紹介をした際「先月発行された先生の論文は読ませて頂きましたし,○○学会でも先生の××の検討について拝聴させて頂きました！」と言ったら,上級医にとってこれ以上やる気を感じさせる若者はいないでしょう(ちょっと気持ち悪がられるかもしれませんが)。

　さて，徹底的に調べたら，あとは突撃あるのみです！　教授のメールアドレスを調べてメールし，アポを取ります。ここで基礎の教授から紹介をしてもらってもよいのですが，あくまでフラットで勝負をする必要があると考えたので，自分で行いました。と言うのも，コネとは「私を蔑ろにしたらあなたの落ち度だぞ，丁重に扱えよ」という虎の威の衣です。この仮初めの衣は，時間が経てば消えてしまいます。他人に依存した信頼関係ではなく，自分でしっかり自分をアピールして，熱意と行動力で認めさせてチャンスを獲りに行く姿勢が重要ですので，私は1人で突撃しました。

　教授の第一声は「あんた誰？　ワシ，忙しいから30分だけ話を聞くから」という超冷たいものでした（まあ普通そんなものでしょう）。でも30分かからないうちに教授の反応は激変します。コーヒーを何杯も出してくれて，最終的には教授会議をすっぽかして，3時間以上も話をしてくれました。結果として，研究および臨床カンファレンスへの出席，手術見学と，2年生としては異例なアドバンスコースが許可されました。さて，私はいったいどういう話をしたのでしょうか。

　教授は教育者の最高位です。つまり，academia魂の塊です。ここで行ったアプローチのポイントは，熱意・将来プラン・今何ができるかの3点です。どうして肝臓外科，移植外科に興味があるのか，それをサポートする事実（父親の医療ミス，留学先で実際に見た移植手術）をふまえて端的に説明しました。さらに将来，外科医として手術治療をする一方，研究を重要視して主任研究者（primary investigator：PI）として研究室も運営して，臨床と研究の二刀流のビジョンを持っていることを説明し，そのためにカリキュラムの枠にとらわれずに自分が今できることを模索していると丁寧に話しました。後輩を指導する今の立場になってからわかりましたが，相手にどれくらいのやる気とキャパシティがあるのか，そしてどれだけやりたいことに具体性があるかがキーポイントで，あとひと押ししてあげたら解決す

るという状況が一番援助しやすかったです。ゆえに, 私のような突撃を行う場合は, 外科治療の基礎を, 手術を, 外科研究を勉強したいと3点の理由づけされた動機を語れば, 教授の協力を得られやすいと思います。

とはいえ, これはあくまでスタートの段階だけです。普段のマナー (挨拶, 服装, 立ち振る舞い), 熱心さ (出席率, 遅刻しない), 課題に対する素早く思慮深い応答などが積み重なって「信頼」が形成されますので, 突破口を開いたあとの行動も重要です。

33 研究の厳しさ！

こうして2年生から外科の基礎研究をさせてもらえることになりましたが, まずは基本手技の習得です。1年生のときに経験した内容は見学に基づく"お手伝い程度"であるため, 基礎からしっかり勉強する必要があります。物質の測定方法やタンパク量評価, 動物実験では動物への麻酔から手術, 疼痛管理を一から勉強しました。学部学生ですが, 大学院の先輩方の中に混じって動物実験舎の講習に参加し, 認定を得た上で責任を持って実験を行いました。

次に研究とは何かを深く考えます。なにせ研究は見学こそしたものの, 自分で組み立てたことはありません。基礎研究の醍醐味は研究仮説の言語化, 証明方法の検討, 実際のプロトコル設定とその結果解析の4つのパートにわかれます。客観性を保ち, 誰がどう解釈をしても正しい (らしい) と科学的に証明することは容易ではありません。過去の論文や大学院の先輩方の発表, カンファレンスでの上級医の指摘をメモして, 最適なモデルは何かを追求する必要があります。

研究内容に打ち込むには, 通常のカリキュラムを完璧にねじ伏せておくことが必要です。アドバンスな内容に手を出して, 結果, 定期試験で追試になりましたでは許されません。講義には必ず朝から出席して, 夕方までしっ

かり聴く。試験は成績上位で合格する。部活など生活のリズムは大学生のまま，夜22時過ぎから実験をして2時過ぎまでやり，予習をしてから寝る。休日は実験を昼間に行う。以上の繰り返しです。これには，モチベーションも必要なのですが，綿密なスケジューリングが必要です。きっちりカリキュラム，プライベート，アドバンスワークをわけて，体調を崩さずに継続できる限界点を探し出しておきます。

　研究の厳しさの無情さは研究結果が出ないときです。自分の手技操作の問題，プロトコルの設定ミス，たまたまそのN（個体）での結果が出ていないだけ，または仮説が根本的に間違っている場合（これが一番悲しい）など様々な要因が挙げられます。ありとあらゆる考察をしてその都度修正し，再現性を確認してから次のステップを考えるこの過程は，将棋やチェスで相手の出方を読んでそこから自分の駒の動かし方を決めることに似ており，1つ1つ十分吟味する必要があります。研究は，教科書や論文に載っている正しい（であろう）事象の再現ではなく新しい事象の証明であるので，現状の正しい（であろう）情報をベースにして手探りで結果を出していきます。地味だとかどんくさいと思う亀の歩みのような進捗状況のときもあります。その最終結果は論文であり，科学的新規性と重要性が必要です。学生研究で一番悩むのは，仮説と結果が食い違うときに自分が研究の初心者だからできないだけでは？　という感覚に悩まされる点です。これを埋めるには，常に自分の考えを持ち，そして積極的に指導医と話し合って，納得してから次のステップに進みましょう。

34　ほんまにこれでええやろか？

　ある日の実験室に，見慣れないポスターが貼ってあることに気づきました。そこには「ほんまにこれでええやろか？」と書いてありました。この関西弁，一発で教授が貼ったものだとわかりました。どういう意味なのでしょ

う？　ふと教授と会ったときに話をしました。教授は，他人に言われたことを決して鵜呑みにしない芯を持つ方です。必ず自分で考えて，論理に整合性があるか，正しい方向性かを考えてから意見を言う人です。ですから自分が正しいと判断すれば，周りの誰が却下しようと，いわゆる"空気を読まず"意見を言います。これは私が最も見習いたい点で，「他人に言われて動くのではなく，自分で判断して行動する」ということです。教授は研究においてこれを意識し，常に自問自答しなさいと言います。実験プロトコル，実際の手順，結果の解釈，あらゆる事項に本当にこれでいいのか？　と疑問を投げかけ，盲目的に作業をせず，常に自分の頭で考えながら研究をしなさいという意味です。これは世の中の科学の正当性評価についても言及できます。仮に自分のテーマに似た論文が先に発表されていようと，それが事実かどうかは別の話。どれだけIF (impact factor；文献引用影響率) の高い雑誌に掲載された論文だからといって，正しいとは限らない。正しいかどうかは自分の頭で考えて，手を動かして，自分の眼で結果を見てから判断しなさいといつも言っていました。

　これは研究カンファレンスでも問われます。予想していた結果が出ないときに，なぜそのような結果になったのかを考えなければなりません。もしかしたら世紀の大発見をしているかもしれませんから。私の失敗談として，あるとき，うまくウェスタンブロット (タンパク電気泳動) のバンドが出ず，カンファレンスで「失敗しました」と言ったところ，「失敗で済まされることはありえない。その経験から何を改善するかを考えないのであれば無意味だ」と怒られたことがあります。これは，考察することに慣れていない学生にはありがちな失敗です。常にどうして？　なんで？　と考えることが科学者として必要な能力なのです。教授は下の者が正しいことを言っていれば正直に認める人でした。「どう考えるか説明してみなさい」と言われたとき，どんなに拙い素人用語で説明しようと，正しいと判断すれば教授は笑顔で「せやな。わしもそう思う」と言ってくれました。何が正しくて，何が正しくないのか，それを他者とディスカッションするには自分で突き詰め

て考え抜いておくことが大前提です。私は研究を通じてこういった科学の考え方まで学部学生中に学ぶことができたことは，大きなアドバンテージと思っています。

column❼　コンプレックスがあるから自分の目標を口に出せない？

　前述のようなアドバンスな内容へのチャレンジをしたいと思っていても，自分がやっていいのだろうかと悩む人は多いです。重症になってくると，自分がコンプレックスに感じている内容が1つでもあれば，医師として理想の働き方ができない，チャレンジはできないのではないかと感じる人がいます。よく聞くのは，大学受験で現役合格ではなく多浪した人，または再受験して医学部に合格した人が，自分が周囲から浮いている，恥ずかしい，真っ当なキャリアを歩めるのだろうか，と不安に思うケースです。この点に関しては，私はまったく関係ない，自分の道を歩むべき！　と思います。2つのアドバイスを差し上げます！

　まず，「完璧主義から外れるとパフォーマンスが下がる人間」はやめましょう！

　何年浪人しようと再受験しようと，それが導き出した結果は絶対であり，素直に喜んでよいと思います。ストレート（現役合格）でないといけない，なんてルールはありません。私は1浪なので1浪の気持ちしかわかりませんが，少なくとも多浪の人を浪人の年数が多いという理由だけで評価はしませんし，医学部自体，留年や再入学，研究や留学で意図的留年をする人は日本にも世界にもたくさんいるので，まったく気にする必要はないと思います。多浪だから目標の医師になれない，良い医師になれない，やりたいことにチャレンジできないというレールを，自分で敷く必要はまったくありません。

　次に「目的は見失わない，周囲に影響されない」です！

　多浪や再受験した人も現役生と同じか，それ以上の強い医学部への思い

があると思います。人によっては具体的な医師像が強い人もいるでしょう。そして，この自分の目標を大事にしてあげて下さい。どんなにつらい試練があったとしても，誰に目標をバカにされても，それを堂々と宣言できる人間になって下さい。他人の顔色を見て目標を変える軽い人間は，絶対に大成しません。たとえば年齢や浪人した年数で定期試験の点数が悪くなる？ とか，初期研修病院のマッチング面接で不利になる？ なんてことは皆無です。あるとすれば素行が悪いと思われるような原因がほかにあるはずです。むしろ現役生より人生経験が豊富なのですから，その点を活かして落ちついた大人の戦い方を披露するチャンスだと私は思います。

　物事は考え方次第で変わります！ 自分の芯となる部分は貫き通す意義があります！ そこで自分のコンプレックスを言い訳に使ってはいけません！ 自分の可能性を自分が信じなければ目標を達成できないでしょう。目標を堂々と口に出すエネルギーは常に持ち合わせて下さい！

35 学会発表する！

　私はラットにおける肝切除後の抗癌剤血中濃度の違いについてメインで研究を行い，統計学的有意差のある結果を得たので，学会にて経過報告を発表する経験をしました。具体的には日本外科学会総会の研修医セッション（当時は医学生の枠がなく，経歴が違う上級医たちに混じって発表しました）と欧州外科研究会（Congress of the European Society for Surgical Research：ESSR）の2回，オーラル（口演発表）を行いました。当時，医学生で学会総会レベルの会で発表する人はほぼいなかったですし，運良く同じ内容を日本語と英語でプレゼンできたことはかなり良い経験になりました。

　学会は今や医学生にも門戸が開かれていて，学生証を提示すれば医学生は無料で参加できます。**第2章「研修医編」**で詳しく述べますが，若手発表

者の表彰も多くセッティングされ，活発になってきています。学生のうちに学会で発表することは大変よい経験ですし，お勧めします。それは，人に伝えるためのスライド，プレゼン，的確な質疑応答は，一朝一夕では確立しないので，なるべく早く積極的に経験しておくことが大変有利だからです。発表の完成度はどれだけ時間をかけて準備をしたか，練習をしたか，場数を踏んだかに比例します。緊張してあがってしまう，台本ばかり見ていて早口で何を言っているかわからない，質問の意図を理解しておらず的外れな回答をしてしまう……いずれも発表初心者ではありがちですが，これを初期研修医ならまだしも後期研修医レベルで行うと恥でしかありません。先手必勝です！

　実際の学会発表とはどのような感じなのでしょうか。講義のグループディスカッションのような小規模グループでの発表とは違った緊張感があります。聴衆に向けられた発表台の上にはPCとレーザーポインター，タイムカウンターがあります。薄暗い部屋で，座長による紹介と同時に発表時間のタイマーは減り続け，残り時間に応じてタイムカウンターのランプは緑→黄色→赤と変化してプレッシャーを与えてきます。発表後は，座長やフロアから容赦なく質問やコメントが飛んできます。発表時間はあんなに短かったのに，質問時間はまだ終わらないのかと思うほど長く感じます。

　とはいえ，発表が終われば学会は楽しい場です。最先端の科学者の話を聴くことができ，最新の治療法やホットトピックについてエキスパートから教わることができます。そして何と言っても楽しみは，学会後の観光と食事会（飲み会）でしょう！　忙しい日常から解放されて学会開催都市の観光スポットを巡り，普段食べることができない特産物を食べ，労をねぎらう。学生は旅行できる時間がたくさんあるかもしれませんが，研修医以降はなかなか病院から離れて旅行する機会は少ないので，学会（での旅行）はリフレッシュする良い機会です。ただ，2020年からの新型コロナウイルス感染症流行により，オンサイトではなくオンラインでの学会開催が進み，なかなか寂しい状況ではありますが。

column⑧　学会での質問 How to ?

　ここで，学会発表で質問するときのルールを押さえておきましょう！　わずか4工程です！　ちなみにこの工程は英語でもまったく同じなので，英訳を入れておきます。

1．名乗る

　○○大学○年生の○○○○と申します（年次は言わなくてもよい。卒後は所属病院名で）。

　I'm ○○○○ from ○○ University hospital.

2．賛辞を述べる

　○○に関して最新の知見をご紹介頂き，大変勉強になりました。

　○○の症例について手術のコツを教えて頂き，ありがとうございます。

　I'm so impressed with your presentation of ○○.

　Thank you for great lecture for ○○.

　英語では「Congratulations for your works!」とか「Great works!」で済ます人もいますが，私は少し丁寧に述べています。

3．質問・意見を述べる

　ここはそのときに思ったことを述べます。演題を聴きながら質問内容を考えます。

　日本人に対しては「聞き逃したかもしれず恐縮ですが」とか「不勉強でして教えて頂きたいのですが」などのへりくだるフレーズを多用する人がいますが，私はあまり好きではありません（無意味なので）。

　英語では「I have two questions (one comment) for ○○, Firstly, ……」のように続けます。

4．お礼を述べる

　質問や意見に対して演者が意見を述べたら必ず「ありがとうございます」と言いましょう。

　英語は「Thank you so much」「I really appreciate your answer」など簡単で構いません。

　気づかれたと思いますが，質問者側の知識や考察レベルは大したことがなくても質問できるのです。質問の意図さえ通じれば，あとは演者が工夫して勝手に答えてくれます。それで，自分がその答えに満足すればお礼を言うだけ。別に難しいディスカッションで何ターンもやり取りする必要はないので，結構気が楽です。最悪，よくわからなくてもお礼を言って終わればいいので。当時，指導して頂いていた教授は，「海外学会では，まず質問をしてみろ。それが第一歩だ」とよく言っていました。英語での質問は緊張すると思うので，まず日本の学会で度胸をつけておきましょう！

　特に日本人はシャイなので，普段の学生講義でも質問すると目立つという理由から，わからないままにする人が多いです（逆に海外の学会では終了後に，演者（発表者）の後を追っかけてまで質問してくる人もいます）。ですが，質問することは恥ずかしいことではありません！　恥ずかしがって聞けないということは，自分の成長過程で明らかに損をします。演者はその発表内容に対して，会場内で一番詳しい人物です。質問する内容は演者の範疇のはずですし，素人が質問しても鼻で笑うような演者はいないでしょう。というわけで，遠慮なく知りたいことを教えてもらいましょう！　当日質問できなかった人が，後からメールや電話で質問するということは絶対しないと思うので，自分の中で質問がお蔵入りする前に真っ当な方法で聞いて，収穫を得てから帰りましょう！

　私も学生時代に東北6県の外科の研究会に参加し，学生ながら上記の方法で他大学の教授に質問したことがあります。実はその質問内容は，研究会の1カ月前から準備していました。演者である教授の論文を読み漁り，今回の

講演会の演題名からも必ず触れるであろう内容をチェックし，学生の少ない知識でもきっちりとした内容に仕上げました。学生が質問したと懇親会で話題になりましたが，別に間違ったことを聞いているわけではないので気にすることはありません。逆に，その教授に顔を覚えてもらったため，その後の行動がしやすくなりました（実はこれが，後にボスとなる京都大学の教授との出会いです）。ですから，皆さんもどんどん質問していきましょう！

臨床を先取り！

36 現場に出る！

　私が学生時代に最もお勧めするのは臨床医学の先取りです！　ですが，ま
ず臨床医学は何年生で学ぶのでしょう？　日本のカリキュラムは一般に1,
2年生で教養，2, 3年生で基礎医学，4年生で臨床医学，その後，臨床知識の
コンピュータ試験（CBT）や診察実技試験（OSCE）を経てstudent doctor
（米国で言ういわゆるインターン）になります。この認定を以て5年生から
病棟実習（通称，ポリクリ）で患者と接し，臨床医学を学びます。6年生はこ
のポリクリで回った科の中から希望の科を選択する，または海外でのクリ
ニカルクラークシップを選択します。しかし初期研修のマッチング試験や，
各大学で卒業試験や医師国家試験がありますので，6年生の実習は夏前に終
了する大学がほとんどでしょう。この正規のカリキュラムでは明らかに病
棟，すなわち現場での実習時間が少なすぎます。医師国家試験をクリアすれ
ば，医学生は医師へとランクアップし，研修という名のもとですが患者の生
死や生活の質（quality of life：QOL）に関わる治療へと，責任を持って対
処しなければなりません。日本の医学部の実習時間は海外の医学部と比べ
ても大幅に少なく，ほとんどの医学部が米国のMedical school認定から外
されてしまう（2023年問題）のはこれが直接の理由です。この問題に対し
て，敏感な一部の医学部では，最近になって上記の試験時期の前倒しや病棟

実習期間延長などの改革に乗り出していますが、やはりほとんどの大学で臨床医学の座学は４年生から、実習は５年生からと医学部後半で学びます。

では、臨床医学の先取りとはどういうことでしょうか？　これは座学と病棟の２つの観点があります。まず座学ですが、これはいつでも、いくらでも先取りできます。なぜなら講義なしでも、初見でもわかりやすい医学書や問題集がたくさんあるからです。医学の学び方には"最低限"と"面白さを学ぶ勉強"の２つがあると述べましたが、いずれ講義や国家試験でも問われるような前者の内容は、いくらでも先に予習しておくことができます。医学勉強のほとんどは暗記なので、難解な数式を解くといった応用問題はありません。ひたすらに暗記して覚えていくだけです。私がもう一度医学生をやり直すとしたら、モチベーションを落とさないために、大学１年生から興味がある科のやさしい臨床の教科書（成書ではない、イラストや図解多め）を読んでおき、あとは基礎医学をやる傍らでそれがどう臨床に活かされるかを把握するために、医師国家試験用の教科書を読むでしょう。同時に上級生の定期試験問題を解く、医師国家試験問題集の基本の問題を解いておくことは、暗記した内容をアウトプットする良い練習になり、お勧めです。

次に病棟での実地能力です。これはstudent doctorの資格がないと実習させないという強固な態度の大学病院があるかもしれませんが、いくらでも方法はあります。まず実習と言う名前ですが、先取りして臨床医学を学ぶだけであれば、「見学」で十分です。カンファレンスへの参加（後ろのほうで話を聞くだけ）、回診について見学、手術中は手洗いなしで後ろから覗くなど。これだけであれば病棟に立ち入るだけの許可なので、教授や診療科長の一任、またはワクチン接種済み証明書や健康診断結果の提出で十分です。ワクチンはいずれ５年生で病棟に行く際に自費で接種し、健康診断結果は大学で受ける定期健康診断のものでOKです。本章をここまで読んだ皆さんなら上級医への交渉と、説得のための情報収集は完璧にできるでしょうからネゴシエーションは難なくできるはずです。見学ではつまらないと思う人、これはすごいアドバンテージですよ！　なぜなら先輩の５年生や６年生

への指導内容や研修医が行う仕事内容を，学び始めの段階で見ることができるのですから！ もちろん彼らに比べたら，臨床知識は備わっていないので最初はわからないことだらけで当然です。だから，帰宅してから調べものや復習をする必要があります。自分が働く気になって現場で見たものを主体的に考えようとする力を養うことは非常に重要で，受け身の姿勢で，ただ臨床現場を回らされているといっただらしない5年生と同じ気持ちではダメです。さて，臨床を学ぶ場所は大学病院だけではありません。市中病院もあります。市中病院は大学病院に比べ，少しハードルは上がります。なぜなら医学生の教育を主目的のひとつとした大学と異なり，彼らには研修医の教育義務しかありません。ですので，大学の講義で来た先生や，自分の興味がある分野の研究会や学会で出会った市中病院の先生と仲良くなって見学させてもらう環境をつくっておかないと，いきなり研修担当の先生に熱意を語るメールを送っても見学を断られることが多いでしょう。

　では私の場合はどうだったのか。まず座学は1年生の頃はほぼ基礎医学しか勉強していません。しかも内容としては研究する際に必要である知識をかじった程度。これが2年生で消化器外科の教室で勉強させてもらうようになってからは一変します。臨床のカンファレンスに参加して，実際の採血/画像データやそれに関する議論を聞いて大パニックです。血液検査の数値1つの評価もわかりません。数値の意味合いどころか正常値も知らないのです。並行して基礎解剖実習をしているとはいえ，CTでaxial断面の画像がまったく読めない。きわめつけは知らない腫瘍の名前が出てきて，その特徴や転移方式，標準治療について知識がない。まったく勉強してないのですから，当たり前です。

　私は，この超ド素人状態から，毎日コツコツ教科書を読んで復習を始めました。半年ほど経つと，疾患について国家試験レベルの基本知識レベルなら把握できるようになり，データや画像も読めるようになってきます。まだまだガイドラインの暗記や，会議での検討内容の詳細までは把握できませんが，バックグラウンドがわかれば「ふーん」と納得できるシーンが増えてき

ます。これは重要なアハ体験で，勉強してきた知識が活かされると勉強もはかどります。3年生になってからは，教授にいきなり臨床分野の試験問題を渡されて「これを1カ月ですべて解いてきなさい。個人的に口頭試問するから」と言われ，講義と無関係に教科書を読んで必死に解いた記憶があります。これらの経験はその後5，6年生になった際に周囲と大きな実力差を生むことになります。それは国家試験の勉強という観点でもそうですが，実地のカンファレンスや回診で問われる知識，考え方で顕著に表れます。現場力があれば研修でもアドバンスなことに挑戦できるので，学生時代から現場力を鍛えることを強くお勧めします。座学で悔いがあるとすれば，同期と英語の論文抄読会や，ケーススタディ（代表的な症例について深く考察する問題形式の教科書）をアドバンスとしてやっておけば，さらに医師としての深みが形成できたかなということです。

　外科志望であった私に最も効果的だったのは，手術への参加です。2年生から手術の見学を熱心にしていました。最初はもちろん後ろから見ているだけなので，細かいところが全然見えないし，退屈だと思うときもありました。でも途中からは手洗いをしてガウンとグローブを着けて助手として手術に入らせてもらっていたので，術中の会話から学んだり，「この解剖は重要だから覚えておきなさい」といった教育もあったりして，非常に有意義な時間でした。私は市中病院の外科の先生にお願いして，手術の見学をさせてもらっていました。手術には流派があって，同じ手術でもいろんなアプローチがあることを知り，ますます外科手術は魅力的だとやる気になりました。上級生になると常時助手として手術に参加し，糸結びや縫合もやらせてもらえるようになります（student doctorは指導医の監督下であれば医療行為ができます）。実地の見学は手術だけではなくて，私は救急治療も積極的に見学しました。研修医の先生に張りついて一挙手一投足を学ばせてもらうことは，まさに初期研修の予習になります。

　こうして私の生活は，4，5年生時では，講義がなければ平日の日中は大学病院のその日の手術に参加し，休日は近くの救命センターで研修医につ

かせてもらうのがデフォルトでした。長期休みになると，市中病院の外科で学ばせてもらいました。5，6年生時では，マッチング病院の見学も兼ねて県外の病院の手術見学に行くようになりました。アクティブにカリキュラム外で座学と現場力を磨くことはかなりのアドバンテージになるので，ぜひチャレンジして下さい！

column⑨　それはやめて！　NG集！

　病棟実習の基本は清潔感とド素人力と思います。まず身なりが非常に重要で，一般的な企業面接と同様に清潔に見える身なりが必要です。髪形は短髪（長髪で髪留めしないのは不潔），髪の色はナチュラルな黒髪（染めないほうがよい），行き過ぎない化粧や香水（男性は汗臭さにも気をつけて）は基本。服装は，ケーシーまたは襟のあるシャツに白衣を羽織ります。Tシャツは避けたほうがよいです。下はスラックスが無難で，短いスカートや短パンは避けましょう。服の色も重要で，黒を勧める病院もありますが，黒は死を連想させるとして避けるよう指示する病院もあります。足元はスニーカーや革靴が無難です。クロックスを履く学生が多いのですが，それをよく思わない上級医も多く，また雨の日など水があると滑りやすかったり，足臭が結構ひどい人もいたりするので注意して下さい。また，教科書などを入れたバッグを病棟に持ち込むこともあると思いますが，ブランドものやチャラチャラしたキーホルダーだらけのバッグなどは避けたほうがよいです。荷物はコンパクトにして，ボールペンやメモ帳，聴診器，最小限のポケットサイズの本程度にして身軽に振る舞えるようにしましょう。

　上記だけでも結構うるさいなあと思う人もいるでしょう。これらは上級医の目線だけでなく，患者やコメディカル（特に看護師）の評価もあるからです。大学病院は教育病院とはいえ，患者は治療を受けにやって来ています。問診や診察には協力するけど，自分の病気を治しに来ているわけですから不快な人物との接触はdutyではありません。容赦なく文句を言う人もい

れば，不快感をため込む人もいます。あくまで学生には，「勉強させて頂く」という謙虚な姿勢が求められます。患者やスタッフを不快にさせるような言動や身なりは不適切となるのです。なぜここで釘を刺しておくかと言うと，はっきり言って医学生は常識がありません。一般社会の新人が学ぶような就活のお作法（挨拶や身なりへの配慮）が著しく欠けています。おまけに勉強ができるという自信から，横柄な態度をとっていることに気づかない人も多いです。医療はサービス業ですので，この点はしっかり理解しておいて下さい。

　言動については「ド素人力」を心がけて下さい！　医学生は，医学の本質のほんの一部をかじっただけの卵です。まだ医者ですらありません。どれだけ定期試験でよい点数を取ったからと言って，病棟実習ではほとんど無力です。ですから謙虚な気持ちを第一に持って，知ったかぶりをせず，ハキハキと受け答えができるようになりましょう。患者に質問されたり，お願いされたりしたら，必ず上級医や看護師に伝言しましょう。勝手に医学知識を披露して，中途半端な（または間違った）受け答えを絶対にしてはいけません。

　では，上記をふまえた上で，医療チームにも患者にも不快に思われないために，次の2つのNGを覚えておいて下さい。

1．反感しか買わない！　自前のスクラブ！

　スクラブと言うのは，いわゆる半袖の手術着のことです。よくドラマの医療シーンで，役者がおしゃれに着こなしています。手術シーンでも着ていてかっこいい。よくわかります。最近は各社からいろんなタイプの白衣やスクラブが発売されています。手術着は基本的に血液がついても目立たない色でバリエーションがあるので，色もオーソドックスな紺，緑，黒に加えてピンクや赤もあります。また高級メーカーとのコラボや可愛さ重視のコラボ商品も多々あります。ロゴを入れることもできるので，チームでそろえて購入することもできて楽しいです。

しかし，これらはすべて避けましょう！　まだ学生なのです！　何もでき
ないし，知識もない学生の分際で，身なりにこだわるのは愚かとしか言いよ
うがありません。これは私の個人的感情ではなく，一般的におしゃれなスク
ラブを着た医学生にスタッフが好印象を持つことは皆無です。逆にマイナ
スにとらえられて，一切プラスにはなりません。着たければ自宅で着るか，
少なくとも医師になってからにしましょう。あくまで学生は全面的に教え
てもらう側，気取ってはいけません。同様に，おしゃれ白衣で襟を立てると
か，フリフリした袖の女性用白衣なども避けましょう！

2．触るな！　見るな！　ガジェット！

　私の頃は小さいメモ帳を持っていて，メモを取るというのが主流でした。
これは非常に効果的で"あなたの話をしっかり聞いていますよ"と上級医に
も患者にもアピールできます。ですが，時代の流れとともにガジェット（携
帯用の電子機器類）を持ち込む学生や研修医が増えてきました。携帯型の電
子機器は教科書を入れることもでき，録音機能や書き込みもできて非常に
便利です。そこは理解できます。ですが，取り出すタイミングには注意が必
要です。　まず電子機器の使用が制限される状況かをよく考えましょう。
Wi-Fiを通じて使用するものも多くあり，医療機器に影響を及ぼす可能性
もあります。次にセキュリティです。患者の個人情報（カルテ記述だけでは
なく，検査結果，画像などすべて）を一切含まない，または許可を取った上
で匿名化して保存することを認められている必要があります。携帯電話も
そうですが，ガジェットで簡単に撮影できることから，最近病院で撮影した
患者情報やスタッフがふざけている写真などをSNSで不用意にアップする
人がいます。これらは絶対に許されません。自分で公開しないとしても，紛
失やウイルス感染で情報が流出する可能性がありますので，厳重に管理し
て下さい。もし情報が流出すれば，退学や病院試験で不採用となるのは確実
です。
　また，スタッフの目線にも注意しなければなりません。たとえば携帯電話

を病棟でいじっていたら，遊んでいるのではないか，と怒られますよね？あなたはそのガジェットを医学用だから大丈夫とわかっていても，上級医やコメディカルがそれを不快に思えば，それだけでアウトになります。相手がどう思うかは非常に重要で，病棟で騒がないとか基本的な常識の範疇と同様，知らぬ間に減点されていきます。

　以上から病棟でのガジェットの使用は勧めませんが，もし使用するとすれば，まず上級医に許可を取り，使用するTPOを吟味します。患者や上級医の前で大っぴらに出すことはマイナスになりかねません。特に教科書や論文の内容をガジェットに出して見せてくる行為は，大変うざったいというのが，指導側の正直なところです。見せないで口頭でプレゼンしなさい，と思います。そして，カンファレンスでメモをするのにガジェットを使用するのであれば，ライトや音は必ずオフにしておきましょう。

37　臨床医以外のキャリアは？

　医学生にとって，卒業後に進む方向性は多々あると思います。一般的な"お医者さん"のイメージである臨床医はもちろん，産業医，研究医，医官としての道，医学系の企業などキャリアは無数にあります。臨床医には開業（クリニック，小病院）という選択肢もあります。いわゆる"町のお医者さん"として大病院よりも受診しやすく，地域に密着した医療を提供する医師のことです。また，同じ医師であっても家庭を最優先とし，第一線を退いて短時間職員や非常勤務として勤務する人もいるでしょう。総じて医師としての働き方はかなり多くの選択肢があります。ちょっと列挙してみましょう！

▶**臨床医**：病院勤務医，開業医，大学病院の教官（教授，准教授，講師，助教，医員）

▶**研究医**：研究所，企業

▶**産業医**：予防医学に特化した医師

▶**起業**：医療関連企業，AI，アプリ開発など

▶**医官**：厚生労働省

▶**海外留学**：臨床医/研究医

　これらはもちろん兼任もできます。加えて同じ病院勤務医でも，都会の病院か，または地方都市の病院かによって大きく役割が異なります。医学部に進学したら医者しかできないという狭いイメージは間違いで，自分の好きな分野の中で，これだけ選択の幅があることは幸せと思います！　しかも日本は米国のように国家試験の成績で志望科が制限されることは一切ないので，本当に自由に選択することができる素晴らしい国です！

38　将来どの臨床科を選択するか？

　ところで，なぜその科を専門として選んだのですか？　と聞かれて明確に答えられる医師はそこまで多くありません。なぜなら医学生時代にはまんべんなくすべての科を勉強します。しかし「まんべんなく」ということは，その科について深く勉強しても，その科が自分に合っていると断言するまでの材料を持ち合わせていないからです。私も1年生のときの留学や，その後の消化器外科でカリキュラム外の研究や学会，早期臨床実習を経験していなければ，もしかしたら他の科を選択していたかもしれません。

　どの科を選ぶのかという問題はそれほど集中して，真剣に，迷いなく断言できるようになってもらいたいと思います。　その理由は24歳で医者になり，2年間の初期研修後の26歳から専門科研修が始まり，65歳で引退とすれば約39年間も専門科で働くからです（もちろん専門の変更や，オーバーラップする時期はあります）。これだけ長い間お付き合いする学問領域ですから，医学部6年間と初期研修医期間2年間をフルに使って，どの科にするかを考えて損はありません。ここではその専門科の選び方について考えて

みます。

1．専門分野が知的好奇心とマッチするか？

　まず自分が持つ知的好奇心，つまりその分野の勉強をしていて楽しいと思うかが，きっかけとして一番重要です。医者の卵なのですから全部の科にオールマイティに興味を持って取り組め，というのは無理があります。専門科は大学病院の標榜する臨床科だけでも20〜30の分野にわかれています。さらにその科の中で専門分野（subspecialty）も決定するわけです。勉強していて，「何かこの科は煩雑で難しいなあ」と感じる人もいれば，「この科は超複雑だけど論理的でたまらない」など，人によって感想が違います。自分の好きな科は友達や部活の先輩と合わせる必要もありませんので，気軽にどの科が好きかを認識しましょう。

2．診療内容が好きか？

　学問として興味を持ったら，実際の現場でその診療内容にも注目しましょう。外科であれば手術，内科であれば内視鏡，放射線科であれば透視というスペシャルテクニックがあります。実際の患者とのふれあい，上級医の働き方を見て，診療風景が自分で楽しいと思えるかが重要です。座学や試験問題での得意科と現場とではまた印象が違うはずなので，よく見ておきましょう。

3．職場の雰囲気は好きか？

　科には絶対的な雰囲気はありません。その病院のスタッフはあと数年したら入れ替わり，雰囲気が変わるかもしれません。だから，「○○先生が好きだからこの職場にする」という考え方はやめたほうがよいです。でも科には実は独特な雰囲気があります。医局や地方の特性にもよりますが，細かいことが好きな科は神経質な先生が多いと思いますし，人命に関わる科ではピリピリした雰囲気とそうでないときの，オンオフのスイッチの切り替え

が明らかな先生が多いと思います。20数年間生きてきた自分の性格と照らし合わせて，科の雰囲気と合っているかを考えましょう。

4．先輩たちのキャリアは理想か？

　先輩，特に医学生時代の初期研修医，後期研修医の先生の存在は偉大です。歳も近いので考え方も似ており，また率直な感想を教えてくれるので話しがいがあります。先輩たちがどういった仕事をしていて，どこにやりがいを感じ，またどこに不満を持っているか。何が楽しくて毎日を過ごして，それを将来どう発展させようとしているか聞いてみましょう。答えられないでただ働いているのであれば，それもまたその科を象徴する雰囲気のひとつです。「この先輩（の働き方）がかっこいい」とか「憧れる」と思えれば，自分のロールモデルとして有力だとわかります。

5．人生プランとの両立は？

　科への適性とロールモデルが良かったとしても，今一度，自分の将来像とマッチするかを考えます。たとえば，医師が30歳までに第一子が欲しいと考えていて，自分の志望科がかなり忙しく専門医取得の30歳過ぎまで子育ての時間が取れそうにないとなったら，将来どこかの時期で不満がたまります。結婚や育児，そして専門科の変更や留学など，不確定な因子はあると思いますが，明らかに自分の人生の過ごし方と合わない場合は，考え直したほうがよいと思います。

6．働く自分がイメージできるか？

　さて，前述の1〜5をふまえて最も重要なことは「現場で自分が活き活きと働くイメージができるか」です。

　私の場合で言えば，病院見学をしていて研修医の先生につかせてもらい，その姿を見てかっこいいと思うとともに，同じように楽しく働く自分が強くイメージできました。ここだったら多少つらい勤務があってもやってい

ける，先輩のような上司と働きたいと思えたことが志望科決定の重要点でした。

　専門科を決めるのは早いほうがよいことは事実です。なぜなら，初期研修医2年目の夏には翌年以降の専門医コースの選択を迫られ，人気のコースでは，夏前に試験があります。新専門医制度によってコネが重要になってくる現在の初期研修医には，初期研修病院さえ，打算的に専門医コースを考慮した選択をする必要性もあるでしょう。初期研修のローテート時に「何科志望かまったく決まっていません」と言うようでは，「ちょっと，今まで何を見てきたの？　情けない！」という印象を持たれても仕方ありません。そうならないように，自分の志望分野が決まっていない人ほど，先の臨床実習先取りや病院見学など自分から現場にアプローチする機会を得たほうがよいと思われます。

39 ちょっと注意して考えよう！　初期研修病院を選ぶための重要因子！

　初期研修先は，医学部低学年から意識しておくべき重要項目です。初期研修は自分の医師人生の最初の土台をつくる場で，そのときに身についた知識や技術，医師としての姿勢などは，その後もどこかに面影としてずっと残ります。それほどに重要な第一歩です。では初期研修病院の決定において，どういった判断基準で考えればよいのかをご紹介します！

1．専門科の強い病院

　自分の志望科がはっきりと決まっている人には，自分が目標とする医療チームで働くことが最もお勧めだと思います。病院見学でよく話を聞いて，そこで働くにはどこで研修をするのがよいのか聞いておきましょう。場合によっては，その病院の系列の医局の教授に話をしに行くのも，奇策ですが

有効です。志望科がしっかり決まっている人は，その専門科で必要な知識や技術は何か，という観点から逆算して初期研修のローテート先を決定できるので，ガチガチに固めたキャリアプランを形成できます。

2．総合医としての研修が売りの病院

　初期研修では特に志望科が決まっていないとか，内科系で幅広く勉強したい，または自分が専門としない領域も見ておきたいと考える人には，総合診療型の病院がお勧めです。これは，地域医療や総合診療部，救急部が強い病院と言い換えられます。このような観点から初期研修先を決定する人は多く，大多数が出身大学に関係なく，また都会や地方に関係なく有名な研修病院を選ぶので，全国の優秀な同期と学べることになります。

3．大学病院または医局の関連病院

　自分の出身大学やその関連病院を選択する，または専門科から逆算して医局選択をして，その医局の大学病院や関連病院で働く場合，前者は自身の大学とその関連地域ですから実習先として選択できることも多く，また比較的見学しやすいメリットがあります。身内として扱われるので，注意すべきは目標をしっかり持つことで，先輩がいるからとか，ゆるい勤務体系だからといった理由に流されないようにしましょう。

　後者はいわゆる“部外者”“外様”として扱われる場合が，少なからずあることに注意が必要です。特に志望人数が多い旧帝国大学の医局などは，自大学出身者以外は面接試験で減点されたり，入局後の専門医コースで地方の関連病院に“飛ばされる”ということを実際耳にします。

4．海外留学を意識した病院

　これは特殊なケースですが，初期研修後ないし後期研修後に海外臨床留学をしたいと考える人は，最初から打算的に研修先を決める必要があります。都内や地方にも，海外病院と連携していて，英語での診察治療や

USMLE受験援助や推薦状確保に向けた研修プログラムを備えた，海外志向の病院がいくつかあります。後に詳しく説明しますが，海外臨床留学の最も大きな関門は"推薦状"ですから，その取得を目指した研修先の決定が肝要です。

5. 金銭，環境因子

最後に金銭面と福利厚生，地域性です。研修医の給料は都会で少なく，地方都市に行けば行くほど高額になります。幸い，研修医の給料は一般の大学卒業者に比べれば多く，どこで研修をするにしても，生活がまったく成り立たずに親からの援助が必要となるというケースはかなり稀でしょう。しかしながら，6年間の学生生活で蓄積した奨学金の返済など個々の事情があるので，各病院webサイトの募集要項をきっちり確認しておきましょう。生活費も重要で，都会と地方では家賃や食費などのリビングコストに大きな違いがあります。また地域性としては，日本国内ですので治安が極端に悪いということはないと思いますが，病院周囲の住環境（毎日車通勤が必要，満員電車で通勤など）や患者の特性（言語の訛り，よそ者に冷たいなど）は考慮に入れておきましょう。

初期研修先の候補は必ずどこかで決定する必要があります。そして，競争をしなければならない病院を選ぶのであれば，早くから対策をしたほうがよいことは自明です。自分の志望する専門科と同様に，むしろそれ以前に，最初の航路をどうしておくかは決めておく必要があります。

40 机上の空論は無用！ 現場に飛び込め！

医学生編最後のアドバイスは「現場に飛び込め」です！ 学生だからって学ぶことに制限はありません。熱いモチベーションと，それをうまく周囲に伝え，協力してもらい，思いっきり学ぶ！ それは医師になっても大事な姿

勢です。わからなければわかるまで現場を見るというスタンスは絶対にプラスになります。私が今医学生に戻ったとしても，おそらく同じようにアクティブに行動するでしょう。医学生には何も失うものはありません。地位もない，知識も技術もない，ついでにお金もないですが，そこは周囲に投資させます！　忙しいと思っていても，それは医師になってからに比べれば，だいぶ暇で調整可能な範囲内です。入学当時の熱意を成長させ，しっかりと実力として武器に成長させるには，ほかの人と同じことをやって満足していてはいけません。**勇気を持って戦いに出ましょう！**

第2章
研修医編

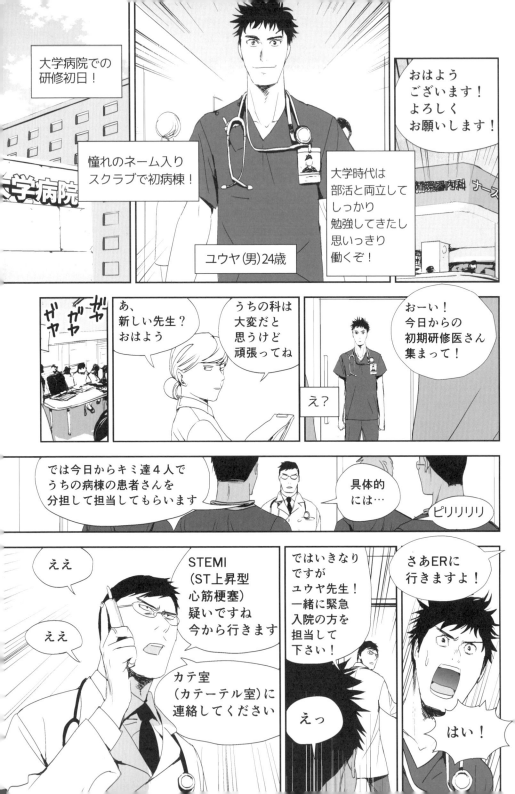

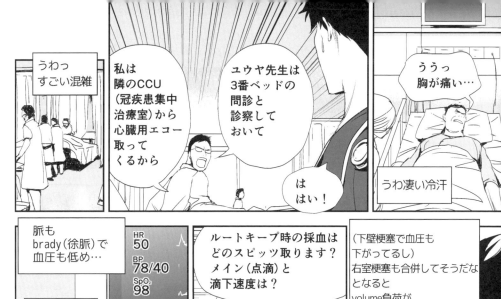

うわっ すごい混雑

私は隣のCCU（冠疾患集中治療室）から心臓用エコー取ってくるから

ユウヤ先生は3番ベッドの問診と診察しておいて

はい！

ううっ 胸が痛い…

うわ凄い冷汗

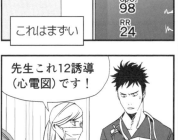

脈もbrady（徐脈）で血圧も低め…

これはまずい

HR 50
BP 78/40
SpO₂ 98
RR 24

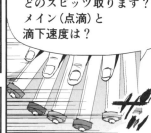

ルートキープ時の採血はどのスピッツ取ります？メイン（点滴）と滴下速度は？

（下壁梗塞で血圧も下がってるし）右室梗塞も合併してそうだなとなるとvolume負荷が必要だしメインは生食（生理食塩水）でいいのかなあ？速度？100㎖/hくらい？

先生これ12誘導（心電図）です！

…！下壁梗塞か！

え？スピッツの色？？心筋梗塞はCK-MBと心筋トロポニンってどのスピッツなの？？

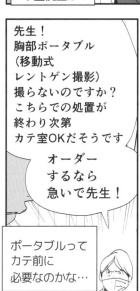

先生！胸部ポータブル（移動式レントゲン撮影）撮らないのですか？こちらでの処置が終わり次第カテ室OKだそうです

オーダーするなら急いで先生！

ポータブルってカテ前に必要なのかな…

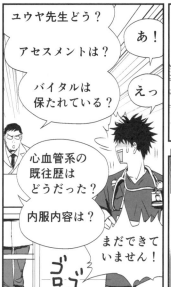

ユウヤ先生どう？

アセスメントは？

バイタルは保たれている？

あ！

えっ

心血管系の既往歴はどうだった？

内服内容は？

まだできていません！

ゴロゴロ

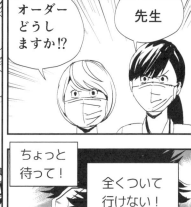

オーダーどうしますか!?

先生

ちょっと待って！

全くついて行けない！

初期研修で勝つための心得とは？

41 臨床医としての戦い方！

　本章冒頭の漫画で研修医ユウヤがパニックに陥った状況は，おそらく医師であれば若い頃に一度は味わったことがある苦い思い出のひとつだと思います。緊迫した状況でどうしてよいかわからない！　何とかしたいけど，自分の能力では何もできない！　さあ大変！　皆さんならどうしますか？

　ここでは冷静に分析してみましょう！　彼に何が足りないのか，どうやって解決していくべきか。初期研修初日だから仕方がない，そのうち経験すればわかるといった曖昧なアドバイスではなく，「必要な経験」を細かく分けて考えてみます。

1．知識

　ユウヤは決して勉強不足ではありません！　患者の初見でショックバイタル疑いと見抜いていますし，心電図もしっかり読んでいます。右心不全状態に対して補液負荷という選択も，国家試験上の知識としては◎です。状況判断としてこの患者の大まかな把握はできています。ここで問題なのは，実際の戦略です。国家試験では補液負荷というだけで正解できますが，実際の治療では，どの補液をどれくらいの速度で投与するかを知っていなければなりません。これが座学の国家試験と，現場で求められる知識の差です。

　日本では点滴の種類とその成分，点滴速度などのトータルマネジメントを学生時に習いません。たとえば，絶飲食の人は1日にどのくらいの水分と栄養が必要なのか，どのくらいの尿量を確保すべきなのか，体重当たりカリウムは何mEq必要かなど，正確に答えられない人がほとんどです。まず，人間のホメオスタシスを保つにはどういう管理をするべきか，勉強する必要があります。これは一例一例を丁寧に復習して，必要な知識の予習も病棟外で進めておくことをお勧めします。

　次の段階として，各疾患における治療方法を考えます。『UpToDate』や『レジデントマニュアルシリーズ』に記述されているような，何をどのくらいの速度で投与して，どうやって再評価をするか。これは個々の疾患と患者の既往歴によって変化するので，その都度マニュアルの知識を元に上級医（指導医）と相談する必要があります。このユウヤの例は，緊急を要する状態で上級医とゆっくり相談する暇はありませんが，慣れてくれば問診と診療を同時にこなし，体重と既往歴を聴取して，上級医がエコーをしているときに相談できるのが理想です。

　国家試験のために参考書を何冊も暗記して，問題集も重ねれば天井に届くほど解いてきた自分がまったく使い物にならないと実感するのが，初期研修の最初の1カ月です。気持ちを新たに，レジデント用の教材を使って，よくあるシチュエーションに対して対応できるようにしておきましょう！特に**表1**は押さえておきましょう。

　大切な点は鑑別疾患と必要な問診や診察項目，検査と治療方法の流れで

表1　初期研修でよくあるシチュエーション

ERでよくあるシチュエーション
心肺停止，意識消失，胸痛，呼吸困難，腹痛，四肢のしびれ　など

病棟でよくあるシチュエーション
嘔吐，下痢・便秘，頭痛や腰痛，術後疼痛，不眠，転倒，徐脈・頻脈，血圧低下，緊急高血圧　など

す。これらの対応は，レジデント向けの雑誌で毎年特集されていますので，早めに読破しておく必要があります。すべて暗記する必要はありません。咄嗟に必要な知識以外は，自分でファイリングなどしてどこを調べれば書いてあるかがわかれば十分です。私はERの簡易教科書に書いたり貼ったりしていました。

　同期との知識共有も重要です。研修医室に帰ったら上司の愚痴を言うだけでなく，今日はこんなケースに出会ってどうやって対応したかなど，数分間会話するだけでも勉強になります。多くの研修病院で研修医の勉強会や指導医からのレクチャーがあると思いますが，積極的に参加することで自分の"レシピ"がどんどん増えていきます！

2. 判断能力

　これはマルチタスクをこなす（優先順位をつけた仕事の処理）ということです！　ショックバイタルの疑いですが，ユウヤにとって最優先すべきは何か考えてみましょう。

　急変時にはチェック項目ABCDE，それぞれ「Airway： 気道確保」「Breathing： 呼吸確認」「Circulation： 循環確保」「Disability or Dysfunction of CNS：中枢神経系機能確保」「Environment：環境因子（全身観察と体温管理）」を順番に確認していきます。実際は問診しつつ，診察を進め同時に複数項目を判定していきますが，まず，ユウヤが確認することは，バイタル（体温，血圧，脈拍，経皮酸素飽和度など）の数値を初期から対応している看護師さんに聞くことです。ここからABCDEの順番でどこを最初に是正すべきか参考にできます。

　もちろんこの段階では，心筋梗塞疑いとわかっていますから。問診と並行して，心筋梗塞の初期治療である酸素投与（SpO_2 90％未満），硝酸薬投与，鎮痛除去，抗血小板薬，ルート確保などは進めておくべきでしょう（**図1，表2〜5**）[1]。同時に，自分の実力で何ができるかも考慮します。看護師さんに何をお願いし，自分は上級医があと数分で来られる状況の中で何をするべ

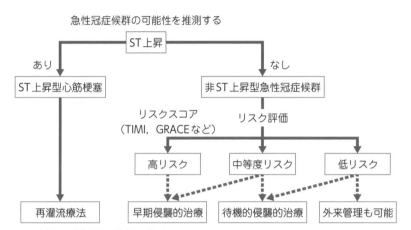

急性冠症候群を疑う患者の搬入

第1段階：問診，身体所見，12誘導心電図*1（10分以内に評価）
第2段階：採血*2（画像検査*3：心エコー，胸部X線写真）

*1 急性下壁梗塞の場合，右側胸部誘導（V4R誘導）を記録する
　 急性冠症候群が疑われる患者で初回心電図で診断できない場合，背側部誘導（V7-9誘導）も記録する
*2 採血結果を待つことで再灌流療法が遅れてはならない
*3 重症度評価や他の疾患との鑑別に有用であるが，再灌流療法が遅れることのないよう短時間で行う

急性冠症候群の可能性を推測する

ST上昇

あり　　　　　　　　　　　　　　　　なし

ST上昇型心筋梗塞　　　　　　非ST上昇型急性冠症候群

リスクスコア　　　　　　リスク評価
（TIMI，GRACEなど）

高リスク　　　中等度リスク　　　低リスク

再灌流療法　　早期侵襲的治療　　待機的侵襲的治療　　外来管理も可能

図1　急性冠症候群の診断・治療フローチャート

（文献1より引用）

表2　初期治療における酸素投与の推奨とエビデンスレベル

	推奨クラス	エビデンスレベル
低酸素血症（酸素飽和度90％未満）または心不全徴候のある患者に対して酸素を投与する	I	C
酸素飽和度90％以上の患者に対してルーチンの酸素投与は推奨されない	III No benefit	A

（文献1より引用）

表3　初期治療における硝酸薬投与の推奨とエビデンスレベル

	推奨クラス	エビデンスレベル
心筋虚血による胸部症状のある患者に対して，ニトログリセリンを舌下またはスプレーの口腔内噴霧で投与する	I	C
収縮期血圧90mmHg未満，または通常の血圧にくらべて30mmHg以上の血圧低下，高度徐脈（<50/分），頻脈（>100/分）を示す患者，右室梗塞を合併した急性下壁梗塞患者に対して，硝酸薬を投与すべきではない	III Harm	C
勃起不全治療薬服用後24時間以内の患者に対して硝酸薬を投与すべきではない	III Harm	B

（文献1より引用）

表4　初期治療における鎮痛薬投与の推奨とエビデンスレベル

	クラス分類	エビデンスレベル
硝酸薬投与後にも胸部症状が持続する患者に対して，塩酸モルヒネを投与する	I	C

（文献1より引用）

表5　初期治療における抗血小板薬投与の推奨とエビデンスレベル

	クラス分類	エビデンスレベル
ACSが強く疑われる患者に対してアスピリン（162〜200mg）を咀嚼服用させる	I	A
アスピリン服用の禁忌患者に対してチエノピリジン系抗血小板薬を投与する	I	C
重篤な血液異常，アスピリン喘息や過敏症のある患者に対して，アスピリンを投与すべきではない	III Harm	C

（文献1より引用）

きか，自己の実力と指導医との信頼関係で任せてもらえる行為を考えます。これは非常に重要で，将来急変患者対応のリーダーになった際に，何をすべきか考える力につながります。私も初期研修医1年目後半で必死に胸骨圧迫をしていて，循環器内科の指導医に「このメンバーで君がやるべき行為じゃない，CV（中心静脈カテーテル）早くとって」と怒られたことがあります。

　急変時対応の大切なポイントは，流れをつかむことです。優先される項目とその処置判断をする一方で，この後どういった手順で検査と治療を進め，かつ，チーム内でどの役を行って周囲をガイドするか考えることが重要です。この場合はER到着からカテ室まで少なくとも30分以内を目指すわけですから，それに必要な流れをイメージできるようにしましょう。このイメージトレーニングを表1のよくあるシチュエーションで緊急を要するものから順番に準備しておくことは，最初の研修で最も重要です。

3．病院でのルール

　ユウヤが混乱している理由にスピッツ（採血管）の選択がありますね。ユウヤは心筋梗塞時に必要な検査項目はわかっています。でも，どの検査をどのスピッツで測定するかはわかっていません。優秀なチームであれば，ルーチンで採血項目が決まっているので把握しておく必要はないかもしれませんが，そこに甘えてはいけません。もちろん勤務初日ですからユウヤが知らないのは仕方ありません。しかし，道具の場所（採血，点滴，挿管，CVキット，各種薬剤），エコーなどのよく使う検査器具の場所は把握しておきましょう。私は現在でもそうですが，新しい勤務場所に来たら必ずナースステーションやERを物色しています（不審者扱いされているかもしれません）。看護師さんが手を離せない状況での緊急処置もありえますし，必要な点滴や救急カートの中身の場所などを知っておくのは常識と考えています。

　物品の場所だけではなく，最近ではクリニカルパスとして一括に検査や薬をオーダーできる，または検査セット（たとえば心筋梗塞，緊急カテ）な

ど，カルテを整備している病院も多くなってきました。研修医はオーダーを請け負うことが多いので，個人的によく使うセットを改良しておき，効率よくオーダーが受けられるようになるとなお働きやすくなります。

4．技術

ユウヤがこれから循環器内科での研修を行う際，必要になってくる技術があります。基本的手技（末梢静脈確保，尿道バルーン留置，CVカテーテル留置など）に加え，科特有の手技もあります。エコーでの循環評価，カテーテル治療の道具準備や，動脈穿刺（造影）です。これらは循環器内科専門医を目指す人以外は必要ないのでは？　と思う人も多いと思いますが，私はバリバリ外科志望でしたが初期研修の最初の2カ月間ですべて経験させてもらいました。やる気になって相当な準備をしていれば，経験のチャンスを与えてくれます。医師になってデビューの日に，まったくできないのは当然ですが，数カ月の研修中で徐々にできることを増やし，有意義な研修期間にして下さい！

〔循環器内科監修：はるトン先生（Twitterアカウント：@dmpig_hrtn）〕

42　何科をローテートする？

2004（平成16）年4月から新医師臨床研修制度が始まりました。2021年1月現在，研修期間は2年間で，

- ・内科：6カ月以上
- ・救急：3カ月以上
- ・地域医療：1カ月以上
- ・選択必修：外科，麻酔科，小児科，産婦人科，精神科から2科目を選択，各1カ月以上

が必須であり，修了していないと医師に登録されず，勤務できません。たと

え研究ひと筋と決めていても，たとえば生活費をバイト（スポット勤務）で補助したいときなど制約が出てきますので，研究者の医学博士（PhD）も卒後すぐにこの2年間の研修を終えておくことをお勧めします。

　新医師臨床研修制度の創設以前は，卒業と同時に直接自分の志望科の門を叩いて専門研修を受けるシステムでしたが，専門外を一通り学ぶべきか，いきなり専門に入るのか，そのどちらがよいかは一長一短です。少なくとも現在医学生または医師を志す若者は，初期臨床研修を受けなければなりませんので，自分にとって最も有意義な研修プログラムについて考えておく必要があります。

　この臨床研修制度の最大の特徴は，自分の専門外となる科を広く学ぶ機会があるという点です。臨床医学では自分の科で完結することはあまりなく，他科の病気を既往歴に持っているケース，または，現在加療中というケースがほとんどです。そのため，たとえば消化器志望であっても，循環器，呼吸器などのメジャー科の最低限の診療知識と技術は必要になってきます。そこでよく疑問になるのはどの科を選択すべきかということです。

　研修先によっては，さらに細かい規定があり，なかなか自由に選べない病院もあれば，逆に自由すぎる場合は，2年目は11カ月間自由に選択可能という病院もあります。私が研修をした大学病院は後者でした。これらは病院によってジェネラリストをつくる，または自由に専門を学ばせるなど意図するところがあるので，自分に合った病院を選びましょう。ではどの科を選択するべきかですが，考え方は4つあると思います。

　1つ目は，generalに必要な科を回る考えです。たとえば循環器内科，呼吸器内科，消化器内科などのメジャー科と呼ばれる科です。どの科の医師になっても，ある程度の全身管理の知識と経験は必須です。特にcommon diseaseに関しては，救急外来での対応も覚えなくてはなりません。この目的でのローテートは，最低限の診察と診断，専門医へのコンサルトがスムーズになるための知識を蓄えるということに尽きます。ローテートは長くても3カ月程度で次の科に移ってしまうので，自在に処方して疾患を管理する

ところまで身につけるのは，難しいです。したがって，自分の最低限の目標をローテート前にしっかり絞ることが大事です。

　2つ目は，自分にまったく関係のない科を選択する考えです。皆さんは，そんなことして意味あるのか？　と思うかもしれませんが，意外と私の周りの先生たちはそういう選び方をしていました。まったく関係ない科でも回ってみると意外と楽しく，そのまま入局したという方もいます。打算的にならずに，学問として診療を学ぶという姿勢がプラスになるのではと考えられます。

　3つ目は，その病院または大学内で有名な科を回る考えです。たとえば，狭心症ないし心筋梗塞に対する経皮的冠動脈形成術(percutaneous coronary intervention：PCI)や，ロボット手術の臨床試験など，特殊な外科手術を売りにしている科を回ってみることです。主な目的は，志望科ないしは興味がある分野の最先端に触れてモチベーションを保つことです。もちろん初期研修からその最前線でバリバリ働くことは不可能なのですが，憧れを持って仕事に当たることは研修の質を高めるのでお勧めです。

　4つ目は，ズバリ自分の志望科を優先してバリバリ働く考えです。学生時代からある程度興味のある科は絞られていて，その科が強い病院での研修を選ぶ人が多いと思います。そこで，自分の将来像や将来の職場がどのようなものか見きわめる，またはもう心に決めていて，早く修業を始めたいという人にお勧めです。これはいつ志望科が確定するかということに関わってきますが，一般に，後期研修(専門研修)の病院の決定(採用試験または医局人事決定)は，研修医2年目の夏であるケースが多いです。意外と時間の余裕がありません。2年目の春過ぎからは，病院見学に行く必要があります。しかも，医局によっては早いもの勝ちというところもあります。新専門医制度になり，各大学で特色あるキャリアデザインが公示され，初期研修医はさらに迷うと思います。ぜひ研修中は自分の志望科をどこにするかよく考えながら働いて下さい。

寄稿コラム　デキレジは"人たらし"である

　臨床研修の間にやるべきことは何でしょうか？

　研修医にこう質問すると，様々な答えが返ってきます。

　「たくさん教科書を読んで，ジェネラルな知識を身につける」

　「自分の志望する科とは異なる領域を重点的に学ぶ」

　「腰椎穿刺や気管挿管，中心静脈カテーテル挿入といった基本手技をマスターする」

　そういう回答が多い印象です。中には，「今のうちに旅行しておく」といった現実的な回答が返ってくることもあります。

　もちろん，いずれも大切なことです。

　しかし，私が特に研修医に磨いてほしいと考えるのは，「自分以外の他人をうまく頼る技術」です。

　私たち医師は，大学受験まで筆記試験でひたすら得点を競い，大学生の間に医学知識を詰め込み，国家試験でまたしても筆記試験で高得点を目指します。医師になるまでに重視してきたのは，「正解の決まった問い」に正しい答えを出すことだったはずです。

　当然ながら，筆記試験の最中に参考書を見ることは許されませんし，机にノートを忍ばせることもできません。ましてや試験中に隣の友達に相談することもできません。頼りになるのは，自分の頭だけです。一発勝負の本番までに，いかに多くの知識を頭に入力し，限られた時間内にいかに正確に出力するか。私たちは，その技術を医師になるまで一心に磨くわけです。

　ところが，医療現場に出た途端，景色は大きく変わります。

　わからないことがあれば，様々な教科書を参照し，論文やガイドラインに当たり，専門家に相談することができます。むしろ，自分の頭を過信して80点の答えを出すくらいなら，しかるべき外的情報を"カンニング"して100点の答えを出さなければならない。それが医療です。

　こういう状況下では，何が求められるでしょうか？

医療現場で高いパフォーマンスを発揮する先輩医師をよく観察してみて下さい。確かに知識が豊富だったり，手技が器用にできたりするでしょう。しかし，何より自分の「できること」と「できないこと」の境界を正確に認識し，「できないこと」に直面した際に上手に他人を頼っているはずです。

　「デキレジ＝デキるレジデント」はたいてい，「人たらし」なのです。

　医療現場における最も重要なアウトカムは，「患者さんにベストな医療を提供すること」です。患者さんの利益を最大化するためには，「独力で正解にたどり着ける力」だけを磨く必要はありません。

　研修医の先生にはぜひ，このことを意識しながら臨床研修を積んで頂きたいと思います。

京都大学医学部附属病院消化管外科　山本健人（2010年卒）

43　ローテート中はその科の志望者！

　1つの科のローテート期間は，長くても2～3カ月です。医師初心者である研修医が，この期間で得られることは多くはありません。そのためローテートする前に，自分の中でこの知識や対応を勉強したいとか，この技術をマスターしたいと明確に目標をもって研修を行うと，その効率は格段にアップします。

　それらをふまえた上で，私がお勧めするのは「ローテート中はその科の志望者」というスタンスです。最初から「私はこの科に興味ありません」という一歩引いた態度では，教える側もモチベーションが上がりません。志望科でなくとも志望している同期の研修医以上の働きをして，修了時にうちの科に来ないか？　と上級医に勧誘させてこそ，研修の目的が達成されると思います。その心得を具現化する行動は，「上級医に誘われたら絶対に断らない」という点です。これは飲み会に行くという意味ではありませんよ。ちょっとこの処置をするから見に来ないかとか，外来の処置を手伝ってとか，緊

急手術で先生の担当ではないけど入ってくれないかという予想外のお誘い
(unexpected pass)をうまくトラップすることです。正直に言えば，研修
医などいてもいなくても業務に支障はありません。むしろ下を指導する（オ
ーダーのチェック，訂正，処置をさせる）という，自分がやればすぐに終わ
ることを，わざわざ初心者にさせているわけで，ストレスです。それを理解
した上で，研修医に経験させてやるかと思って，初めてunexpected pass
が回ってきます。この誘いが来たら，自分は期待されている，がんばらなく
ては！　と思ってほしいです。残念なのは，いや定時過ぎてしまうのでお断
りしますとか，今忙しいですとか，興味ないですという返答です。もう二度
と誘ってくれませんし，通常の指導にもモチベーションがない人と認定さ
れてしまい，損にしかなりません。答えは，「はい」か「YES」しかありませ
ん。先ほどのマルチタスクをこなす考え方で，その仕事を割ってスケジュー
ルに入れるには，今何をすべきか瞬時に判断して動く必要があります。他の
指導医が絡む，または患者と約束がある場合は，至急確認調整して折り返し
お電話します！　と言って調整しましょう。もし，参加できない場合でも
「申し訳ありません，ぜひ見学したいのですが，どうしてもその時間に○○
の処置（やIC）などが入っていて時間の調整がつきません。次の機会は絶対
に参加したいのでお願いいたします」と言えば，指導医も仕方ないと感じる
でしょう。志望者であろうとなかろうと，そのローテートする数カ月は同じ
研修医です。出し惜しみなく経験をさせてもらうためにも，自分の目標に加
え，ぜひunexpected passをうまく活かして信頼を勝ち取り，楽しく教育
的に有意義な期間にしましょう！

44 手技鍛錬表

　初期研修の際，私にはどの科にも数人の同期がいましたので，「手技鍛錬表」を作成していました。これは普段"雑用"とみなされる採血，末梢静脈ルート確保，動脈採血，尿道バルーン留置に加え，CV留置や挿管などの研修医にとっての高度手技である冠動脈造影，骨髄穿刺，胸腔ドレーン挿入など，科特有の手技を表にして貼り出し，経験したら正の字で記載していくというものでした。やりたがりの時期ですから，みんなで経験数を競うことで，負けないぞというモチベーションが生まれますし，多く経験している人にアドバイスをもらうなど相互作用が期待できます。指導医によってはこの表を見て，経験が少ないからとcallして教えてくれることもあるので，非常に有用です。もちろん比べられるのが苦手という人に対する配慮は必要です。また，経験数が多いことが，必ずしも手技が巧いということと同義ではありませんが，経験数ゼロの研修医と手順を把握した研修医では，その後の伸び方にも当然差が出てきます。

45 奥義：super rapid response

　研修医にとって最も大事なアビリティは「super rapid response」です。日本語で言うと「超速反応」でしょうか。これは，振られた仕事を瞬時にやるということです。医師が主体的に評価して治療方針を実践するという過程に至るには，まずどの項目からやったらよいかの判断が重要です。その勘は経験を積んでいくしかありませんが，上級医やコメディカルがお願いしてくる仕事が何かを理解することは，その形成に役立ちます。これはマルチタスクをこなすことの延長です。先ほどからこの単語が何回も出てきますが，マルチタスクを処理することが医師として最も重要なスキルであり，そこから派生した能力がsuper rapid responseです。

では，実際，どういうことなのでしょう？

たとえば，看護師さんから不足分の点滴のオーダーをお願いされました。でもあなたは今，別の患者のカルテを開いていて，自分なりの評価をまとめているところです。さてどちらを優先すべきでしょうか。200％看護師さんの依頼案件です。カルテをまとめるのは後でもできますし，緊急の報告案件でなければ，カルテを仮登録し，後で丁寧に書くべきです。看護師さんの案件は，オーダーした不足の点滴が病棟に届かないと時間通りに投薬できないですし，場合によっては勤務交代の時間なのに点滴が届かず帰ることができないこともあります。私なら，カルテを仮保存してすぐに点滴のオーダーをします。そして，すぐに看護師さんに終了を報告します。オーダーにかかる時間はたかだか1分程度でしょう。大した労力ではありません。でもこれは，看護師さんサイドからしたら，頼んだらすぐにやってくれたという超高評価になります。これを積み重ねると，看護部全体で「あの研修医は仕事を頼んだらすぐにやってくれる」と評判になるでしょう。すると，看護師さんたちは研修医であるあなたが困っているときに必ず助けてくれます。道具を準備してくれたり，患者の情報をいち早く教えてくれたりするようになるでしょう。win-winの信頼関係が超高速で出来上がります！

これはコメディカルだけでなく，上級医との関係でも同様です！　ちょっと来てほしいとか，データはどうか，これオーダーしておいて，などと頼まれたら，すぐに「はい（喜んでー！）」と居酒屋ばりの返答をする必要があります。上級医の依頼はいつでも最優先事項です。逃してはいけないのです。これは後半の「先手必勝」のアビリティ獲得に必要ですので，ぜひ研修医の皆さんには最初にマスター頂きたい技能です。

46 常に現場で戦う！

　上司やコメディカルの信頼を最短で得るには，現場（病棟）に常にいることが得策です。もちろん研修医は超忙しいので，処置室やオペ室，外来に行かなければならないなど常に移動していると思いますが，トイレやお茶を飲むなど休憩時間は必要です。でも，それ以外の時間は極力病室やナースステーションで仕事をしていることで声をかけてもらえる頻度が増えます。声をかけやすいということは，気軽にいろいろ相談してもらえます。上級医が患者の診察後にオーダーの追加やプロブレムの解決を相談したいときに，若手がいなくていちいち電話しなければならないという状況は手間がかかります。また，看護師さんが患者の状態変化の報告をしたいけど，主治医がいないとリーダーの看護師に報告してからさらに電話する羽目になるのも同じです。この時に病棟にいると，さっと声をかけてもらえますし，簡単なコミュニケーションで終わるプロブレムは速攻で解決するので看護師さんもストレスが激減します。逆に，上級医もカルテで新たに出した臨時オーダーや対症指示をその場でリーダーや担当看護師に伝えることができます。よくある状況ですが，勝手にカルテで指示を変更して看護師さんに伝わっていない状況は，臨機応変どころか医療の質を落とすので，これを防ぐためにも病棟にいてオーダーしたら，その場で伝える癖をつけましょう。

　私は研修医時代に医療クラークさんの隣で，手洗い用水道の横のPC席を愛用していました。上司や看護師さんが手を洗う際にPC席の私が視界に入るので，そのまま「○○さん（患者）ですけど……」と相談しやすいですし，私がクラークさんに仕事を頼む，または逆にクラークさんから自分に未提出の書類があればすぐ言ってもらえるのでとても仕事がしやすい位置でした。慣れないうちは病棟にいることはアウェイ感があり落ちつかないですが，信頼関係を築けば，居心地がよくなって自分も効率よく仕事ができるようになります。

47　コメディカルは自分の家族！

　さて，お気づきの通りコメディカルとの関係性は研修医にとって最も重大な問題です！　上司との関係性も重要ですが，彼ら彼女らの協力によって病棟での働きやすさは格段に変わります。そこで前述のsuper rapid response以外にどのようなテクニックがあるかをご紹介します。

1.　名前を覚える

　目まぐるしく病棟を移動する初期研修医にとって，多くの医療者と患者の名前と顔を覚えるのは大変ですが，少なくとも最初の1週間で病棟スタッフの名前は覚えましょう！　上級医はすぐ覚えるとして，重要なのは看護師さん，病棟薬剤師さん，医療クラークさん，そしてリハビリの理学療法士（PT），作業療法士（OT），言語聴覚士（ST）の先生です。

　研修医が，一番多く接する機会があるのは看護師さんだと思いますが，一番残念だと思うのは，「看護師さーん」とか「リーダーさーん」と呼ぶことです。名前がありますよね？　名前？　個別認証で呼ばないということはそれほどその職種を尊重していないということなのです。看護師さんは「先生」という便利な単語を使ってきますが，研修医は個人名（苗字）で呼びましょう！　最近は患者用も兼ねて，看護師の顔写真と名前を掲示する病棟もありますので，時間があるときにぜひ覚えておきましょう！　これができると，自分の患者の担当看護師さんを名指しで呼んだり，電話をかけたり，リーダーさんに○○さん（患者）の処置についてほしいのですが，今○○さん（看護師）忙しいですか？　休憩中ですか？　などと具体的に聞くことができます。そして呼ばれたほうも，この先生は私のことを認識しているのかと好印象を持ち，信頼関係構築が圧倒的に早くなります。

2.　常に丁寧語

　プライドが高い研修医にありがちなのが，コメディカルを見下している

パターンです。医師は医療体制のリーダーであるべきですが，研修医はただのヒヨコです。私が研修医の頃，看護師長に「いいかい？　研修医の身分を知っているか？　教授＞看護師＞准教授＞講師＞助教＞医員＞ネズミ＞研修医なんだ」と冗談（と思いたい）で言われました。これは笑い話として，ほとんどのコメディカルは経験年数も上で，より深く現場を理解しています。その異職種の先輩たちに，社会人になったばかりのヒヨコがタメ口を利いてはいけません。過剰に尊敬語を使う必要はもちろんないですが，少なくとも常に丁寧語にしましょう。仲が良くてたまにグループでご飯に行く，または，個人的なお付き合いをする関係になっても，周囲でやりとりを聞いている人が不快にならないよう言動には気をつけて下さい。パーソナリティスタンスを無視していきなり近い距離感をとる人物とは，信頼関係形成がいびつになります。また，異性にはセクハラに注意して，プライベートなことを病棟で聞くのは避けましょう。

3. ice melting topic を操る

　ここまでの内容から「あの研修医，めっちゃ仕事できる」という流れは確定でしょう。ただし，優秀であることと親しみやすいことは別物です。相談しやすいという雰囲気づくりもしていきましょう。ここで試されるのは雑談力です。ふとした瞬間に，他愛のない会話ができることが関係性をスムーズにします。多くの医師は年数を経るごとにいろいろな患者や外来での診療をこなして口がうまくなりますが，研修医は経験が浅いのでぎこちない人が多いです。研修医と病棟看護師さんが一緒にエレベーターに乗っていて，お互い気まずそうに無言を貫く……なんてことは，失恋直後の2人以外にあってはならない状況と思います。さわやかに笑顔で「おはようございます」「お疲れさまです！」と挨拶するとか，「今日は寒いですね！」「雨ばかりで嫌になりますね！」といった他愛のない話で場は和みます。メイクや服装など容姿の変化を褒めるのは女性にはうれしいはずと考えるかもしれませんが，とらえ方がこちらの予想と違うこともままありますので，あまりお勧

めしません。うまい雑談をすることは働きやすさと直結するので，これも仕事と思って下さい！

　コメディカルとしっかりコミュニケーションをとれる若手は，強いです。コミュニケーションとは，「この処置（投薬など）をしたいのですけど，普段病棟でどうされていますか？」とか「一度○○の処置の見学をしたいのですけど呼んでもらえますか？」と聞くこと。これらは①自分が初心者であることを示し，相手を自分と異なるエキスパートとして認めていてかつ尊敬をしている，②熱心かつ慎重で自分でしっかり現場を見ようとしている姿勢を示しています。これらが自然にできると，自分勝手にオーダーして失敗するまたは後に訂正されることが減り，格段に有用な研修医になります。今はまだ自分にプライドを持ってはダメです。プライドを持つべきは，コメディカルと協働で築き上げる仕事の質だけです！

column⑩　大学病院での初期研修は避けるべき？

　私の答えは100％の自信で"NO"です！　初期研修後の能力として一般病院に劣ることはないと考えています。むしろ専門性や考え方の点で，個性を持った医師になるにはプラスと思います。では，そもそも研修先を選ぶ学生が，大学病院では十分に学べないと考える理由は何なのでしょうか。それは，**1. システムの違い**，**2. 対象疾患と治療の違い**の2点があると思います。各々を理解した上で考えてみましょう！

1. システムの違い

　大学病院が敬遠される理由は，医師のピラミッド型構造とコメディカルとの関連性，待遇です。まず大学では臨床教授を筆頭に，准教授，講師，助教，医員，後期研修医（専門修練医）で医局を構成し，この大所帯に初期研修医が"期間限定"の新参者としてローテートします。まずこの潤沢な数のス

タッフたちが研修医の仕事を奪います。初期研修医がもたついている間に，モチベーションの高い後期研修医，医局員がテキパキと診察，オーダーを済ませ，プロブレムを解決してしまいます。

　また，治療成績は大学医局の顔，つまり誇りです。よって，治療方針の決定は厳格なカンファレンスや各専門分野のエキスパートによって決定されます。つまり，研修医が診療に参加する際は，いちいち上級医の判断を仰ぐ必要（当然ではあるのですが）が一般病院よりも厳格に求められます。治療方針の決定以外では，初期研修医にとって胸痛，腹痛，しびれ，転倒などのcommon symptomsへの対処は腕の見せ所です。しかし，大学病院によっては，便秘薬の処方でさえ医員以上の許可を必要とする厳格な病院もあります。

　以上の2点から自分が医師として認められている感触は得られにくく，やりがいを感じにくい点は事実だと思います。

　加えて，研修医の立場が非常に弱い点があります。一般病院では通常看護師が行っている採血や点滴ルート確保，血液培養の採取，患者の移送や，放射線技師が行うポータブルX線撮影を，研修医が行う大学病院は多々あります。これは看護教育の関係，患者数が多く人手が足りない，または医師側の事情で時間外でX線撮影をしたいなど様々な理由があります。少々厄介なケースは，長年大学病院に勤務しているコメディカルで，研修医は何をさせてもよい雑用キャラであると考える方がいます。不要不急の夜中の診察，処方依頼なども多い印象です。総じて，こういった医師の勤務と一見関係なさそうな職務ばかりだと，雑用だけをさせられていると感じてしまいます。

　最後に待遇の面です。働き方改革が進み，初期研修医はそれまでの古い体質と比べれば異常に守られるようになってきました。17時には手術中であろうと必ず帰宅，当直の翌日は時短勤務または完全休暇。これによって，私たち中間医以上が経験した大学病院でのブラックな超長時間労働はなくなりました。これは素晴らしい改革です！ ですが，給与の面ではまだ一般病院との格差は残っており，大学病院のほうが比較的給料が安いことは事実

です。しかし，給与は地域差も大きく，都市部のほうが安い傾向があるので，一概に大学病院だけが安月給とは結論できません。

2. 対象疾患と治療の違い

　大学病院は，対象疾患と治療方法が一般病院と異なります。大学病院によっては，特定機能病院，難病指定病院，特命救急などいわゆるcommon diseaseと異なる疾患を専門的に治療することに特化しています。一般的な病気に対して，均一で質の高い医療を提供することを求められる一般病院と異なり，大学病院では特殊な管理を要する難治性疾患，現在一般的ではない新しい治療法の開発・治験に対応することが求められます。

　たとえば，同じ消化器外科でも，一般病院では虫垂炎，胆嚢炎などの良性疾患や症例数の多い消化管癌の手術が多いのに対し，大学では進行癌の拡大切除や臓器移植，ロボット手術といった高難度手術の割合が多くなっています。また，併存合併症が多いために，手術リスクが高く，術後管理が煩雑となる難しい症例も含まれます。

　初期研修医として，いきなりこの超高度な管理を学ぶのはなかなかハードルが高く，まずは一般的な疾患の一般的な治療方法を勉強したいというのは当然かもしれません。

　これらを読むと，やっぱり初期研修先として大学病院は適切ではないと考えるのが当然だと思います。

　さて，ここからはそれをひっくり返します。その前に，初期研修医つまり医師として病院で働くことは，学生実習とはまったく違うということを理解して下さい。学生実習は教えてもらうことが前提であり，受け身です。しかも何の責任も発生しません。一方，初期研修医は，自分から主体的にアクションを起こしていく必要があり，また，能動的立場に切り替わり，自分の仕事内容には責任が伴います。主体的，能動的に行動するには動機が必要です。どういう医師になりたいのか，どういった手技・議論ができる医師になりたいのか，自分の核を持って行動しなければ何も得られません。これを前

提に大学病院のメリットを考えます。

A．ロールモデルの出現確率が高い

　大学病院の職員構成は特殊です。それぞれの分野でその都道府県，全国あるいは世界レベルの先生が一緒に勤務する環境です。これはいわばレベル1の戦士が，魔王レベル99の勇者と一緒に仕事をするようなもので，こんなに自分の将来像となる先生方（ロールモデル候補）と勤務できる機会はありません。臨床能力，研究能力，論文作成能力など参考にならない先生はいないでしょう。この環境下で，まだ生まれて間もない初期研修医が感化されることは大きなメリットになります。"三つ子の魂百まで"ということわざのごとく，スタート時点から自分の理想の医師像を具現化することができれば，その後の目標に到達するためのロードマップを設定することができ，主体的な行動が容易にできるようになります。

B．鬼のプレゼン能力

　医師という職業はプレゼンの機会が豊富です。カンファレンスはもちろん，上司へのホウレンソウ（報告・連絡・相談）の電話，受け持ちナースへの伝言，他科への電話相談などなど。再受験でない限り，社会人経験が皆無な研修医にとって，これはまずつまずく点です。とりわけ大学病院はカンファレンスがやたらと多く，一番下っ端の初期研修医が矢面に立つことがほとんどです。ひとつでも専門用語の使い方を間違えれば失笑されたり，激しく突っ込まれたりする厳しい世界ですが，その分学ぶことは多々あります。そんなの年数を重ねれば自然とできるのでは？　と思う人もいるでしょうが，聴き手がわかりやすく，かつ的確なプレゼンを皆ができるとは限りません。後期研修を過ぎてしまえば，雑なプレゼンをしても誰も注意してくれなくなるので，下っ端のうちにしっかり教育されておく必要があります。大学病院は自分がプレゼンする機会も多く，同期や上級医のプレゼンを聴く機会も多いので，プレゼン能力は格段に上がると思います。short presentation, long presentationなど様々なシチュエーションを経験してレベルを上げることができます。これは院内だけではなく，学会でも役立ちます。

学会発表では，何が求められている情報で，どこを理解させたいか常に考えなくてはなりません。これを身につければ，一度に多数の人にも伝えることができる大きな武器に成長すると思います。

C．academiaとは層の厚さと自由さ

大学研修の最大のメリットはacademic（学問的）という点です。大学とは本来，医科学の追求（研究）と，実際の臨床，教育の3本柱で成り立っています。臨床の現場においてもその構造は変わりません。この構造を維持するために大学には選び抜かれた精鋭がそろっています。academiaにいる先生方は，総じて誰かに教えることが大好きです。こちらが主体的にやる気を出して問いかければ，いつでも議論に付き合ってくれますし，質問をすればするほど出し惜しみなく答えてくれます。また先に述べた通り，大学病院は教授から後期研修医まで多層化し，人材の多様性もあります。多様性があるということは，いろいろなタイプの議論が可能ということです。異なる意見を持つ者との討論，同じ意見の者ともっと深い，細かい内容まで語り合うなど，満足が得られるまで議論できます。

academiaの原点である大学病院の性質のひとつとして「やる気を出してやるのも自由，やる気を出さずやらないのも自由」だと私は考えています。これは主体的な目標を持っていない，または，見つけようとしていない草食系研修医が最も損をする環境です。はっきり言って，初期研修医は大学病院にとって戦力とみなされていません。なぜなら優秀な医局員や後期研修医がいて，それをカバーできるからです。したがって，指導医が自分の持つ能力の真髄，つまり知識や考え方，技術のtipsを初期研修医に本気ですべて教えることは必須ではありません。やる気がない奴は放っておけ，という大学病院の性質は，研修医を即戦力として鍛えようとする一般病院との大きな違いです。やる気次第でどこまでも充実させることができる場が，大学病院だと考えています。

私の場合，2年間大学病院で研修しましたが，のびのびとやらせてもらい満足しています。師匠と崇める多くの先生方（内科，外科問わず）に出会い，

様々な考え方を学ぶことができました。初期研修医の時に出会ったロールモデルの外科指導医たちは，将来自分がどういう手術をしたいかという具体的目標になりましたし，結果として後に自分が研究留学，臨床留学をするチャンスへとつながりました。他科の内科・外科指導医とは，激務をこなした師弟関係が続いており，卒後10年経った今でも連絡を取り合っていて，私にとって貴重な財産です。学問的には，内科と外科の学会それぞれで研修医優秀賞を受賞し，初めてローテートした循環器内科では論文を書かせてもらいました。知識はなかなかその度量を示すものがありませんが，自分の専門ではない心臓血管外科でも，複雑で重篤な病態を扱うICU（集中治療室）でも，評価とプランをきっちり説明し，方針を決めさせてもらった経験は，重症患者を担当する際の大きな糧となりました。手技においては中心静脈カテーテル挿入，挿管，胸腔・腹腔穿刺も数えきれないくらい経験し，上級の手技として冠動脈造影，気管支鏡，骨髄穿刺も施行できるレベルに達しました。手術に関しても，呼吸器外科や肝胆膵移植外科で部分的に第一助手を任せてもらった経験は貴重で，後期研修（一般病院）以降に手技的習熟度で遅れを感じたことはまったくありません。大学病院の重症患者が多い点は，初期研修からいきなり学ぶにはハードルが高いのではと思う反面，実際はいくつかのcommon diseaseに因数分解できることが多く，きっちり整理すれば大変勉強になります。深刻な病態も自分で考察する癖をつけると，百戦錬磨の指導医から熱烈講義が聴ける最高の現場です。また，一般病院より多くの雑用がふりかかる状況は，優先順位をつけた仕事の処理能力（マルチタスク処理能力）の形成に役立ちます。

　結論として，「大学病院での初期研修では，どこまでやれるかは自分次第。やる気と行動力があるなら，デメリットになることはまったくない」ということです。何より先端医療や高難度手術に早期から触れることで，自分のロールモデルや目標を明確にでき，academiaへの道を強固に志すことができたので良い選択であったと私は評価しています。

48 後期研修医の働きを見ておく！

　先のコラムで初期研修医は“異常に”守られていると表現しました。正しくは，後期研修医に比べてです。

　初期研修医は泊まり込み（無給）でカンファレンスの準備をしろ，手術記録を書け，土日祝日も朝から患者の診察をしろ，という法外な勤務体系はほぼ改善されてきました。プライベートとのメリハリがつき，自分で教科書や論文で知識を整理する時間がとれることは本当に素晴らしいと思います。しかしこれは，初期研修が修了するまでです。専門の選択をして，後期研修医になった後は今もブラックボックスです。科にもよりますが，後期研修医が定時で帰宅できる病院はかなり少ないと思います。それほどに実臨床は忙しい。加えて関連病院の非常勤勤務（バイト）も入ってきます。忙しさの原因である，日本は病院数が多くて医師が分散しているという話題に走るととりとめがないのでやめますが，患者を主体的に管理することが求められる後期研修医の労働量は，とてつもなく多いのは事実です。後期研修医が患者の診察回数が最も多く，また上司への報告と初期研修医の指導を同時にこなす必要があります。初期研修医と異なり，学会発表や論文作成，専門医資格取得に向けた症例レポートの作成と病棟外の仕事も格段に増えます。“お客様”として勤務していた初期研修とは求められる次元がまったく異なるのです。危惧される点は，現在の定時で帰る研修医＝経験時間で圧倒的に今の後期研修医に劣る研修医が，この労働量のギャップについていけるのかということ。チーム医療の重要な歯車である後期研修医が使い物にならないということは，チーム全体の稼働性を大きく下げ，デメリットは果てしない。かといって，各病院の上級医が，急に後期研修医の仕事内容までカバーしてくれるとは到底考えられないので，自分で何とかするしかありません。

　初期研修医の皆さんに伝えたいのは，後期研修で自分に課せられる圧倒的仕事量に備えてほしいということです。つまり，あと1, 2年で患者管理

の主体を任されるという緊張を持って，後期研修医の仕事ぶりを盗み見ておく必要があります。盗むのではなく，教えてくれと思うでしょうが，中間医の立場で正直に言えば，「下に教えるよりも自分でやったほうが100倍速い」のです。教育には時間もエネルギーも必要です。上級医が勉強会で研修医に教える，または，病棟でわざわざPHSに電話してカルテの修正やオーダーを依頼してくるときは，直接不足している部分を教えてもらえるチャンスと考えましょう。上級医とのすべての会話には意味があると考えます。たとえば，処置の見学の誘いやプロブレムについての議論を持ちかけられて，「今から食事です」とか「今忙しいので結構です」と安易に断るのは考えものです。低血糖で倒れそうとか，本当に緊急の処置をしている最中であれば後からフォローすればいいのですが，大概何も考えずに断る研修医が多過ぎます。後期研修医に対して寛容な先生以外，もう2度と教えてやるものかという気になりますし，実際にその処置をする際になっておぼつかない研修医の手技を見て，それ見たことかと感じます。医師の仕事は練習ができないことも多いので，他人の考えや手技を理解して，常に"自分がやることになったら"に備えておくことが重要です。

49 ストレスは誰にでもある！ うつや燃え尽き症候群とは？

　初期研修がストレスフルである理由は，大きく分けて2つあります。1つは学生時代に座学がほとんどで，医師になってからの実労働についてほとんど無知である点。たとえば，発熱の入院患者がいます。勤務初日からどうしますか？　と看護師さんから電話が来るわけですが，どういうfever work up（熱源検索）をして，どのフォーカス（感染源）と想定菌種を予想し，それらと患者の全身状態をふまえて，どの抗菌薬を選ぶか，どれくらいの量を，どのルートから，何時間おきに投与し，どうやって再評価して中止

するか。病棟にきたら誰もが経験するシチュエーションです。もちろん入職直後は指導医に相談するしかないのですが，一から手取り足取り教えてくれる上級医は稀でしょう。自分でマニュアルや本を買って読まないと身につかないのも事実です。このように初期研修では，わからないことだらけでストレスが溜まります。

　もう1つは，人間関係の変化です。科をローテートする際，診療内容も変わりますが，病棟の場所や指導医，看護師さん，物品の場所まで大きく変わります。せっかく慣れてきて人間関係も構築したのに，また最初から信頼を築かなければなりません。上級医の癖，診療科ごとのマイナーな病棟ルールなど細かく把握して慣れてきたら，ハイ！　またね！　となります。ストレスについては1年間研修すればだいたいのcall対応がこなせるようになってくると思いますが，人間関係の変化はローテートが続く限りエンドレスです。

　初期研修医が病みやすい時期は，やはり入職後〜ゴールデンウィークないし6月までです。ある報告では最初の2カ月間の勤務で約25％の初期研修医が新たなうつ傾向を示したというアンケート調査の結果[2]もあります。医学部受験や医師国家試験を勝ち抜いてきたメンタル強者のうち，約1/4がメンタルに何らかの異常を示すレベルになるというのは大変な事態です。この時期は自分の無力さを常に痛感する時期でもあり，病院に来なくなってしまう者，最悪のケースは自殺をしてしまう研修医もいます。この本を読んで頂いている医学生や初期研修医の皆さんは，まずこの事実を知っておくことが重要です。悩んでいるのは自分だけではない，1/4の人が苦しいと思っているのだとまず認識しましょう。その上で，そのストレスをどうコントロールするかを考えていきます。

　国が推進する働き方改革によって，研修医は守られるようになってきました。時間外手当がきっちり支給されるようになり，労働時間の短縮により17時には帰宅できるように調整されてきたことは非常に良いことと思います。しかし，上記2つのストレスは改善されません。加えて，自分が疲れて

しまっているかどうかを自己判断することはなかなか難しいです。

50 疲れたら自分を徹底的に守る！

　上級医が小まめに指導研修医を観察し，過剰なストレスに気づいてあげ
ることが理想ですが，それがなかなか期待できないのが現状です。というの
も，ストレスをどれくらい感じるかは個人差が多く，上級医が大丈夫と思っ
た仕事量でも，研修医にとっては，いっぱいいっぱいとなることもありま
す。セルフチェックとして疲れているかどうかは仕事への集中力と，プライ
ベートの自分で判断するとよいです。集中力とは，カルテの誤字脱字が増え
たり，電子カルテのオーダーが間違っていたりといったケアレスミスです。
とりわけ後者は，三大欲求（食欲，性欲，睡眠欲）の欠如が原因です。普段は
美味しいものを食べるのが趣味だったのに，外食してもなかなか注文が決
まらないとか，不眠や中途覚醒，不用意にカンファレンスで寝てしまうなど
明らかに不安定になってきます。上級医にうまく伝えて仕事内容を軽減し
てもらうことが理想です。

　個人でもストレス回避の方法は整理しておきましょう。**表6**は米国の
Johns Hopkins Universityで行われた前向き臨床試験の論文[3]から抜粋
したストレス回避のまとめです。仕事面でやらなければならないことのリ
スト作成，やりがいの再認識，同僚との問題共有などがありますが，やはり
重要なのは後半の部分，医学以外の趣味，運動，食事，睡眠などです。簡単
に言えば，疲れてきたら医学を忘れて"よく寝て""よく食べ""よく運動す
る"ということです。私は特に同僚との関係が重要と思います。初期研修や
後期研修の同期，先輩後輩は家族のようなもので同じ環境で同じ苦しみを
知っています。どうやってうまく乗り越えたか，勤務環境の愚痴など食事を
しながら話をしましょう。目標を見失わないように語り合う関係性は，最も
ストレス軽減につながります。

表6　ワークライフバランスで個人の健康状態を高めるステップ

1　個人的・職業的な価値観とその優先順位を明確にする
　a 個人的な価値観と優先順位を行動目標に反映する
　b プライベートと仕事のバランスを維持するよう努力する
　　i 個人的な価値観で優先事項のリストを作成し，重要度の高い順にランク付けする
　　ii 職業上の価値観で優先事項のリストを作成し，重要度の高い順にランク付けする
　　iii これら2つのリストを統合してランク付けする
　　iv 個人的な目標と仕事上の目標で相容れない領域を把握しておく
　c 優先順位に基づいて，2つの対立をどのように管理すべきか決定する
2　個人的に最も重要な仕事内容を推進する
　a 自分にとって最も意味のある仕事の分野を把握する
　　（患者治療，患者教育，医学教育，臨床試験，研究など）
　b その分野に集中して従事するために，自分がどのように実践できるか考える
　c スキル向上により仕事のストレスが減るか，その分野のさらなる専門研修を受ける，または，別の領域の研修を受けることで仕事のストレスが軽減できないか考える
　d ストレスのある場面とやりがいのある場面について，同僚と一緒に考える機会をつくる
　e 自分の仕事で何が一番楽しいか定期的に評価する
3　個人的な健康維持戦略を確立する
　a 人間関係を維持し，さらに広げる
　b 宗教や精神的な支えを養う
　c 趣味を発展させ，休暇を医療以外の趣味に利用する
　d 十分な睡眠，運動，栄養を確保する
　e 少なくとも月に一度は，個人的な反省の時間を設ける
　f 個人的相談ができるかかりつけ医を決め，定期的なケアを受ける

（文献3より改変）

　とはいえ，友達と食事にも行けないくらい疲れ果てているとき，自殺や事故について考えてしまうような状態になったときは，迷わず逃げて下さい！　死にたいなんて考えながら仕事をする必要なんてありません！　初期研修では90日の研修休止が認められていますし，場合によっては研修病院を変更することもできます。研修を休止して取り返しがつかないなんてことは決してないので，ぜひ大事に至る前に，研修担当の先生，研修センターのスタッフまたは同期など比較的話しやすい人に打ち明けて下さい。

私の知人も1人研修中に自殺してしまいました。研修病院は違いましたが，本当に残念でなりません。自己犠牲を過剰にしてしまう人は本当に優しくて，責任感のある優秀な人ばかりです。でも1つ覚えておいて下さい。患者さんの命や仕事は確かに大事なのですが，自分を犠牲にしてまで守るべきものでは決してありません。一番大事なのは自分の命です。あなたの人生を大事にして下さい！

◉文献
1)　日本循環器学会：急性冠症候群ガイドライン（2018年改訂版）．
　　[https://www.j-circ.or.jp/cms/wp-content/uploads/2020/02/JCS2018_kimura.pdf]（2021年1月閲覧）
2)　前野哲博：医学教育．2017；48(1)：13-6.
3)　Charles M. Balch, et al: Arch Surg. 2009;144(4):371-76.

攻めの研修とは？

　ここまで，病棟での立ち振る舞いや基本的戦術を学んだわけですが，実際に自分を成長させるのは努力して達成したことの充実感ではなく，フラストレーションの感情です！　人はある程度のストレスを感じていないと，ベストパフォーマンスへは至りません。「自分はよくできているな」と思っている時期よりも，「あー！　もう無理！」と言いながらコツコツ努力しているときのほうが圧倒的に成長しています。負荷のかけ過ぎは厳禁ですが，自分にある程度余裕があるなら，自分からいろいろと攻めてみましょう！　この第2戦のテーマは「攻め」です！　攻めて攻めて自分の欲しい能力を手に入れましょう！

51　鬼門！　上級医へのコンサルト

　初期研修1年目，ローテートが終わった後に助教の先生（現在は教授）がわざわざメールをくれました。

　（前略）先生の「先生，ご相談ですが…」「はい，わかりました！」という言葉は，一緒に働いていて非常に心地よいものでした。おそらくどこでも先生は活躍できる能力があると思います。（原文ママ）

　正直，この先生は研修医の評価も厳しい先生だったので，メールを読んで

かなりうれしくなった記憶があります。今回のテーマはズバリ「上級医への コンサルト」です。診断ないし治療方針決定において，自分で全責任を負っ て判断することは若手医師にはまずありえませんので，いかにうまく上級 医とコミュニケーションをとるかは非常に重要です。これは私も相当苦労 しました。コミュニケーションが浅く，うわべだけの関係となれば仕事でも 行き違いが出ますし，必要以上に上級医に電話すれば，自分で考えろ！　と 言われてしまうでしょう。これは誰しもが経験する難題のひとつです。

　私のコンサルトのコンセプトは，「忍者のような隠密行動と目に見えるフッ トワークの軽さ」です。何が問題で，何がしたいのか，どこで意見をほし いのか，誰がどう聞いても明快にわかるように聞くことが大事です。これに は4つのステップがあります

①問題点を網羅的に検索し見つける

②問題点の原因と対策の考察

③わからないと直接言う

④Always Yes, Do ASAP (As soon as possible)！

　まず1つ目は，問題点を見つけるところからです。朝病棟に行ってからカ ルテでバイタル表や看護師さんの記録を読んで，ざっと問題点を把握した 後に，診察をすると思います。この際に，治療の典型的な流れから逸脱する ケース，異常なデータなど洗いざらい見出します。データバカにならないよ うに患者の臨床症状，診察所見もカバーしておきます。これができていない と，コンサルトの際に，検査異常だけ伝える伝書鳩になってしまうので気を つけましょう。

　2つ目に問題点の原因と対策の考察をします。なぜそうなったのか，直接 原因は何か。『UpToDate』や手持ちのレジデントマニュアル，または院内 マニュアルでどう対応するのが最もよいか，すぐに調べてまとめます。緊急 を要する場合はすぐに上級医に電話しますが，余裕があるならカルテにあ る程度書いてからcallでもよいでしょう。重要なことはcall前の知識武装 です！（隠密行動）

　3つ目は自分がわからない点，迷っている内容もコンサルト時に聞くことです。ここで「○○がわかりません（てへっ）」と聞いてしまうのは素人です。「この診断にたどり着いたのですが，□□の所見は合致しません。どのように思われますか？」または「○○に対してどういう治療や予防があるか調べたのですが，現在の△△を考慮すると，どちらが正しいのかわからなくて」のように，具体的に聞くのがポイントです。

　さて，4つ目は私が一番重視している指示をもらってからのスピード＝フットワークの軽さです。これに同時に加えるスパイスは，明白な"駒"としての行動です。上級医とのディスカッションの内容を最速でこなしつつ，その時どきで何をしているのか，上級医が明確に把握できる環境をつくります。「あいつ，電話してきたけど今何をしているのだ？」と思われてはなりません。先にどういうスケジュールで動くかまで説明しましょう。

　たとえば電解質の補正は，初期研修医が最初に学ぶ内容ですが，それも具体的にどの補液ないし注射薬で，どのくらいの速度で，次の採血チェックをいつにするかなど先を読んで自分で考えておき，指導医に方針を細かくプレゼンできると連絡は1回のみで済みます。さらに普段から必要な点滴・静注セットを電子カルテに登録しておけば，オーダーも一瞬で終わります。あとは担当看護師と患者に説明するだけです。

　外科の典型例と言えば，術後膵液瘻疑いの患者の対応があります。造影CT検査の空き状況，絶食＋中心静脈栄養管理が予想されるならPICC (peripherally inserted central catheter：末梢挿入式中心静脈カテーテル) 留置の放射線科枠確保，その他抗菌薬の準備などのスケジュールも把握しておき，1本の電話後にすべてを確定して最速で動きます。もちろん他の患者のこともあるので，速攻で優先事項に応じて1日の予定を次々に変更していかなければなりません。上級医に"まだCT撮影していないのか"と言われるのは論外，ましてや夕方から放射線室を使用して中心静脈栄養を始めるなど，放射線技師さんや看護師さんに負担をかけてしまうことはできるだけ避けます。

これは1人では何もできない，だから先に動いてお願いしていくという低姿勢で淡々とこなすイメージです。上級医，コメディカルの方々はあなたと同じでその日の予定が決まっていたはずです。それを変更してお願いするわけですから正当性とスピード（この場合は前もって言うこと）が重要です。そのためには電話だけでなく，直接お願いに行くこともあります。ありがちなのは，いつまでも机に座って電話で指示をするだけの医師です。机の上に患者やスタッフはいないのです。フットワークは軽く，病室や検査室など自由に動き回り，忍者のように働くのがよいと思っています。

　コンサルトはぶっちゃけてしまうと，かなりのストレスですよね。自分が予め前日から時間をかけて準備できているカンファレンスの発表などと違い，突然に現れるイベントです。しかも忙しいスタッフの予定や機嫌も考慮しなければなりませんし，指導医ごとの対処の癖も早急に見抜く必要があります。コンサルトでは，先手を打たれてからでは経験の浅い若手医師には不利極まりないことです。「あの熱型見た？　先生はどう考えていたの？」と先に聞かれてしまうと最適解で返せないこともあるでしょう。指導医によっては「何で私への報告が遅いのだ！」と不機嫌になる先生もいます。これらを防ぐには，先に見つけて知識武装し，こちらから挑むスタンスにしないとやりにくいのは事実です。

　「コンサルトは先手必勝！」です。多くの情報が錯綜する現場で，どれが問題点か見抜き，それに対してどういう戦略で対応していくのか。これはある程度のレベルまでは経験を積んでいくしかありません。最初はとんでもないプレゼンをしてしまうかもしれませんが，そこは上級医の腕の見せ所だと私は思っています。下級医として最大限の努力とスピードで向かってきたのですから，なぜ違うか，どういった方向性の変更が必要か優しく誘導してほしいところです。下級医としては，上級医にどんどん挑んで，頼れる部下になってやりましょう！　自己流や，次のステップに進むには，まず「上級医へのコンサルト」を確実にこなせる腹心の部下になってからです！

52 "いらち"な上司への対応

"いらち"とは，関西弁でイライラしやすい性格を指します。おそらくどの職場にも必ずイライラしている上司はいます。それは緊急処置中というシーンもあれば，普段からたくさん仕事を抱えている上司ほど，その割合は上がります。「もっとアンガーマネジメントして下さい！ 部下に当たらないで！」と言いたいところですが，上司全員がアンガーマネジメントを適切にできる職場はほとんどないでしょう。下級医としては，自分でどうやってこの"いらち"な上司に対応していくかを考えておく必要があります。

まず，急いでいるとわかった場合。これはプレゼンを手短にすることが肝要です。普段カンファレンスでは主訴は～，既往歴は～と定型通りの流れでプレゼンを続けていきますが，これはあくまでフルバージョンです。電話や緊急時にこれをされると，誰でもちょっとイライラしますよね。早く要点を知りたいと思ってしまいます。電話でのプレゼンは基本的に，いかに簡潔にするかが勝負です。

効果的な方法は，先に結論ないし質問を言ってしまうことです。たとえば，あなたはERで当直している研修医で，腹痛を主訴に来院した患者の精査を行ったところ，虫垂炎疑いとわかりました。これから消化器外科の当直医に電話でプレゼンをする設定にしましょう。まず成功例から。

研修医「研修医○○ですが，先生今お電話よろしいですか？ 虫垂炎疑いで，手術適応のご相談をしたい方がERにおりまして……」

この内容だけでおよそ20秒かからないくらいと思いますが，これだけで状況はわかります。相手は百戦錬磨の専門医師です。「虫垂炎疑い」，「手術適応かもしれない」この2つだけで自分に何が求められているかを判断してくれるので，後は重症度（症状），血液・画像所見，リスクファクターを簡潔に述べれば完璧です。指導医は，手術すべきか（重症度，リスク）という点に興味を持って傾聴してくれるので，多少プレゼンが長くても聞いてくれます。次に，これは外科医によりますが，手術適応と決めつけて電話すると，

激怒する医師もいます。手術かどうかは外科医に診察させて判断させれば
よいのです。この手術をして下さいという内容を不快に感じるドクターも
いますのでご注意を。

　次に，あまりお勧めできない例を提示します。

　研修医「研修医○○です。右下腹部腹痛を主訴に来院された24歳女性が
おりまして，現在pain scaleで7/10と強く，17時からの発症ですが，ど
んどん強くなっているそうです。2年前にも同部位に疼痛があったそうです
が，自然に寛解しています。理学的所見では，37.5℃と微熱があり，右の下
腹部に圧痛を認め，筋性防御はないのですが……」

　これでは上級医は電話に出たものの，二度寝してしまいます！　プレゼン
は間違っているわけではありません。型通りに言っていますし，問診もよく
できています，でも悪いのは流れです。これを聞くと，何の疾患を疑ってい
るのか？　私にどうしてほしいのか？　がすぐにわからず，結局最後まで聞
いてから，もう一度要点について質問がくるでしょう。実に非効率的です。

　細かいプレゼンのテクニック本は様々出版されていますが，"いらち"な
上司または電話という特殊環境ではおおむね，「相手が聞きたい内容を先に
簡潔に言ってしまう」ということに尽きます。どれが必要な内容なのかの判
断は，自分で本を読んで疾患の知識を勉強しておくことと，実際にプレゼン
を幾度となく経験して研ぎ澄ませていくことになりますが，大事なことは，
相手に必要な情報は何なのかを普段から考えておくことです。

53　下積みは最大のチャンス！

　学会に抄録を出せと言われた内容にあまり興味がない，日常の業務で上
司の言いなりになって自分の主体性が出せていないなど，日々の診療で自
分のあり方に悩む研修医は多いと思います。特にいわゆる"雑用"や"下積
み"と呼ばれる内容ばかりでは，気が滅入ってしまう日もあるでしょう。根

底にある，もっと大きな仕事をクールにこなしたいという欲求は，すべての
モチベーションの根源であり，大切にしてほしい部分であります。しかし，
この下積みという時代は若手の今だけに限られた時間で，その後に大きく
影響する大事な"青年期"なので，ぜひこれから紹介する考え方を理解して
おいて下さい。

　テーマは「下積み」です。手術執刀や臨床研究でも，皆が憧れるような大
仕事を任せてもらえるには「下積み」を完璧にこなす必要があります。そん
な雑用したくないという気持ちはわかりますが，ではどうやってあなたに
任せるだけのfeasibility（実行可能性）があると周囲に証明するのか，考え
ないといけません。

　下積み，つまり球技の球拾いは，やりたい仕事とほとんど関係ないと思っ
ていませんか？　これは2つの観点から，私は間違っていると思います。
1つ目は，球拾いこそが最初の練習
2つ目は，球拾いこそが最高の信頼の獲得方法　です。

　球拾いと言えば，外科の若手で言えば代表例は腹腔鏡のカメラ持ちです。
つまらないし（すみません），腕は疲れるし，大変ですよね。でもカメラは手
術者全体の眼であって，それがほぼすべてのクオリティの前提になります。
「こういう視野が見たい」というイメージを持っているかが問われます。手
術に重要なことはイメージです。イメージが共有できていない手術が素晴
らしい出来だということはありません。そのために雑用に見えるスコピス
トは，重要な役割のひとつです。重要ということは学ぶことがあるというこ
と。たとえばスコピストは，手技に忙しく視野が狭くなってしまう術者と違
い，俯瞰で手術に参加します。これは術者のtips（コツ）やrecovery shot
（修正手技）を冷静に見られるチャンスです！　ただ画面を見るのではなく，
自分が次回術者になったときにどういったテンションのかけ方（組織を引っ
張る力加減），展開の仕方をすべきかを見て盗みましょう！　これは録画で
は得られません。その場にいて会話，音，術者のモーションなど録画には映
らないすべての情報をトレースしてしまいましょう！

次に，術者やfirst author（筆頭著者）をこいつに任せて大丈夫か？　という点はどの指導者も考えます。その際に，以前スコピストをさせてみたが，まだまだできていないとか，論文の図表の作成を任せたけど満足が行く質のものができなかったとなったら，また任せてもらえるでしょうか？　たぶん任せられないでしょう。ましてや球拾いを断っていたなら論外です。

　ここでは仕事に関する信頼関係，つまり「私はあなたの腹心の部下！」というアピールが必要です。ですが，これが今の若者からすれば一番苦手なことと思います。現代の若手医師は，危機管理能力と合理的思考がとても発達しています。盲目的に受け入れて流されていくというスタイルは許容しないでしょう。仕事を振られた際に，自分に必要あるかな？　という余計な思考を挟んでしまいます。その時はこう考えて下さい。「この仕事の先に私のやりたいことがある！　そのための信頼獲得の一手だ！」と。

　そうすれば答えは，「はい」か「Yes」しかない！

　信頼を得るには何でも，すぐに，相手の予想を超えるクオリティで仕事をし続けなければなりません。 前述した「仕事の反応性（super rapid response）」に「何でもやる雑食性」を加えましょう！　文句を一切言わず，私は研究も手術もこなす度量がある，ただそれを示すだけでよいのです。私は，この雑用と思われることに対する戦略は"シューティングゲーム"だと思っています（遊びという意味ではないですよ）。依頼された中身は何でもよく，いかに効率よく，スピーディーに，ハイクオリティにこなすか。これに徹します。これをやることが自分に意味があるのかどうか，考える時間は無駄でしかないと思っています。やらなければ次のステージに進めないのですから，さっさと片付けるほうが利口です。

　私も海外で下積みを続けて，2年目からはlab（研究室）の大動物手術責任者となって専門の肝臓移植以外にも腎臓や膵臓の研究もコーディネートするようになり，いろいろと任せてもらえるようになりましたが，ここまで球拾いの連続です。朝5時起きで夜中まで手術と術後管理をして，夜中2時にヘロヘロになって医局に帰り，メールボックスを見たら学会や講義のスラ

イドをつくってほしい，論文をまとめてほしいなど上司からメールが届いています。通常なら，まず帰って寝て翌朝がんばろうと思うでしょうが，私はそこから徹夜して朝までに資料を完成させます。 これはsuper rapid responseと下積み（雑食性）のコラボ技です。

　むしろ，私は球を自分から拾いに行きます。仕事に関して自分でシミュレーションし，あらかじめどんな仕事が必要か考え，周囲のキャラと進行具合から不足する部分を予見し，これもやっていいですか？ あれもどうしましょう？ とどんどん攻めます。これは先に敵を見つけて先制攻撃をするイメージです。球がどうせ自分に降ってくるなら，先に勝負をつけておいたほうが楽です。要は，球拾いのスペシャリストになるのです！ それをどんどんこなすほど信頼はますます厚くなり，私は大学の威信を賭けた臨床試験の論文執筆や諸外国での発表の権利をもらうことができました。

　この下積みを，まったくしていない成功者はいないと思います。私が憧れを持って読んできた医学界の偉人の伝記には，必ずこのひたすらに仕事をする下積み（もちろん将来へのイメージがある）があります。自分の周囲を見て，自分のロールモデルが下積みをしていないで自己実現していると思うのなら，あなたはまだ何もその人を分析できていません。陰ながら常に球拾いをしているのです。未熟であろうと実力者であろうと，目の前の課題に対して懸命に努力することは，決してかっこ悪くなんてありません。むしろ若手時代に下積みをせずに，中途半端な信頼と実績しかない医師になるほうがかっこ悪すぎます。

　結論は，「球拾い上等！ その先には自分のでっかい目標があるとポジティブに考えます！」

　球を拾って，拾って，拾いまくって，いつか4番でバッターボックスに立ってやりましょう‼

54 手技の前に徹底的に準備する！

　術者として何かの処置をさせてもらうためには，準備とアピールが必要です。たとえば，CV (central intravenous catheter：中心静脈カテーテル) 挿入は研修医の登竜門ですが，手術室で麻酔がかかった患者以外，局所麻酔で患者が覚醒した状態で行います。当然上級医としては教えてあげたくても，解説しながら処置をしたら患者が「この先生大丈夫なのかしら？」と不安になるのでできません。よって，いつ術者をやらせるかの判断が難しいのです。この問題ではこちら (研修医側) から準備してアプローチしていきましょう！

　たとえば，上級医がCV挿入をする際に清潔操作で助手に入り，完璧に道具をそろえ(カテーテルのセッティング，水通し)，上級医の処置のタイミングにドンピシャで器械出し (必要な道具を渡す) をしたらどうでしょう？ 上級医は，「この人は処置の準備から工程をしっかり理解しているな，次回は術者をやらせてみるか」と必ず思うでしょう！ 普段から医局であからさまに処置の本を読む必要なんてありません。裏で徹底的に復習しておいて，現場で一気に披露するのがデキる研修医です。同時に手技の準備では，普段からその道具を触って慣れておくことも有用です。私は普段からポケットに持針器とシリンジを入れて，廊下を歩く際やカンファレンスの間など，ふとした瞬間に触って，自分の手になじませておきました。

　また，処置を任された際に，少しでも不安(たとえばその指導医と初めての

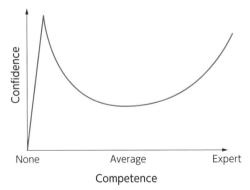

図1　ダニング＝クルーガー効果

優越の錯覚を生み出す認知バイアスは，能力の高い人物の場合は他人に対する過小評価に起因する。一方で，能力の低い人物の場合は自身に対する過大評価に起因する

手技) があれば, 事前に手順の確認をさせて下さいと言って予習に付き合ってもらいました。これによって, 上級医も当日思いもよらない行為をして合併症が出ることを防ぐことができますし, こちらとしても自分のできない点を正直に言ってアドバイスを聞くことができます。手技というのは非常に難しいもので, まさにダニング＝クルーガー効果 (図1) のように, ビギナーズラックでできて調子に乗ると, 次回にちょっとした変化でできなくなり自信を失うというドツボにハマります。できたとき, できなかったとき, 何が良くて何がダメであったか必ずメモを残しておくと, いずれ手技は安定した再現性をもってできるようになります。

55 いつでも先手必勝！

　この戦のテーマである「攻めの研修」とは, 自分から動いて積極的にアプローチするという能動的研修を意味します。プレゼンや手技の準備について重点的に解説しましたが, 要は先手必勝, 他人に言われる前に自分で動くということです。これは経験値の少ない研修医にとって, 最初はストレスになることは間違いありません。でもこの姿勢を貫くことによって, 1年目の後半には自分のスタイルが確立し, 2年目にはもっと希望通りに活き活きと働くことができると思います。空気を読んで動くと言うと簡単に聞こえますが, 現場で実力を発揮する研修医は, 十中八九この先手必勝のための準備を行っています。圧倒的経験不足の穴を埋めていくのは, 細かい考察と, 準備する行動力ですので, がんばって下積み時代を乗り越えましょう！

　将来外科に進むことを決めている初期研修医の皆さん，すでに外科後期研修を始められている駆け出しの皆さんは，どのようなことを心がけ研修に臨むとよいのでしょうか？ 研修している施設や指導医の先生の方針によって修練のカリキュラムは異なりますが，外科のスキルを身につける上で持つべき姿勢には普遍的なものがあると考えられます。

　ここで，私が外科の修練において，常に意識したことと実践してきたことを挙げていこうと思います。

　腹腔鏡手術が中心となってきている現在，初期研修での外科ローテート中や後期研修駆け出しの頃に参加する手術では，スコピストを担当することが多いと思います。そのため，スコピストは下っ端がする仕事かと思われがちです。しかし実際は，術者のデモンストレーションを手術に参加しながら行うチャンスでもあります。内視鏡を持っている間は自分が「術者の目」になってるんだ，という意識を持ち，常に「自分が術者なら今このシーンではここを切るな」と考えながらカメラ操作をすると，スコピストでありなが

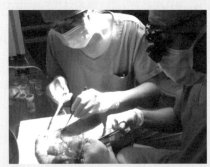
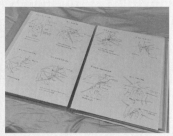

上：術前に作成した手術の手順書
左：先輩医師と拡大鏡をつけての標本整理

ら術者に近い経験値を得ることがきます。前立ちをする際もまったく同じで，「自分が術者ならこのような展開をしてもらいたいな」と術者の心理を持って手術に参加することで，執刀医の手術経験を自分のものにできるのです。

　また，先輩の先生と標本整理をする際にもステップアップのチャンスがあります。私は拡大鏡をかけて積極的に様々な臓器の標本整理をさせてもらいましたが，これは，どこにどのような血管が走っているのか，組織の硬さ，剝がれやすさ，細かい神経の走行はどのようになっているのか，手術に必要な微細解剖を実際の臓器から学ぶことができます。

　最後に，自分が執刀する前には手術の手順書を，できればイラスト付きで書いてみましょう。そうすることでより具体的に手術をイメージできますし，後で実際の手術と手順書がどう違ったのか振り返ることができるため，漫然と執刀するより得るものが2倍3倍と大きくなります。

　外科は医師としての診断能力に加え，技術的側面も要する非常にやりがいのある仕事です。本コラムが外科の修練の参考になるよう願ってやみません。

医療法人みなとクリニック理事長　田中崇洋（2010年卒/Twitter ID：@surgeon_DrT）

自分だけの武器で
ポジションを確立する！

　さて，病棟に慣れてメキメキ成長したあなたは初期研修医から後期研修医へとステップアップします。これからは自分の専門の世界，初期研修医のベーシックな内容から進化して底なしのディープな分野へと航路を切ります。ここでは，あなたはお客様ではありません。責任を持って自分の担当患者を治療し，自分で主体的に診療を行うことが当然の世界です。お目付け役の上級医は，初期研修医時代ほど優しくはありません。知識不足，未熟な技術では罵倒されることもあるでしょう。そんな中で，初期研修医時代には必須ではなかったacademic worksも強制されます。新しい責任と，新たに求められる仕事内容をこなしつつ，デキる後期研修医になるにはどうするかが第3戦のテーマです！

56　医師としての学会発表

　学会および研究会発表は，初期および後期研修医の病棟外業務として重要です。特に若手の間は症例報告（珍しい症例，治療に難渋した症例など）の発表が多いと思います。日常の業務が大変なのに，わざわざabstract（抄

録）を書いて提出して休日や勤務後に時間をつぶして発表する価値があるの
か，とコスパ重視の若い先生は感じるでしょう。特に一般病院でアカデミア
にはまったく興味ないという先生も多いはず。ここでは学会発表のメリッ
トについて考えてみます。

1. 症例報告とは，患者プレゼンの極み

　症例報告とは，だいたい発表時間5分で症例の主訴，現病歴から検査結
果，診断と治療，予後についてプレゼンし，さらに数枚の文献的考察スライ
ドを足して10枚前後で発表します。前半は普段のカンファレンスでの症例
提示と同じですが，約3分の中で見やすく，簡潔かつ重要な情報が強調され
たスライドが必要です。これは結構難しく，初心者がつくると非常にbusy
なスライドを提示し，また，重要ではない情報をすべて読んでしまうためわ
かりにくい発表になります。まさに普段の症例提示をいかに真面目に取り
組んでいるかが試されますので，初期研修1年目に経験しておくとよいと
思います。

2. clinical questionを見つける癖をつける

　医学的報告の原点は，臨床治療を行う上で疑問に感じたこと，問題症例の
情報共有と解決策の模索，新規治療の実践を専門家同士で議論して解決す
ることです。初期研修では毎日が目まぐるしく過ぎていくと思いますが，主
体的な治療戦略を考慮する段階になると，これはどうなのだろう？　もっと
良い方法はないのか？　と自問自答が始まります。これがclinical ques-
tionです。教科書や論文を探しても，カンファレンスで議論しても答えが
出ないこともあるでしょう。このときに，学会で自分の考えと他者の視点を
取り入れて議論する場が，学会や研究会です。clinical questionを見出し
て自分で解決する能力は，医師として成長を続けるために必要な能力であ
り，そのきっかけ，練習として若手の症例報告は重要になってきます。

3. 論文検索に慣れる

　症例や臨床試験結果の提示後，研究会ではそれを一般化または比較するために文献的検索の結果を提示する必要があります。日本語の論文であれば医中誌パーソナルWeb（https://www.jamas.or.jp/personal_web/login/）やメディカルオンライン（http://www.medicalonline.jp/），英文であればPubMed（https://pubmed.ncbi.nlm.nih.gov/）やGoogle scholar（https://scholar.google.co.jp/）があります。

　これらは病院ごとに契約していることが多く，無料で多くの論文を検索できます。難しい医学英語は読みたくないし，ついつい日本語での検索をしてしまうものですが，実際最も情報量が多く検索ツールとして有用なのはPubMedです（当然ですが日本語の論文は日本の情報しか載っていません）。症例報告では，「PubMedで○○年～××年まで，△△のキーワードで検索した結果，□□件の症例が報告されていた」のようにtable（表）にまとめて提示することが多いです。PubMedではフィルター機能が発達しており，キーワードを含む論文で，何年以内に発行，臨床試験かなど，詳細に検索することができます。最初は使いにくいと思うでしょうが，後期研修以降，特に論文作成をする段階では，PubMedを使いこなすことは必須のテクニックですので，初期研修医のうちから慣れておいたほうがよいです！

4. 論文を書く準備段階としての学会発表

　学会に応募するためにabstract（抄録）を書くことは，論文作成の第一歩です。自分の発表内容を文字数制限がある中で的確にまとめて表現する能力は，論文作成で最も難しいパートです。実際論文を書く際も，methods（方法）→results（結果）→discussion（考察）→background（背景）→abstractと書く先生が多いので，abstractが的確に書けるということは，自分で論文を書く能力があるという証明になります。

　以上より，学会発表とは，医師として必要なclinical questionの発見，人に伝えるプレゼン能力，論文作成に必要な文献検索とサマライズ能力を

獲得する絶好の機会ですので，ぜひ積極的にチャレンジして下さい！

57 目指すは研修医優秀賞！

　さて，ただ発表するだけではなかなかモチベーションが上がらない先生も多いでしょう。私がお勧めするのは，研修医発表セッションでの優秀賞の受賞です！　これは各学会が若手医師の取り込み（勧誘）のために行っている賞で，学会総会レベルから地方会レベルまで，たびたび設けられています。私は初期研修医時代に消化器外科学会総会と，日本循環器学会の地方会で優秀賞を受賞しましたし，指導した2人の後輩が初期研修賞を受賞しました。受賞のためのルールは単純で，研修医セッションに応募してabstractで評価を受ける，または，口演発表と質疑応答で評価される，などにより受賞が決定します。この受賞は履歴書の賞罰欄（awards）に書くことができます。若手のうちは学会賞や論文賞，グラント（競争的資金）はなかなか獲得が難しくawardsの欄は空欄の人が多いので，初期研修医のうちにこの賞を取っておくことは，今後の経歴の“箔”になります！……といっても全国のライバルに勝つ必要がありますので，しっかり戦術を伝授しておきます！

●魅せるスライド

　スライドは命です。聴衆は皆スライドを見ているのですから。背景を黒にするか白にするか，または，カラフルに強調するなどデザイン性は個人の感性にお任せしますが，簡潔に見せるスライドのコツを教えます！

　まず，スライドは，1枚8秒以内に左から右下に斜め読みできるのが理想です。これ以上時間がかかるスライドは，情報が過剰に詰まっていて一般的に“busyなスライド”と言えます。文字はできるだけ大きいほうが目立ちます。学会スライドでは，現病歴以外では文章を書くのをやめ，キーワード

と図表で書くのが基本です。スライドごとの説明も重要で，断片化された情報を口演で補います。1つのスライドに1分間以上かかる場合は，話し方の抑揚を強調する，レーザーポインタで話している部分を強調するといった工夫が必要です。

●台本にとらわれない！　聴衆に配慮したプレゼン

　学会でのプレゼン時に台本を読むというのはあまりに稚拙です。というのは，台本がないと時間内に発表できないというのは，明らかな練習不足です。また最も大きなデメリットは台本に目が向き，聴衆への配慮に欠けます。プレゼンは聴衆に理解させるのが基本ですから，セリフを暗記するのではなく，聴衆のリアクション（理解していない？　うなずいてくれている？）を常に見ながら，場合によってゆっくり強調したり，説明をアドリブで追加したりと工夫が必要です。台本がなくとも時間内に終わる練習をするのは大前提で，さらに不安であれば，原稿やプレゼンテーションツール（台本を発表画面で読める）を"万が一に備えて"持っておくだけにしましょう！

●的確な質疑応答

　発表は自分がひたすら話し続けるだけですから，練習すれば誰でもできます。経験と知識が浅い研修医にとっての鬼門は，やはり質疑応答でしょう。通常，学会では座長が司会をし，質疑応答では聴衆に質問を促し，質問がなければ座長が質問をしてきます。症例発表であればだいたいは患者情報の細かい確認か，将来に向けた改善点や注意点について質問してくるでしょう。もちろん，紹介した文献についての質問もきますので，しっかり論文を熟読しておく必要があります。

　何がくるかは予測できないと思われがちですが，実はこちらから"罠にはめる"ということができます。これはどういうことかというと，本論の進め方に支障がない範囲で発表内に情報の欠落をつくり，あえて質疑応答で聞かせるという高等テクニックです。発表時間が5分間と短いですから，もと

もとすべてを話すことはできません。スライドを作成する際にこの“罠”を仕込んでおいて，予め質疑応答リストを作成し待ち構えておくことも重要です。また，上級医に発言させないという点も重要です。自分で考えて答えることが重要です。上級医が手を出さざるをえない状況，つまりフリーズしてしまう若手（研修医など）がいますが，これは最低です。フリーズしないためには，「ご質問ありがとうございます」と定型フレーズを挟んでいる間に答えを考えます。わからなければ「現在その点の情報を検索していなかったので帰院後に確認させて頂きます」「その点を論文で検討させて頂きます」など最低限の答えをしましょう。ちなみに，私は海外学会を含めて上級医に補足してもらった経験はありません。あくまで自分で戦いましょう！

最後に，焦って丁寧語とタメ口が混ざってしまい，明らかに動揺するのは初心者らしくかわいいですが，受賞は遠のいてしまうので予期しない質問がきても動揺しないように！

●院内予演会で徹底的に戦う！

上記，いきなり高いハードルで驚いた若手の先生もいるでしょうが，最初からこの次元で発表するのは無理です。まずスライドを作成して，指導医にチェックしてもらいます。指導医の経験と技術（これもピンキリなんですが）を分け与えてもらって，一応のスライドと発表原稿は決定します。

次は，いよいよ院内予演会です。上級医から研修医まで予演を行いますが，おそらく初めての学会発表では，サンドバック状態になるでしょう。スライドのこの部分は消せ，ここをもっと見やすくレイアウトしろ，口演がわかりにくい，不適切な表現だなど，一字一句訂正されます。しかも教授や部長のみならず，いろんな立場の先生が意見を出してくるわけですから，船頭多くして船山に上る状態です。ここからさらに修正してまとめていくのは，なかなか強靭なメンタルが必要です。でも，この多視点の指摘は大変参考になります。スライドを見る聴衆は，エキスパートから研修医（ひよっこ）まで多岐にわたっており，エキスパートしかわからないような発表は望まし

くありません。どんな人が見てもわかりやすい発表が理想です。また，質問も容赦なく飛んでくるでしょう。これはあなたのスライドを真剣に聴いてくれた先生からのメッセージですので，本番の座長の質問と同等です。本番の発表を楽にするためにも，ここが正念場ですのでしっかり戦いましょう！

●慣れてきたら医療統計にもチャレンジ！

　数例程度の症例報告は，医学的エビデンスレベルでは最下層のグレードにあたります。エキスパートの経験則と同等で，これで世界の標準治療を決めるには至りません。グレードの高い臨床研究結果を示していくには，retrospective study（後ろ向き臨床研究：過去のデータを検索して検討する）やprospective study（前向き臨床研究：今からデータを集め，未来のデータで検討する），無作為化比較対照試験（randomized controlled trial：RCT）を示す必要があります。研修医レベルが後二者を主導することは難しいですが，retrospective studyであれば可能です。医局でつくられたデータベースや，自分のclinical questionの証明に適した患者群を抽出し，医療統計学的に検討を行います。

　たとえば，治療Aが有効（帰無仮説：治療Aは従来の治療法と成績が同等である）だと証明したいなら，治療Aを行った患者群と行わなかった対照群を比較検討します。患者の医療背景の検討，治療アウトカム（生存率など）を設定して統計学的に有意であることを証明します。私が後期研修中に指導した初期研修医の1人はこのretrospective studyで優秀賞を受賞しました。

　目に見える成果を出すことが重要です！　研修医のいわば下積み生活の中で，漫然と病棟で仕事をするよりも，たまには科学的な議論に触れて新しい側面を持つことは，リフレッシュかつ日常診療のやる気アップにもつながります！　それでいて表彰されれば，なお高いモチベーションを維持できるでしょう！

58　口演発表とポスター発表は別物！

　学会発表には，口演発表以外にポスター発表があります。ポスター発表は大きな学会では，口演に落選した演題が割り当てられます。よくポスター発表で，パワーポイントスライドをコピーして貼りつなげただけの人がいますが，これはご法度です。口演発表とポスター発表ではプレゼン方法が大きく異なります。

　口演発表では，聴衆がスライドを見る際は必ず演者による説明があります。ですからスライドは文章ではなく，キーワードや図表のみでも十分理解できます。しかしポスター発表は，演者の口演なしでも理解されなければなりません。したがって，図表にはbackgroundやresultsのlegend（説明文）を挿入する必要があります。読む人によって，理解度が変わってしまってはいけませんので注意しましょう！

59　論文作成へ！

　学会発表が決まれば，それだけまとめるだけの考察内容もでき上がっているということで，ぜひ論文執筆もチャレンジしましょう。現在卒後10年目の私の視点からは，やはり英語の論文を書くことを強くお勧めします。というのも，自分の履歴書（curriculum vitae：CV）を書く場合には日本語より英語の論文を何本書いたか，そしてその論文のIFが何点であるか，から評価される場合があるからです。

　と言っても，私は論文を書きまくっていたわけではありません！　初期研修の同期に初期研修時代に英語で数本書いた強者もいますが，私は内科の日本語論文を1本書いただけです。情けないことに後期研修中は学会発表して満足する，発表が終わったら臨床の忙しさから執筆を忘れることがルーチンでした。そして大学院への帰学が決まった際に，あわてて外科の英語

論文を書いた覚えがあります．今は大学院生かつ海外で生活していますので，論文作成のノルマがあり書かないと学位も取れません．採用先の大学病院から平気で解雇をされてしまう恐れもあるのでガツガツ書いていますが，研修時代はそうではありませんでした．では，私がなぜ論文を書けなかったのかという点から，皆さんにたくさん書いてもらうための要項を考察します！

1. 英語が苦手！

　私は英語が苦手です！　初期研修時代の先輩に習って『UpToDate』とかを読んでいますが，本当に苦手です！　ドラえもんのほんやくコンニャクが実用化されれば，毎日食べたいくらい．かろうじて読むことはできても，ホイホイ関連論文を読んだり，ましてや自分で書いたりという次元にはほど遠かったです．

　英語との戦いは**第3章「大学院／留学編」**で解説しますが，ここでは読み書きという点から対策を考えます．まず論文の読み方ですが，タイトルを読んで，おっ！　私の調べたい内容だなと思ったらまずabstractを読みます．ここで応用できそうな内容であれば，次はbackgroundからは……大間違いです．英語力が高くてスラスラ読める人ならそれでよいのですが，大概の人はじっくり読む時間がなく，また最初は英単語がわからず辞書を片手に読むわけですから，そんなことをしていたら1日が過ぎていきます．abstractの次はまずresultのtable（表）とfigure（図）を見ましょう！　論文のresultを書く際は，まず図表からつくります．それほどに図表はメインのデータとなってきます．何を比べているのか，どの項目を重要視しているのかがひと目でわかりますし，この読解に英語力はほとんど必要ありません．その次はdiscussionを先に読みます．ここは先ほど読解したデータを筆者なりに（客観性よりは自分の主張に都合が良いように）論じています．また，筆者が調べ上げた文献的考察が列挙してありますので，調べたい論文が芋づる式に見つかります．これでざっと読むという意味では終了です．

最初は時間がかかると思いますが，慣れればここまで10分ほどで読めるようになります。細かいmaterial and methodで患者の参加基準や除外基準，臨床試験のアウトカム[primary（一次），secondary（二次）]は気になれば流し読みでよいと思います（もちろん論文で引用する際には目を通す必要があります）。英語嫌いな人にとって，この文献検索では時間勝負とするのがお勧めです。

　たとえば，昼休みの10分でひとつ読もうとか，仕事終わりに30分だけやろうとか時間を決めて，その中で読むようにするとだらだらせず効率が上がります。

　元も子もないことを言ってしまいますが，英語の翻訳に関しては最近DeepL（https://www.deepl.com/translator）というAIを用いた翻訳ソフト（無料で利用可・有料プランもある）が非常に有用で，日本語訳と英訳もかなりnaturalな表現で翻訳してくれます。自分の理解が間違っていないかの確認として利用するのはよいと思いますが，最初から頼ってしまうと英語力がまったく伸びませんので注意して下さい。

2. 文章構成がわからない！

　自分の主張とだいたいの文献検索が終わったら，白紙に自分のstudy（研究）の概略を英単語の羅列で書いてみましょう。tableやfigureの下書きもします。これがまとまっていれば，あとはスピーディに書くだけなので，次の段階に進みます。

　まず，英作文で重要なことは「日本語を介さない」ことです。私も初めての英語論文は，日本語で文章をつくってから英訳していましたが，これだと表現が不自然になります。英語論文には英語論文の作法があり，決まりきった表現があります。きれいな日本語論文を英訳すると，不格好な表現が連発して読みにくくなります。文章構成がわからないときは，ひたすら同じような構成の論文を読みまくりましょう。そして，その言い回しやidiom（慣用句）を真似て書きます。もちろんまったく同じ文章では，昨今の論文盗作防

止のチェックに引っかかってしまいます。このため，一部変える必要があり
ますが，それは指導医や英文校正（非native向けに英文を直してくれるサ
ービス）に任せればよいと割り切って，どんどん書くことをお勧めします。
……と言っても，最初は１日３時間がんばってわずか２文しか書けないとい
うのが普通だと思います。とりあえずその場で人に説明する気持ちで，よく
考えながら書いてみて後から直せばよいと思います。

3. 寛容な指導医を探せ！

　論文作成のモチベーションに最も関わってくるのは，論文指導医です。高
名な論文を書いているからといって教え方がうまいとは限りませんし，忙
しいことを理由に添削がまったく返ってこないということもよくあります。
論文には「旬」が存在します。新規治療法や新しい概念の発表はスピードが
命です。提出してから１カ月経ってもレスポンスがないようであれば，返っ
てきた論文の詳細を忘れていて最初から考え直す（書き直す）こともありえ
ます。私も苦労していますが，やはり最初の提出から半年経過しても見ても
らえない場合は，指導医を変更することも考慮しましょう（その指導医の上
司に相談すると角が立たない）。また，赤ペンで真っ赤に訂正してくれる指
導医のほうが学ぶことは多いです。歴戦の指導医は自分の表現を持ってい
ますし，校正に出さなくてもよいと思うくらいきれいな英語を書く先生も
います。そして，できれば内容についていろいろと意見することを許してく
れる指導医のもとだと伸びます。私はこう思うという意見を言ったときに，
素直に褒めてくれるまたは真っ当な理由で反論してくれる指導医こそ，最
高の指導医だと思います。

column⑪　"ハイパーな"医師と"ハイポな"医師

　ドクターや病院のパフォーマンスを表す場合に，ハイポ（＝hypo：低い
パフォーマンス）とかハイパー（＝hyper：高いパフォーマンス）という形容
詞を使う人が多々います。

　たとえば，「私はあんまり真面目に医学勉強していたタイプじゃないか
ら，ハイポ病院で初期研修したい」とか「あいつはいつもきちんと仕事がで
きて，しかも行動力があるハイパーな研修医だ」などのように使われます。
はっきり言って，私はこのハイポとハイパーという分け方はあまり好きで
はなく，医師にも病院にも使う必要のない単語と思っています。なぜなら，
医療は慢性期だろうと急性期だろうと，どの科であろうと，研修医だろうと
指導医だろうとその場面に応じて全力の医療を提供するのが基本であっ
て，病院間とか研修医間を比べて上下のレッテルを貼る必要はないと思う
からです。皆さんがもし患者サイドとすれば，ハイポ病院，ハイポ研修医が
担当と言われたら，失礼だと怒りますよね。

　しかしながら，ハイポ医師というnegative feeling（否定感）に陥る状況
はわからなくもないです。修業の成果が目に見えてわかるときに落ち込む
ことは少ないと思います，たとえば外科，特に脳外科，頭頸部外科，心臓血
管外科，移植外科，食道外科，肝胆膵外科，脊椎外科等に関しては高難度手
術が多く，若手が執刀医になることは少ない傾向にあります。そのため，志
望しても病棟管理や助手など下積み期間が長く，途中でdrop outして専攻
を変えてしまう医師が多いのは事実です。失敗は誰しもするもので，指導医
に怒られて落ち込むことはよくあると思いますが，下積み期間が長ければ
長いほどその曝露回数は増えて，burn outする人は多くなります。

　ではnegative feelingをどう扱うかという点ですが，戦略は2つです。

　1つ目はnegative feelingから，モチベーションに火をつけるというこ
とです。人がベストパフォーマンスを維持するにはある程度のストレスが
必要です。カンファレンスが怖い，指導医の前立ちが怖いなどあまり聞こえ

が良くないものが多いですが，これはストレスとなる代わりに，あなたにしっかり対策と準備をさせて緊張感を持たせてくれます。医療は仲良しグループでワイワイやればよいというわけではありません。時には反対意見を戦わせ，より良い診断治療の方向性を議論できる関係性が理想です。この緊張感を保つための手段のひとつとしてnegative feelingからモチベーションに火をつけましょう！

　2つ目は，長いスパンでの気持ちの持ち方です。短期的には燃え尽きるくらい自分の情熱を出して"超がんばる！"のもよいですが，negative feelingに負けないために大事なことは「モチベーションを腐らせない」ということだと思います。「うわあ，すごい手術だなあ」「劇的に治ってかっこいいなあ」「未だに治せないなんて悔しい」など，モチベーションの形は多々あると思いますが，ポイントはこの純粋な気持ちをそのまま保つことです。下積みと言えばカンファの準備，術後管理，オペレコなど様々あります。前項の下積みの回での考え方を維持した上で，今回重要な点は仕事を終えた後に「ひと言だけ自分を褒める」ことです。たとえば，オペレコができたら「やるじゃん，私！　あんなに難解な手術を端的に絵にできたし！　超わかりやすい！」など。

　これを糧に，次はもっとハイクオリティな仕事をしてやる！　と言い聞かせます。すると，いつの間にか最高の助手になっていて，意思決定や執刀の機会が自然と訪れるようになります。この自己肯定感ですが，その使用は1つの仕事に1回きりと決めています。やりすぎると，タダの自信過剰なおバカさんになるので気を付けています。

　他にモチベーションを腐らせないための有効な方法は，学会です。自分の発表も大事なのですが，ここでは，学会で得た最新の治療や先駆者に積極的に触れることを強調したいと思います。懇親会での振る舞いは，日本人にとって苦手分野だと思います。指導医に紹介されるならまだしも，ひとりで著名な演者の取り巻きに入っていって話を聞くのは，躊躇してしまいますよね。でも，そこで勇気を振り絞り突っ込んでいって名刺交換して，いろいろ

聞く（質問する）ことをお勧めします。その道の先駆者はいろいろと苦労してきた人が多く，無名な若手医師が来ても，鼻で笑って相手にしないなんてことは絶対にしません。快く話をしてくれます。こうした場での会話は重要で，もちろん発表の質問もできますし，キャリアや手術についてもより詳しく聞くことができます。

　私は，学会を通じて知り合うことができた先生の施設の手術見学に行ったことが何回かあります。他施設を見るということは，自分の立ち位置（その学年での働き具合）を客観的に見きわめるとともに，自分の施設もフラットに評価できるので大変有意義です。大学医局に関係なく，がんセンターから地域のハイボリュームセンターなど，たくさん見学できたことは自分の働き方に大きくプラスに影響します。学会を軸に人脈づくりも行い，さらにモチベーションを強化していくことができるのです。私が後期研修医の頃，とある研究会で著名な先生（今は教授）に話を聞きに行った際，「君みたいな若い子が話に来てくれることが私の講演時の一番の幸せです！　一緒にがんばりましょう！」と言われたことがあります。一緒に働いたことはない先生ですが，私が留学してからもいつも激励のメールを毎回くれます。人とのつながりはパワーをくれるのです。

　結論として，「negative feelingをうまく利用しつつ，かつそれに飲み込まれないように＝自分を腐らせずに努力し続けた奴が勝つ」と思っています。そこにはハイパーもハイポもありません（むしろ皆ハイパー？　でしょうか）。自分のパフォーマンスは自分の心ひとつで決まりますし，すぐに結果を出せなくても何ら焦る必要はないと思います。1年前の自分と今の自分を比べて，今のほうがちょっと賢い，これだけで十分進んでいると考えます。自分の働き方や病院にハイポというレッテルを貼って，自分でパフォーマンスを意図的にセーブしていては本来の実力域まで達することはできませんし，何よりもったいないです。ニュートラルな気持ちで，人それぞれの成長スピードを大事にしましょう。

60 外科医をやめようと思った日

　さて，ここからは臨床の厳しさを私のエピソードをもって説明しましょう！　このタイトルを読んで，読者の皆さんは，えっ？　どうした？　と思われたかもしれません。

　実は後期研修中に外科医をやめようと思ったことは何度もあります。初期研修と違って自分の診療行為の幅が広くその責任は重大ですし，より重症で複雑な病態の患者を担当することも多く，上級医と意見が合わずに罵倒されることもありました。自分で打開策を出すためにいろいろなことに挑戦するもうまくいかず，また上級医からすれば，ステップを飛ばして目立とうとしているだけと批判されたこともあります。今振り返れば上級医は私のためを思って叱ってくれていますし，これはおそらく，医師の多くが経験することなのだろうと思います。しかし当時は出口のない迷路に迷い込んだように感じ，病院に出勤したくないと思う日もありました。時には，普段の診療態度が悪いと手術室から追い出されることもありました。また，こんな病院辞めてやると考えて定時には逃げるように帰り，また，休みをもらって他病院へ見学に行ったこともありました。自分は，外科に向いていないと思って辞表を出すか悩んでいたある日曜の昼，消化管外科の部長から電話がかかってきました。部長は落ちついた声で「後藤，外科をやめようとか考えていないか？」と聞いてきました。部長クラスにそれを聞かれるとは何と情けないことか，と涙が出てきたことを覚えています。でも部長は「他の誰が何と言おうが関係なく，俺はお前に才能があると思っている。俺にあと2年間預けてくれないか。必ず一流の外科医に育ててみせる」と力強く言って下さり，外科に留まることにしました。それからも逆境は数多くありましたが，多くの症例を執刀させてもらい，後期研修の3年間＋医員1年間で全身麻酔症例500件以上を経験（**図1**）しました。特にチーフレジデントと医員時代は，手術時間が6時間以上かかるような高難度手術の術者として執刀することができ，手術内容のシフトによって年間の手術件数は減りますが，

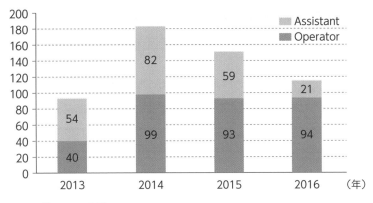

All cases：542 cases
Emergency cases：104 cases

図1　後期研修医，医員としての4年間の手術件数

着実なステップアップを実感することができました。

column⑫　放り出すのは簡単，戻るのは難関

　ギリギリのところで生き残った私ですが，下積み生存者の立場から，医師の世界は，落ちようと思えばどこまでも落ちることができると感じました。医師は関連事業が多いので臨床医をやめることもできますし，同じ臨床医としてもっと楽に働く（勤務時間が短い，当直がない）道はいくらでもあります。高度医療を取り扱わない施設＝病床を伴わないクリニック，自由診療（保険適用外で患者の全額負担で行う治療，標準治療ではない）のクリニック，老健施設など。

　初期・後期研修で“通常の病院勤務医”が嫌になってこういった方面に舵を切ることは，否定はしませんが，よく考えたほうがよいと思います。一旦勤務が楽な方向に向かってしまうと，人間はその楽さに慣れてしまい，もしその後に考えが変わって元に戻りたいと思っても，流れが急な元の現場に戻ることは難しいのです。加えて医師としての経歴上，急性期病院を辞めて

完全にコースから脱却した人物の採用は，病院にとってリスクでしかないので避けられるでしょう。それに，上記に挙げた施設もベースとなる知識と技術は必要です。

　たとえば，急変時の薬の使い方も間違えるような医師は解雇されるでしょう。勉強しようにも教育体制の乏しいクリニックや施設では自分で勉強するしかなく，我流やトンデモ医療と言われるような時代遅れの治療を行う医師になりかねません。

　初期研修や後期研修後，すぐに開業したり美容外科クリニックに転向したりする話をよく耳にします。後期研修で得られた知識のほとんどは，最低限のベースであり，専門医資格取得はスタート段階にすぎません。それですべてを理解したように謳うのは詐欺ですし，患者にとっては危険な医療機関です。特に外科系はどの科も定型的手術をひと通り習得するのに10年はかかります。初期研修で外科を数カ月回った，または後期研修で多少執刀したくらいで開業することは患者にとって危険ですし，真面目に医師人生の集大成として開業する医師に対して失礼です。その後のキャリアとして必ずどこかで行き詰まるでしょう。いずれにしても，自分が本当にやりたいことがあって舵を切る以外は，安易に楽な方向に流されないほうがよいと思います。

61　助手を命じられたら，世界一の助手になれ！

　部長の助言により息を吹き返すも，手術に関して大きな壁にぶち当たりました。それは，自分の専門領域と考えている肝胆膵外科分野です。この分野は消化管外科に比べて症例数が少なく，急性期基幹病院であった後期研修先でも，熟練の外科医のみが執刀できる領域でした。やっかいなことに，実質臓器特有の手術であるため，消化管手術で培った技術がそのまま応用できるとは限りません。さらに，肝臓は"血管の森"であり，切れば切るほど

出血しますし，膵臓はほんの少し傷ついただけで膵液（消化液）が術後に漏れ出し，内臓を消化してしまう恐ろしい臓器です。また，手術には流派があり，特にこの肝胆膵外科における術者と助手の役割分担は十数年かけて洗練された方法であり，若造には非常に難解でした。これらの特殊性から後期研修医には肝葉切除や膵臓切除は執刀させない，というのは暗黙のルールになっていました。

　それでも自分はチャレンジしたい。チームの治療水準を落とすことなく，執刀を完遂させ，手術を会得するにはどうすればよいか，悩みに悩みました。解決のヒントになった言葉は研修医時代の准教授の「助手を命じられたら，世界一の助手になってみろ。そうしたら誰も君を助手にしておかぬ」という言葉でした。これは阪急東宝グループの創業者，小林一三さんの「下足番を命じられたら，世界一の下足番になってみろ。そうしたら誰も君を下足番にしておかぬ」という名言のアレンジです。術者を勝ち取りたいが，自分には実力がない，機会をもらうためのアピールチャンスもない……だったら，最高の手術助手になってやろう！　これが私の出した答えでした。

62　解剖を牛耳る！

　でも最高の手術助手って何なのでしょう？　術者の気持ちを理解して合わせることができる……それは当たり前ですし，いつも意識しています。そうじゃない，手術チームにとってこいつがいれば円滑に回る，決して演者ではなく裏方として，まるでギア変更の歯車のような働き方があるはずだと考えました。考え抜いた結果は「解剖を牛耳る」でした。

　ヒトの解剖は医学生の解剖で習う通り，基本的構造が決まっていますが，もちろん個人差があります。それを破格，バリエーションと言いますが，たとえば**図2**[1]のように肝臓に向かう動脈血流だけでもこれだけの種類があります。

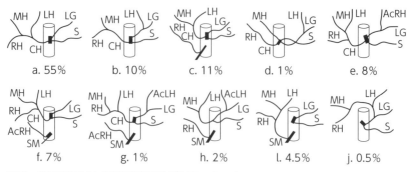

図2　腹腔動脈／上腸間膜動脈のバリエーション

（文献 2 をもとに作成）

　我々外科医は，これらを術前に撮影した画像評価から読み取って，その解剖をもとに手術の方法を決定します。この解剖によってアプローチの方法を変えることもありますし，状況によっては手術できないと判断します。解剖を知ることは外科医の基本ですが，どこまで細かく読み取るべきかという点に正解はありません。

　私は医学生時代から助手として手術に参加する際は，必ずCTのaxial画像から解剖をスケッチして教授に見せるということをルーチンにしていたので，この解剖を読むことは得意でした。さらに業として昇華しようというのがこの作戦です。分岐の形態だけでなく，大動脈から分岐後何mmでどの枝が分岐するか，そして腫瘍に一番近い枝は何mm離れているのか，徹底的に計算して暗記します（もちろん造影CTやMRIは血管内造影ですので，血管壁分の誤差はあるでしょうが）。そしてこれらの各断面像と３Ｄ画像をポスターにして，手術室の壁に症例ごとに掲示します。図で示すメリットは，一発で客観的かつ正確なデータとして認識してもらえることです。この分析は，コンスタントに続けることが重要で，"後藤は毎回計算し尽くしてくる"とチームに思わせなければなりません。癒着や腫瘍の浸潤で，典型的なsurgical view（手術時の術者の視野）を取れないことはしばしばありま

す。そういったケースでも，どこに血管があるかチーム全体が正確に把握しておくことは全体の手術効率を格段に上げます。と言っても，部長クラスの百戦錬磨の武将はこれを当然把握しています。でも彼らが見逃すかもしれない0.数％を部下がすべてカバーしてくるパフォーマンスこそが，最高のチームだと思います。「ちょっと気持ち悪い。解剖の把握でそこまで必要なのか？」という感想はあるでしょう。そう，そこまでします。なぜなら，伝統ある大病院で，今までの優秀な先輩たちが到達しえなかった扉をぶち壊すつもりなのですから！

63 技術の因数分解！

　さて，解剖だけで頭でっかちになってはいけません。手技も磨いておかなければ，途中で術者交代になってしまいます。肝臓の離断（つまり割る）の方法は本当に流派が多く，京都大学では術者が超音波電気メス（CUSA®）で肝臓を破砕して，助手が切離断面の血管を素早く水流滴下式バイポーラ電気メスで焼いて，はさみで切ります。これを餅つきのように繰り返して“血管の森”である肝臓をほぼ無出血で切断します。書くと数行なのですが，これが非常に複雑な工程で，血管配置に応じて術者と助手が阿吽の呼吸で変化させる神業です。助手は利き手か否かにかかわらず左手で結紮（血管の糸結び）をしなければなりませんし，左手のはさみはリングに指を入れずつまむように持ちます。非常に不安定な握り方になるので普通の外科医は避けるでしょう［詳細は『京大式肝臓外科のすべて』（最新医学社刊）をご覧下さい］。

　私は，この百戦錬磨の外科医たちにしかできない方法をシーンごとに因数分解して考えました。肝臓を切る深さと，出てくるグリソン（動脈・門脈・胆管の3つ組み）と静脈，肝門板（グリソンの根本）でCUSA®の扱い方を分け，さらに助手のバイポーラ電気メスも3つの使い方の組み合わせを見つ

けました（**図3**）。これは，あくまで私の解釈と部長の指導の結果を言語化したものですが，これを使って部長と自分が術者と助手を担当した場合のそれぞれの手術ビデオを比較して，そのテクニックに迫るという内容で学会で発表をしました。

手技考察：各場面におけるCUSA®の使い方

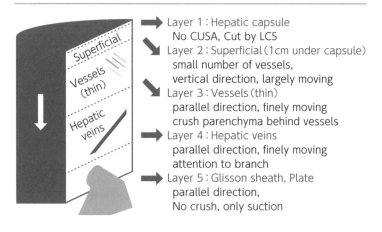

手技考察：水流滴下式バイポーラの使い方

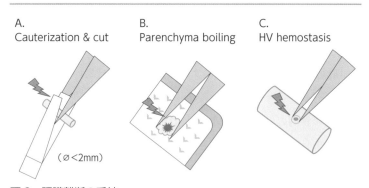

図3　肝臓離断の手技

64 手術シミュレーション

　基本的な外科解剖と，手術の基本テクニックを理解した段階に来ましたが，真の問題はここからです。肝臓手術が消化器外科で最も難しい部類に入る理由，言い換えると最もやりがいがある点は，肝臓内血管解剖がまったく同じ人はいない点です。前述した肝外動脈の解剖より，肝臓内解剖はさらに複雑で，グリソンと肝静脈が絡み合うように配置されていて，その解剖の解説だけで教科書が1冊出来上がってしまうほど複雑です。

　肝臓外科はこの複雑な解剖内にできた病変を切除することが仕事です。腫瘍の種類によって，まるでアイスクリームをすくうようにえぐり取る部分切除や，グリソンの枝の血流支配領域をすべて切除する系統的切除など，術式も多岐にわたります。この解剖と病変の性質およびその位置関係から，最適な手術（術式）をテーラーメイドで計画する必要があります。さらに，肝臓は無限に切ることができるわけではありません。切除した容積に応じて再生（残った肝臓が大きくなる）する臓器ですが，全肝臓容積の3割以下となってしまうと，術後肝不全（代謝機能が体の要求に耐えられない）に至ります。特に肝臓腫瘍の患者は，肝炎ウイルスや脂肪肝など肝臓の機能が低下している人も多いので，この安全に切除できる術式＝腫瘍を取り切れる手術と残す肝臓機能の折り合いを見つけ出す必要があり，手術計画は特に慎重に行われます。

　実は私の父は肝臓術後に，この残肝機能が十分ではなく肝不全に至って急死しました。当時は残る肝臓の容積を正確に計算して行うという常識がなかったため致し方ないとも思いますが，現代は違います。様々な解析ソフトが開発され，術前のCT画像から肝臓全体，つまり動脈，門脈，胆管，静脈の脈管と腫瘍を3Dで表示することができ，どの血管をどこで切ると肝臓が何％残るかシミュレーションできるようになりました。しかし，このシステムは未だ発展途上で，血管の誤認を防ぐため，機械判定任せでは外科手術に必要な詳細な血管配置の解析はできない状況でした。つまり，外科解剖

（手術に必要な解剖）を得るには，血管の枝を1本1本手作業でマウスをクリックして作成する必要がありました。これは本来，術者が自分で行うべきだと思いますが，非常に面倒な作業です。でも，外科手術を理解した者が再構成したシミュレーションは別格で，放射線科の先生や技師さんに丸投げした解析とは有用性が違います。誰もやりたがらない内容，でもこれは絶対に将来の手術に必要となる技術と考え，私は一から解析を学び始めました。

　ソフトウェアの使い方から自己流で学び始め，臨床業務が終わった夜中の医局や放射線科室で解析を行いました。より血管が見やすい造影条件を求めて院外の先駆者の先生に相談し，放射線技師さんたちに頭を下げて協力してもらい，自分の施設の至適CT造影条件を確定しました。当初，このシミュレーションについては上級医に「こんなもの必要ない！　若い者はこんなものに頼るからダメなんだ」と怒鳴られました。でもへこたれません。ここで重要なのは，自分が目標とする次元に向かっているのであれば「途中で放り出さない」ことです！　毎回自分が手術で入る症例のシミュレーションをコツコツ手作業でつくり続け，その都度部長（上級医）が指摘する弱点を直し続けました。こうして，約3年間で制作したシミュレーションは，合計で約200症例を超えました。

65　肝臓解剖の常識が通用しない！　超破格症例

　ソフトウェアに慣れてきた頃，とんでもない症例がカンファレンスに登場します。進行胆嚢癌の肝切除術検討で挙がった患者ですが，CTを見た瞬間あ然としました。門脈の分岐が見たこともない形状でした。通常血管は2分岐を繰り返します。ですから，門脈はまず左右に2分岐し，右は前後に分かれ……となりますが，この患者の肝臓は門脈が阿修羅像のようにほぼ同じレベルで同時に分岐をするのです。しかも胆管も支配領域異常がある。後に症例報告をしましたが，この症例は定型的右肝切除（右半分を切除す

る）ではなく，癌が浸潤した右胆管領域の肝臓領域をシミュレーションし，その支配領域から切るべき門脈と動脈を逆算して，その解析結果をもとに肝門部から血管を切っていくというアブノーマルな術式になりました（図4〜6）[2]。このシミュレーションは複雑でありその解析には困難を極め，シミュレーション再構成に丸3日はかかったと記憶しています（正確には平日毎晩と土日休日かかりっきり）。非常に労力がかかりましたが，今までの解剖の常識が通用しない危険な症例を，チームとして乗り越えることができたことは大きな自信になりました。

当初見向きもされなかった私の肝臓解析ですが，この症例と今まで蓄積してきた症例の実績によって，チーム内からも信頼される武器に成長しました。内科との合同カンファレンスでも重視され，高難度手術症例の術式に

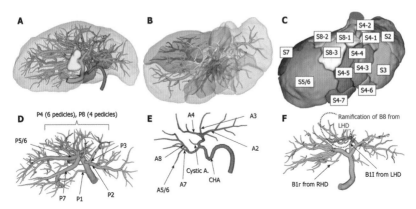

図4　筆者が行った肝臓解剖の解析結果

A:An "all-in-one" simulation image. The intrahepatic vasculature was reconstructed at the 4th order division level (red:hepatic artery, pink:portal vein, green:bile duct, yellow:Gallbladder, blue:hepatic vein);B and C:Simulated segmentation based on the portal venous flow. Couinaud's definition was referred to for the naming of each segment;D:All segmental portal branches were ramified from the portal trunk. Interestingly, a common trunk of P5 and P6 was present;E:Hepatic arterial ramification without anomalous anatomy;F:The bile duct of segment 8 (B8) was ramified from the left hepatic duct, not from the right hepatic duct. RHD:Right hepatic duct;LHD:Left hepatic duct.

（文献2より改変）

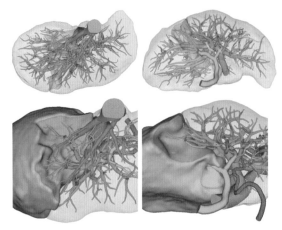

図5　特殊な肝臓解剖を踏まえた肝切除のシミュレーション

The resection area corresponded to the drainage territory of the right hepatic duct (segments 1r, 5, 6, and 7, blue area).

（文献2より改変）

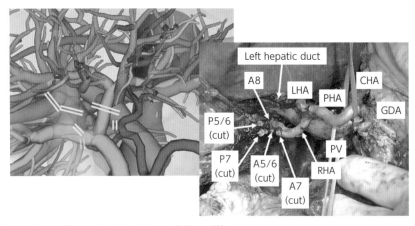

図6　肝門部シミュレーションと実際の手術

（文献2より改変）

ついて部長から直接相談されるようになり，2人で部長室のパソコン前で議論する時間が増えました。そして，綿密な肝臓シミュレーションの実績は当院が全国に誇る業に昇華し，学会のランチョンセミナーや講演会でも取り上げてもらえるようになりました。

66 自分だけのシミュレーションで, 自分だけの手術を！

　こうした戦いの功績により, とうとう"助手にしておかぬ！"状況になります！　ここで, 定型的な肝切除(たとえば若手肝臓外科医の登竜門である右肝切除など)などを初症例として当ててこないのは, 私の師匠らしい采配で, 私の初執刀症例は前述のシミュレーションを駆使した「解剖学的縮小手術(anatomically limited hepatectomy：ALH)」でした。私と部長が命名した方法で, そのコンセプトは, 根治性(腫瘍を取り切る)を維持し, かつ必要最小限の肝切除というものです。最も患者に優しく, それでいてきっちり腫瘍切除する。そのためなら定型的な術式にこだわらず, 煩雑な術式を肝臓解析で徹底的に計算して安全性を保つというもの。具体的には**図7**に示しますが, 肝中央の2区域を切除する従来法から, 腫瘍に関係のない部分を計算して残すという複雑な術式です。この症例ではシミュレーション上, 従来法より36％以上肝臓を多く温存できました。この初執刀の手術で, 私は関西肝臓外科医育成の会のビデオコンテストで歴代最年少かつ最高得点で優勝しました。まさに今までの努力がすべて実った形です。

　この一連の私の鍛錬は, 手術コンテストだけでなく学会でも結果を出しました。日本肝胆膵外科学会の40歳以下の肝臓外科代表に選出され, 口演をきっかけに, 日本臨床外科学会のビデオワークショップや欧州外科研究会(Congress of the European Society for Surgical Research：ESSR)でも口演をしました。手術執刀までの道は果てしなく遠く感じ, シミュレーションを始めた当初は, 地味で結果が出るかどうかわからない状況でしたが, 毎日の進歩は微々たるものでも, やり続ければ周囲に認められる結果となることを実感した体験談です。

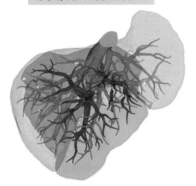

肝中央2区域切除術
Resection area：S4+5+8
FLR volume：687/1417ml,
48.5%, FLR KICG：0.084

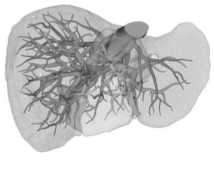

系統的縮小手術
Resection area：S4a+4b+8a
FLR volume：1210/1417ml,
85.4%, FLR KICG：0.148

図7　従来術式（左）と筆者の最小範囲の肝切除

67　自分だけの武器を持つ！

　第2章「研修医編」をまとめます。

　まず，初期研修と後期研修では，場に慣れるという大事なステップを踏み，振られた仕事を瞬時に完璧にこなすことが第一目標でした。そしてこの本を読んで頂いた人は，次のステップとして自分で仕事を獲りに行く，雑用や誰もやらない仕事の重要性を知り，果敢にチャレンジする。そしてその過程で自分に合った専門性に気づくことができると思います。

　でも最終目標は，自分にしかできない技能を目指し，院内外を問わず，年功序列を問わず，今までの常識にとらわれずのびのびと自分の業を鍛えてくことです。その業に天井はありません。

　最後に，私の好きな漫画の「好きの先に何か見つけねーと待ってるのは挫折だけだぞ」[3]という言葉を紹介します。まさにその通りですよね。初期研修と後期研修は，決まりきったレールの上を走るだけで通過できる時期です。でも，そこで何をつかんだか，何を開花させようとしているかは，あな

たの今後の医師人生を決めてしまうくらい重要なパートでもあります。「君は何ができるの？」と聞かれて，「特技はありません」ではなく，「私にはこれがある！」と熱くなれるものが必要なのです！

1）　Michels NA, et al：Am J Surg. 1966；112：337-47.
2）　Goto T, et al：World J Hepatol. 2018；10(7)：523-9.
3）　猪ノ谷言葉：ランウェイで笑って. 第3巻. 講談社コミックス, 2018.

第3章
大学院／留学編

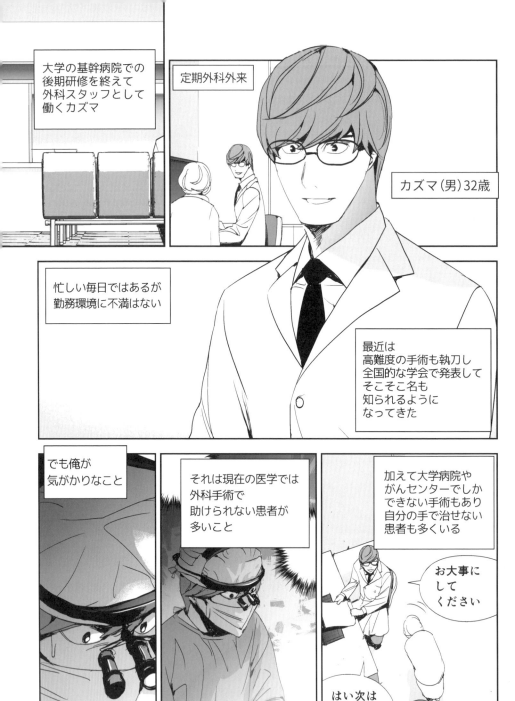

大学の基幹病院での
後期研修を終えて
外科スタッフとして
働くカズマ

定期外科外来

カズマ（男）32歳

忙しい毎日ではあるが
勤務環境に不満はない

最近は
高難度の手術も執刀し
全国的な学会で発表して
そこそこ名も
知られるように
なってきた

でも俺が
気がかりなこと

それは現在の医学では
外科手術で
助けられない患者が
多いこと

加えて大学病院や
がんセンターでしか
できない手術もあり
自分の手で治せない
患者も多くいる

お大事に
して
ください

はい次は
3カ月後
ですね

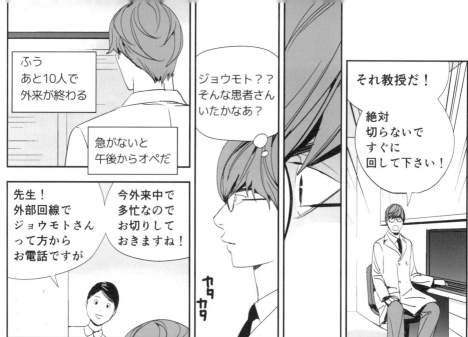

ふう
あと10人で
外来が終わる

急がないと
午後からオペだ

ジョウモト？？
そんな患者さん
いたかなあ？

それ教授だ！

絶対
切らないで
すぐに
回して下さい！

先生！
外部回線で
ジョウモトさん
って方から
お電話ですが

今外来中で
多忙なので
お切りして
おきますね！

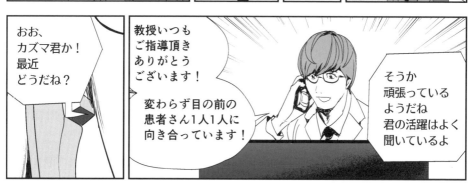

おお、
カズマ君か！
最近
どうだね？

教授いつも
ご指導頂き
ありがとう
ございます！

変わらず目の前の
患者さん1人1人に
向き合っています！

そうか
頑張っている
ようだね
君の活躍はよく
聞いているよ

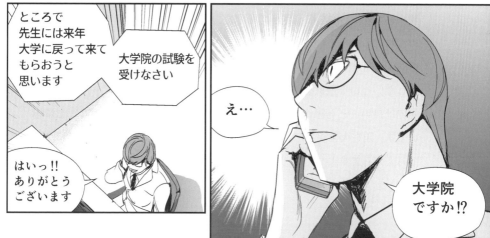

ところで
先生には来年
大学に戻って来て
もらおうと
思います

大学院の試験を
受けなさい

え…

はいっ!!
ありがとう
ございます

大学院
ですか!?

大学院とは？

　日本の医学部卒業者にとって帰学するとは，いわゆる"大学院"である医学博士課程(philosophiae doctor)と公衆衛生学修士(master of public health：MPH)の2通りがあります。前者には，4年間の課程に入学して取得を目指す課程博士と，臨床を続けながら論文を書いて取得を目指す論文博士があります。大学によっては後者を社会人大学院生と呼ぶところもあるでしょう。博士課程では基礎実験(*in vitro, in vivo*のいわゆる実験を行う)や臨床研究(患者のデータを比較検討する)で学位取得を目指します。一方，MPHでは疫学や予防医学といった公衆衛生学に関連した臨床試験で学位取得を目指します。

　大学院に入学するかどうか，現在は個人で選択するケースが増えてきました。以前は人事をすべて大学病院に握られていて，大学院に入ることは強制，その後に学位を取得させてあげた"御礼奉公"として数年間の人事を決められてしまうという風習がありましたが，初期臨床研修制度ができて一般病院に就職して医局を介さずに働く勤務医が増加し，この伝統が嫌で帰学しないという選択をする人も増えています。選択の幅ができたという意味では良いことと思いますが，一方で大学院が軽視されることは残念に思います。現在大学院生の立場から大学院に入るメリット，デメリットについて考えてみます！

68 大学院(博士課程)に入学するメリット

　親友の結婚式で外科の教授が挨拶した際，大学院のメリットは自分の教養の土台をつくることだと話していました。より高い塔を建てるには，より幅広い土台を築き上げてから洗練させていく必要があると。もちろん一般病院で研鑽し，高みを目指すこともできるが，もっと高みに行くために寄り道するのが大学院と。なるほど，うまくたとえるなあと感心しましたが，抽象的に言われても今のコスパ重視の先生方には響きませんので，具体的に書き出してみます。

1. 研究とは何なのかを知る

　研究(research)とは『Cambridge Dictionary』では「to study a subject in detail, especially in order to discover new information or reach a new understanding」と定義されます。新しい理解を得るということですが，医学で定義するならば大きく2つに分かれると思います。

　1つ目は生理的メカニズムの解明，つまり正常とは何かを知るということ。我々の体は長年の研究で構成物質から解剖的構造，生体活動の機序の多くは解明されてきましたが，いまだ未知の部分は残っています。2つ目は病気，いわゆる正常な生理学的状態(恒常性：ホメオスタシス)を保つことができなくなった状態の原因，修復方法(治療)の探索です。いずれも医師の根源である，患者の健康を保つことの追求です。今までは治せなかった病気を治すための最初の行動が研究だと思います。

2. clinical questionの検討方法を知る

　臨床医として働いていて，こうしたらこの患者は助けられたのではないか。どちらの治療法がこの疾患にとって有効なのだろうかといった現場での疑問をclinical questionと呼ぶと**第2章「研修医編」**で説明しました。clinical questionに対する"職人の勘"を科学的に証明する行為が研究で

求められる統計解析です。自分が立てた仮説が正しいかどうか，様々な種類のバイアス（思い込み）を排除して証明することが必要です。この科学的証明方法を勉強する，または指導医と一緒に実践してみる場が大学院です。目の前の患者を救うことだけではなくて，新しい治療行為に医学的に意義があるかどうかを検討する，または他人の論文が本当に正しいのか批判的吟味ができるスキルは，臨床医としての自分を大きく成長させるチャンスだと思います。

3. 基礎実験に触れる

　研究は臨床研究（ヒトを対象）にしたものだけではありません。ヒトに応用する前に様々な基礎研究がなされています。基礎研究は*in vitro*（生体外）：試験管内の反応やシャーレで培養した細胞などと，*in vivo*（生体内）：マウスやブタなど生きた動物で実験したものに二分されます。

　上記のような研究の概念，検討方法と一緒に実際に自分の手を動かして実験，測定，データの解析を学ぶことは，サイエンスを理解する上で重要なステップだと思いますし，将来新しい治療法の開発に際し，自分の研究室を立ち上げてPIとして臨床と基礎の二足のわらじを履く医学者（physician scientist）になることにもつながります。バリバリの臨床医であった先生が，大学院を経て基礎研究にめざめ，その道の第一人者となることはよく聞きます。それくらい知的好奇心を満たされるのが基礎研究です。

4. academiaへの一歩を踏み出す

　academiaの根幹をなすのは，臨床・研究・教育の3本柱です。臨床だけではなく，academiaの支柱である研究を押さえている医師は客観的な物事の考え方ができ，その見識はどんどん深まっていきます。国内の他施設や海外の主要施設との会議，共同研究をコーディネートできるようになり，その分野をリードする存在となる第一歩となるでしょう！　その具体例が留学です。留学するということは，医局ないしは日本を代表して世界を舞台に

活躍することです。日本で常に世界最先端が生まれるわけではないですから，このネットワークは大変貴重なものになります。

69 大学院って実は○○

　良いとこばかり書いても不公平なので，実際に大学院に入って疑問に思った点や注意点も紹介します。

　まず，入学試験に合格する必要があります。専門医を取得もしくは取得見込みとなってから博士課程に入学する医師が多いと思いますが，30歳前後になってからまた入試！　となり，ストレスであることは間違いありません。多くの大学院が入試に英語を課していますので，まったく英語論文を読んでこなかったという医師には，試験勉強が必要と思います。

　次に金銭面です。もちろん入学金や年間の学費がかかります（金額については様々，私立か国立かでも異なります）。収入の面でも大きな変化があり，非常勤勤務（バイト）がメインになります。大学の関連病院に日替わりで勤務することになり，また大学病院での非常勤勤務または無償（自己研鑽）で臨時勤務を強制する科も最近話題になりました。非常勤勤務は医療保険や福利厚生の面でも常勤に劣りますが，その代わり地方の勤務や夜間の当直勤務が増えることによって，収入は増える方もいます。ただしバイトのやり過ぎは研究日数を減らすことに直結し，4年間のうちに学位論文と学位審査を受けなければ，学生期間が延びてしまいますので注意が必要です。

　外科に関して言えば，常勤時代に手術や術後管理の業務に追われていた忙しい時代から，当直や外来がメインのサポート業務に移行するので，決められた時間の勤務かつ非外勤日の呼び出しがまったくなくなり，睡眠の質および家族との時間は向上するメリットはありますが，手術執刀数はほぼゼロになりますので臨床面でやりがいを感じないのは事実です。

　また，大学院とは自主性の場であることが最大の注意点です。研究をする

もしないも自分次第です。気合を入れて研究して1年で論文作成まで至る者もいれば，バイトとフリーの時間に味をしめて4年を超えて大学院生をする者もいます。また，積極的に語学や統計の講義に出席して自己研鑽することも忘れないで下さい。特に臨床系の指導医は病棟業務が忙しく，受動的でいると何も教えてくれない場合もあります。今年中にretrospective studyを1本仕上げる，prospective studyを倫理委員会に出す，基礎実験のグラント（競争的資金）に応募するなど，具体的な目標を持って臨むことをお勧めします。

70 どんな状況でも研究マインドを！

　大学院に入らなければ，研究はまったく学べないというわけではありません。もちろん臨床をしながら基礎研究は難しいかもしれませんが，自分で臨床研究の教科書や講義を聴く，社会人大学院生として研究日を設けて研究をするといった道もあります（大学病院と医局による）。

　たとえば京都大学大学院医学研究科の臨床統計科育成コース（http://www.cbc.med.kyoto-u.ac.jp/）では，YouTubeで医療統計の講義を公開しています。無料とは思えないクオリティで，大学の垣根を越えて勉強することができます（もちろんMPHコースに入学すればより深い内容を学習できるでしょう）。研究とは自分が知らない知識の習得に当たりますので，常にすべてのドクターに，研究マインドを持って頂きたいと思います。大学院はその専門修練期間と位置づけられますので，興味があればできるだけ若いうちに進学されることをお勧めします。

71　学位（博士号）に価値はあるの？

　皆さん，これが気になりますよね。実際，博士号があることで臨床医として金銭的，社会的地位的メリットが得られるかと言われると，ほとんどありません。一部の病院では，博士号があることで月収が数千円上乗せとか，診療科の副部長以上は学位を必要とするという病院があると聞いたことがありますが，博士号がないから手術させない，臨床研究をさせないという明確な決まりを持った病院はないと思われます。ですが，暗黙のルールとして基幹病院の部長クラスや大学病院のfaculty（助教以上）は，学位が必要ということがありますので，少なくともアカデミア職を目指すのであれば，取得しておいたほうが無難です。

　では一般病院の勤務医には必須な資格ではないとして，開業医はどうでしょう？　開業医は自分の学歴や職歴，そして資格の公開をして患者を集める必要があります。よって，1つでも多くの資格（学位含む）を持っているほうが，箔がつく可能性はあります。しかし開業医にとっては，医学博士の肩書よりも，大学とのつながりがあって大病院と連携・紹介し合える環境であることのアピールのほうが重要かもしれません。

72　博士号とその意味（海外）

　では，海外の視点ではどうでしょうか。まず，海外の大学の医学博士号（PhD）取得は，日本よりはるかに厳しいことが多いです。国内外問わず博士課程では，大学によってカリキュラムに差はあるものの，卒業と学位取得には①講義による単位取得と，②論文作成，③学位審査をパスする必要があります。

　①はインターネット講義から生の講義まで様々ですし，定期試験がない場合もあります。この時点ですべて現地の言語での講義や試験になります

から，かなり大変です。しかし，日本と海外の大学院の一番の違いは②と③の厳しさです。

②では，日本の地方大学では学内雑誌への投稿でも学位審査への申し込みを許可される場合がありますが，一般的に英語論文1編の投稿でクリアできます。一方海外では，最終の③学位審査の前に，研究スタート時から何度もpre-defense会議があって，場合によっては数本の英語論文を要求されることがあります。体系的な研究課程と発展性の追求は厳しく，また論文のランクによっては不合格のことも平気でありえます。ゆえに，海外の大学院生は会議前にはかなり焦燥しています。

海外の臨床医（MD）がPhDをあわせ持っているケースは，日本ほど多くはありません。海外でPhDを持っているMDは，①アカデミア職でPIを兼任しているまたは研究に熱心である，②今の地位を得るための材料としてPhDを取得した，の2パターンが多いと思います。

②はかなり打算的です。たとえば米国では，USMLEの得点や，AMG（American Medical Graduates）であるかIMG（International Medical Graduates）であるかという問題だけで，医師の専門科選択に大きく制限が出ます。図1，2[1]に示すようにAMGであっても高得点でなければ自由に専門科は選べません。特に人気の眼科，形成外科，脳外科などはAMGかつ試験高得点であっても，有名プログラムに行くためにリサーチイヤー（休学して研究に当てる期間）をつくり，論文を量産してacademiaをアピールしないと採用されないこともままあります。IMGであればもっとアピールしなければなりませんから，PhDの資格や，海外施設に留学して現地の実績と推薦状をもらうことが重要になってきます。

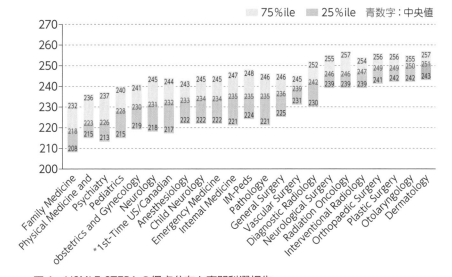

図1 USMLE STEP1 の得点分布と専門科選択先

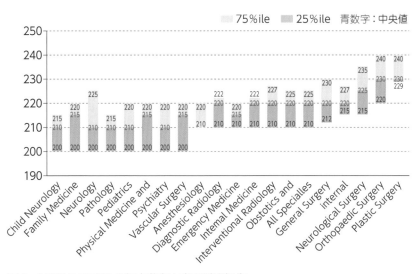

図2 USMLE STEP2 の得点分布と専門科選択先

（文献1より改変）

73 大学院入試と研究室決定のプロセス

　大学院入試は学力試験と面接で決まります。医学部入試と違って，自分が進学したいと考えている臨床科の教授や，基礎研究室の教授やPIの事前承諾が前提です。面識がないのにいきなり受験すると，面接で驚かれてしまいます。私の場合は本章冒頭の漫画のカズマとまったく同じ状態で，外来中に教授から電話がありました。学科試験では，多くの大学院が英語の試験（大学独自かTOEFLなどの一般試験）を取り入れています。これはグローバルな人材の育成と言うより，英語論文を読んで書ける能力が最低限必要なので設けられています。そのほかに医学知識や基礎研究知識を問う学科試験を導入している大学もあります。私の場合は英語の超長文試験と，臨床または基礎の医学的知識を問う記述問題が試験科目で，大学院帰学を決めてから半年ほど勉強をしました。自分の専門分野の英語はそこそこ読めると思いますが，一般的英語論文，中でも『nature』や『Science』などは独特の言い回しがあって苦労しました。学会試験については，過去問（公開されている）をもとに最新トピックスなどを勉強しました。院試（大学院入試）の成績が，研究室配属時に考慮される場合もあります。有名ラボの場合は，院試前に見学に行ったり，成績上位者で試験をクリアするリクルート活動を要する場合もあります。

　研究室は自前（自分の臨床科の先生がPIで研究室を持っている）の場合もありますし，関連研究先の基礎教室や研究所，または大学外の研究機関への在外研究というスタイルもあります。基本的には自分の興味がある分野を選択しますが，特定の研究室に志望者が殺到する場合は，希望人数が少ない研究室に回されることもありますので，大学院の先輩からの情報収集が大事になってきます。

74　研究室決定のポイント

　研究内容と環境の2つの観点から決定しましょう。

　まず最も重要なのはscientific curiosity（科学的好奇心）ですから，研究室の過去の論文や見学時の印象から自分が興味を持てるかを考える必要があります。次に，その研究室の先輩の結果に注目します。

　基礎研究では，もちろん各専門分野で世界未発見の事実を発見することが目的です。それを発見するために，最も可能性が高い内容にチャレンジして，失敗を繰り返しながら証明していくわけですが，これはPIの千里眼と研究者（将来のあなた）に大きく依存します。研究室の方針として，絶対に『nature』や各分野の一流雑誌しか投稿を許さないとか，壮大な夢があるがまとめるのに何十年かかるかわからない研究テーマで大学院生のテーマとして適切とは思えないとか，自分に合う研究室かどうかを一考すべきです。基礎の研究者の先生からすれば，4年間で結果を出すとか甘いことを言うなと横槍が飛んできそうですが，我々は研究者としてずっと食べていくわけではありません。どっぷり研究に浸ってその後も研究者として食べていくつもりの人も中にはいると思いますが，まずは定期の4年間でしっかり結果を出して学位授与・卒業となることが第一目標です。大志を掲げることは素晴らしいですが，大学院の卒業などどうでもいいと公言する研究室は勧められません。仮に8年や10年かかって論文ができたとしても，博士課程は卒業または退学になっていますし，少なくとも博士号甲の取得は不可能で，そこから臨床医として第一線に戻るとすれば相当なブランクで，浦島太郎状態になります。人生計画が狂うこともありえますので，研究室の先輩の卒業状況と，PIの考え方はよく探っておきましょう。

　また研究員のバックグラウンドも調査が必要です。MDばかりではなく，基礎では理学や工学出身の先生も多いです。non-MDの研究者は，研究一筋で生きている強者たちですので，臨床から移ってきた我々と同等ではありません。仲良く一緒に働かせて頂けるか，よくコミュニケーションを取っ

ておきましょう。と言うのは，研究室は狭い世界であり，入れ替わりがなく毎日同じ人と一緒に共同生活をします。臨床時代のように患者やスタッフが勤務形態で入れ替わるわけではありません。朝から夜中までずっと同じ空間にいることになります。挨拶から始まり情緒や癖まで気になることもあるでしょう。見学時にそれを感じ取ることができるかはわかりませんが，少なくとも4年間お世話になるのでしっかり観察しましょう。

75　研究とはグラントがすべて！

　研究遂行にとって最も重要な因子は何か。それは綿密に練られた，新規性の高い，そして将来の医療に貢献できるアイデア!!　いいえ，違います。アイデアがあるのは当然で，問題は，そのアイデアを実行するための研究資金です！　研究はタダではできません。研修医時代のretrospective studyのように夜な夜な患者のデータを集めて無料でできるものは少ないです。特に基礎研究では高い試薬，検査がつきものです。お金がなければ何の証明もできません。研究室では，国家単位の科学研究費や提供団体からの研究資金（グラント）を獲得して研究をします。毎年“研究費が落ちた”“受かった”と指導医が言っているのを耳にする人も多いと思います。お金があるかどうかは研究室の実行能力および新規性の客観的評価として有用で，簡単に言えば，そのラボに勢いがあるか，次に論文が出るか否かの指標になります。お金がないのに素晴らしいラボなんて存在しません。見学時に財政状況を直接聞くことはできませんが，今はすべてwebサイトに掲載されますので見学前にチェックをしましょう。

　また，ラボ（つまりPI）がグラントを獲得するケース以外に，各研究者が奨学金やグラントを取得するケースもあります。一番有名なのは，日本学術振興会（https://www.jsps.go.jp/）の特別研究員です。博士課程在学者が対象のDCと学位取得者（見込み含む）が対象のPDがありますが，給料と

して使用できる研究費の支給は大変ありがたいです。このほかにも，企業ベースのグラントも多数あります。すでに在籍している先輩が取得しているかどうか確認しておきましょう。

　同情するなら金をくれ！　金が欲しければグラントを取れ！　ですよ。

76　実際の大学院生活

　実際の大学院の生活は，配属先や大学のルールによっても大きく違います。臨床科の大学院生であれば，まず大学病院の現状の治療を把握するという意味で，病棟でスタッフとして働く期間を設けるところもありますし，逆にまったく大学病院勤務のduty（義務）を設けない科もあります。また，大学院時の収入は，基本的に非常勤勤務やバイト先からの給料となります。社会人大学院生でない限りは常勤での採用は不可とする大学が多いので，医療保険や税金申告，学費の工面はすべて自分で計算する必要があります。非常勤先は，各大学の医局が斡旋していることが多いでしょう。中には大学院生の定期バイトで外来や当直を工面している病院もあります。自分が通勤しやすい地域や，やりたい内容（外来，病棟当番，手術補助，当直，救急当番），お給料（重要！　相場は1時間1万円前後，インセンティブ（出来高）をプラスしてくれる病院もあります）をふまえてスケジューリングをしましょう。図3は私の大学院1年目の冬のある1週間の日程です。大学病院での勤務が終わり，非常勤と研究（大学院の講義含む）で構成されます。勤務医としてバリバリ働いていた頃よりは流動的スケジュールで，日中に英語や興味があることに勉強時間を取れるよう工夫しています。勤務に関しては，私の大学院では自由で，お金を稼ぐためにもっと多く非常勤やバイト（民間の医者バイト斡旋機関を利用）を入れる人もいますし，私のようにバイトを少なめに抑える者もいます。

時間	月曜日	火曜日	水曜日	木曜日	金曜日	土曜日	日曜日
6:00	日当直						
7:00				当直			
8:00							
9:00			勉強時間				
10:00							
11:00							
12:00	日勤	日勤					
13:00							
14:00			英会話	研究	研究	研究	日当直
15:00							
16:00							
17:00							
18:00							
19:00			当直				
20:00							
21:00							
22:00							

図3　大学院生活の1週間

77　大学院卒業，学位取得の条件とは？

　大学院卒業には単位取得だけが必要です。多くは最初の1，2年間で講義＋試験で単位取得が可能です。試験の代わりに泊まり込みで勉強会をして，単位認定をするものもあります（リトリート）。

　大学院では，アカデミックに英会話を含めた語学の応用研修やまったく別の分野の講義を受けることも可能と思いますが，前述の私のスケジュールのように定期バイトによって自由に活動できる曜日が制限されてしまうことも多いので，必要最低限以外の単位取得には相当な熱意が必要です。

　上級生では研究室内での研究指導という形で単位を認定し，講義を受ける必要がない場合が多いです。他者の学位審査予演の公聴を必須にする大学もあります。これは先輩のお手本，少なくとも数年後には自分が同じ立場で発表するわけですから聞いておいて損はありません。どのようなコンセプトで発表し，どのような質問が学位審査員から出てくるのか，一度見ておきましょう。

　学位取得には，論文作成と学位審査が必要です。私の大学院では，3人の審査員が大学から選出され，彼らの前で日本語または（留学生は）英語で口頭プレゼンと質疑応答を行って学位審査を受けます。

　学位取得において重要なことは，まず研究を開始してから何年目まで審査の申し込みが許容されるかを確認しておくことです。正規の4年間で研究成果を出して論文を書き終える"確率"は大学によって様々です。私が入学したときは，医学博士課程で4割程度と言われていました。臨床医が大学院に入る場合，定期バイトに加えて大学病院の病棟勤務期間など，研究に専念できない期間もありますから，研究に没頭できる時間はまるまる4年間ではありません。もし4年間で卒業できなかった場合は，学位未取得の卒業となり研究生へと移行します。卒業から3年以内に申請をできなかった者には学位を認めないという方針の大学もあれば，医局単位で人員調整の関係から研究生への移行を認めないといった場合もあります。研究生という役職は学費の納入も必要なことが多く，また取得できる博士号は乙にランクダウンとなりますので良いことはまったくありません。必ずや4年間で学位を取得し，卒業することを目指しましょう。

column⑬　麻酔科医と外科医は夫婦

　外科医として，これはよく聞かれます。率直に言うと，外科医と麻酔科医がお互い尊敬し合う状況が理想です。これはどういうことかと言うと「お互い最低限のルールを守って，干渉し過ぎないコミュニケーションを取る」ということです。外科医が最も嫌悪感を抱くのは，麻酔科医が手術の内容に踏み込んできた時です。2パターンを例示します。

　1つ目は，外科医が緊急手術を決定し連絡をしたら「それは今やらなければならないの？」と言及してくる，または「この手術をやる意味があるのか？」と反論してくる時。外科医は，救急または病棟で，患者を実際に診察して手術適応を決定します。これはプロとして緊急で手術をしなければ患

者の状態が危険となると判断した内容であって，手術をやりたいがために申し込んでいるわけではありません。外科医だって保存治療でどうにかなるなら，ゆっくりコーヒーを飲んで，夜は寝たいのです。ですから，麻酔科医へのプレゼンの際は，どれだけ急ぐ病態かを客観的に要領よくプレゼンするわけですが，そこでこういった発言があると一気にやる気が失せます。他にもオペ室には緊急手術の申し込みがあるはずですから，麻酔科の先生にはこの外科医のプレゼンをもとにカルテを見てもらい，客観的にオペ出しの優先順位を決めて頂ければと思います。

　2つ目は，手術が始まる前から「早く終わってほしい」「絶対1時間で終わってほしい」などと要求してくる時。これは，定時で帰りたい麻酔科医からしばしば言われます。私はこれに一番嫌悪を抱きます。手術というのは画像で解剖評価をしてstrategy（術式や計画）を決定しますが，緊急手術や進行癌，炎症の強い組織の手術では予想外が起こりえます。剝離にいつもの何倍も時間がかかる，または，術中に拡大切除に変更となることもしばしばあります。我々外科医だって最短時間でサクッと終わらせて早く帰りたいですが，そういかないことも多々あります。

　たとえば，同じ胆嚢摘出術でも炎症がなく，いわゆる"ブラ胆"で30分以内に終わるものもあれば，巨大結石が嵌頓し，全層剝離の胆摘で開腹コンバートしたり，肝静脈枝を損傷して修復したりと非常に難しいケースもあります。それなのに，まだモノを見る前から術者以外に時間宣告されても困るのです。

　逆に，我々外科医も麻酔科医に敬意を払う必要があります。特に，麻酔導入に文句を言ってはいけません。

　たとえば遅いと言って急かすようなことはしてはいけませんし，人手がなければ挿管やCV留置も手伝うべきです。お互いがお互いの仕事に信頼と尊敬を持って行動しなければチームは破綻し，重苦しい険悪な中で手術を行い，素晴らしいパフォーマンスは期待できないでしょう。また，外科医は麻酔科サイドの視点も考慮する必要があります。緊急手術をして，術後管

理もしてその患者にかかりっきりになる外科医と違い，麻酔科医は次の手術に切り替えなければなりません。目の前の外科手術だけが達成目標ではないのです。ですから予定時間を大幅にオーバーして下級医に執刀をさせ続けるとか，手に負えなくなっても上級医を呼ばない中堅は許せないわけです。

これら双方の気持ちをふまえた上で，生産的なコミュニケーションはバンバン取っていきましょう！ 私は自分が主治医として入る手術では，下準備をしておきます。何十時間もかかったり難しい手術では，術前に麻酔科の担当の先生にその旨連絡しておきますし，数時間で終わる定型手術であっても麻酔導入後に短く術式の提示をします。また術中も，出血などの予期せぬ状況ではすぐに麻酔科医に言いますし，長くなりそうであれば理由を端的に伝えます。謙虚に，状況を正直に伝えれば理解してもらえます。

ちょっと厳しい批判も書きましたが，外科医と麻酔科医は夫婦のような関係です。いちゃつく必要はないですが，お互いに尊敬の念を持って楽しく仕事ができれば一番いいと思います！

◉文献

1) Palmerton A：Step1＋Step2 CK percentiles：What's a good score for each specialty? [https://www.yousmle.com/step-percentiles/]

留学を勝ち取るには？

78　医師留学の目的とは？

　グローバルな視点を持つ，海外の医療を勉強したいと考える医学生や若手医師は多いですが，その目的は明確にしておく必要があります。第2戦では医師になった後の基礎および臨床における留学の目標設定から，ポジションの獲得の仕方について，若くして海外で学んだ経験のある先生方の具体的な話も添えてご紹介します！

　まず目的について深く考えましょう！　というのも，留学とは通常のキャリアより労力，金銭などを費やす必要があります。生半可な覚悟では思い通りの留学経験を達成できません。自分の留学目標を考えるにあたり，よくある留学のイメージとその実際を例示してみます。

1．お金が儲かるって本当？

　お金が儲かるか，それは海外でどのポジションを獲得できるかによります。

　大学院での留学や海外の大学の医学博士号（PhD）取得後のリサーチフェローや非常勤研究員（ポスドク）での研究は，ラボから無給（つまり貯金を崩す）とか最低賃金レベル（年収400〜500万円程度）での採用が多く，先の大学院生の給料（年収1,000万円以上）から激減することは間違いありませ

ん。研究留学については後に詳述しますが，研究職での留学は生活費用に使用できるグラント（競争的資金）の取得が必須と言えます。自分でラボを運営するPIの立場を確立すれば給料は増えますが，そこまでの労力と費用はかなりかかります。

　臨床留学では研究職よりは収入が安定しますが，ポジションによります。レジデント（各科の基本資格＝研修医），フェロー（専門医取得＝中間医），アテンディング（faculty，スタッフ＝日本でいう助教以上）がメジャーですが，レジデントとフェローは現地で生活することがやっとの都市もあります。アテンディングの給料は科によりますが，外科系であれば基本年収2,000万円以上＋手術出来高で，いわゆる"海外ドリーム"を目指すことができます。教授になって年収が億単位，豪邸と高級車を乗り回すイメージには憧れますが，それまでに貧乏生活があるということに要注意です。

　この"儲かる"という点は，現実の生活費との差額で決まります。

　たとえば2019年米国で最も裕福な都市であるサンフランシスコで考えると，米国の家賃の中央値は1,700ドルですが，サンフランシスコは4,500ドルを超えてきます！　これは米国全体の世帯収入6万1,937ドル（約650万円）なのに対して，サンフランシスコの世帯収入の中央値10万7,898ドル（約1,100万円）[1]とかなり高いことからも理解できます。家賃だけで40万円以上かかっていたら500万程度の年収では，ほぼ家賃と光熱費で消えてしまうでしょう。4人家族で世帯収入が11万7,400ドル（約1,300万円）以下は，低所得者とみなされる事実も恐ろしいです。「The University of California, San Francisco（UCSF）に留学が決まった！年収1,000万円！」と言ったら，「お金大丈夫？」と聞かれるでしょう。

2. かっこよくない？

　留学のイメージを聞くと，こう答える研修医はたくさんいます。でも，何がかっこいいのか考えておく必要があります。このかっこいいイメージの根源は，江戸時代の黒船来航でしょう。文明は，西欧諸国のほうがより発達

していて，そこで修業して帰ってきた者は，日本の中で突出した特殊能力を持っているという概念。ドラマでも多くのヒーロー医師が海外で修業してきた設定です。

この"特殊能力"は考え方（知識）と技術の2つに分けられます。いずれも突き詰めれば，現地での最新の研究メソッド，治療方法を学ぶことです。インターネットを介し論文で随時最新の医学について勉強できるとはいっても，現地でそれを自分の眼で見て学ぶことより上はありません。論文化とは科学的証明の最後の工程であって，論文が発表されたときには"最先端"は次のステージがすでに動き出しています。論文にされないグレーな情報こそが，最先端と言えます。また技術面で言えば，論文やガイドラインに載らないtips（コツ）はたくさんあります。読んだからできるというものではないことがあります。海外で学んできた医師は海外での常識（つまり日本にない最先端）と，日本の常識（日本国内での最先端）の両方から考え，必要な技術を提供できるのでスマートに見えると考えられます。

ということは，かっこよくなるためには"何を学びに行くか"が重要となります。海外へ行く前に，どういった内容を専門にして，どの分野のスーパーエキスパートになりたいか，それを帰国後にどう活かしたいのかイメージしておきましょう。なんとなく過ごして何も成果を得なかった，いわゆる"遊学"ではかっこよくなれません。

3. 海外の医療に貢献したい！

逆に，日本の常識を世界に応用するタイプの医師もいます。医学において日本はおおむね先進国ですから，医療における発展途上国へと出向き，自分の治療技術や研究モデルを応用してレベルを引き上げたいという使命感を持った先生も多いでしょう。国境なき医師団，WHO，災害派遣など様々なチャンスがあります。たとえば，国境なき医師団（https://www.msf.or.jp/team_msf/）では派遣スタッフのレポートを随時公開しており，より具体性を持って現地での生活，自分の専門性をどう海外で活かしていくかを

垣間見ることができます。

4. 将来ずっと海外で働きたい！

　海外が好きだからずっとその地域に住みたい！　そのための職業として医師になりたいという考え。これは結構強いモチベーションになります。皆さん，自分が生まれ育った実家が大好きなように，土地柄を愛して，その土地の文化や風習に親しんで生活できることは充実した人生につながります。仕事だけが人生ではないですから，プライベートとのバランスも考えましょう。この目的で留学（というより永住する決意）する人は，その土地の住環境（物価，治安，教育，食事）など徹底的に調べておきましょう！　医師としていつ移るかも重要です。

79　clinical questionから考える留学の位置づけ

　第1章「医学生編」でも述べましたが，私は（自分の実力ではなく，客観的に）最高の医療とは何なのか？　と考える癖があるので，それを学ぶ場が，国内の病院なのか海外の病院なのかは微々たる差でしかないと考えています。そのため留学に対して抵抗はなく，必要であれば＝自分が学びたいものがあれば行くと考えていました。

　問題は"何を学びに行くか"です。留学して移植治療に憧れ，初期研修でどっぷり肝移植治療の現場に触れ，後期研修でそのために必要な外科基本技術の習得に勤しんできました。そして，私が大学院へ帰学する際に最も重要なclinical questionと考えたのは，「移植治療をもっと多くの人に提供するにはどうしたらよいか？」です。これは簡単に言えば，ドナー不足の解決法は何か？　という問題です。肝臓移植において日本は安定した術後成績を確立していて，2017年の集計では生体肝移植後5年生存率は88％，10年生存率82％，脳死肝移植後5年生存率は79％，10年生存率74％と世界

有数の好成績です。つまり手術と術後管理は世界最高レベル。確かに大学病院時代も，起死回生の移植手術による患者の回復を自分の眼で見てきました。しかし，移植を受けることができる人は，実は限られた人だけという点が気になっていました。市田文弘先生らの統計によれば，日本における肝移植適応患者数の概算は年間2,200人ですが，2017年の日本における肝移植総数は416例（脳死69例，生体347例）[2] です。単純に計算するだけでも現在の約5倍の手術数が必要となります。その数は2010年の臓器移植法改正後には急増しましが，近年微増状態です。つまり，「現状の日本の体制のままでは，必要な患者全員に肝移植治療を提供することはできない」という現実があります。海外の移植先進国のように脳死肝移植が宗教上および制度上の理由でなかなか数が伸びない現状で，自分にできることは何だろうか，と真剣に考えていました。

80 ラブストーリーは突然に！

　タイトルで出オチしてしまいましたが，この項では，clinical question解決の糸口となる，私の留学までの経緯をご紹介します！

　私が大学病院で初期研修医をしていた頃，米国で研究留学（ポスドク）と臨床留学（腹部移植外科のclinical fellow）を終えて一時帰国している先生と出会いました。病棟大好き研修医の私を，愛弟子として熱意を持って指導して下さった師匠です。私が後期研修を大学の関連病院で開始した後に，肝胆膵外科（悪性腫瘍）のフェローとして，カナダのトロント大学に赴任されましたが，そこで会わせたい人がいるから遊びに来ないかと誘われました。

　最初は，観光する気満々でした。カナダには初めて入国しますし，ナイアガラに行って滝を見たい，本場のメープルシロップを食べたいなど遊ぶことと食べることしか考えていませんでした。でも結局，1週間の夏休みで訪問した期間のほぼ全日，病院内，手術室にいました。

トロント大学には，国際肝胆膵外科学会でLiving Legendに認定された肝移植の大家，Prof Dr. Paul Greig（2019年引退）がいらして，さらに，英語の外科手術書に登場する北米有数の肝胆膵移植外科の巨匠たちもいらっしゃいました。医療システムの違いから手術の細かいテクニックまで，見るものすべてが衝撃でした。

Greig教授には，レジデント向けの外科解剖講義や，脳死肝移植手術のtipsを一から口頭で教えて頂きました。年間200例前後（日本の総移植の約半分）という肝移植数は北米でもトップであり，その手術のほとんどをフェローが執刀するシステムに驚きました。

いいものを見たなあと満足して帰国しようとした最終日，私をトロント大学に呼んでくれた師匠の計らいでスタッフと個別に話をする機会をもらえました。実はほぼインタビューで，自分の外科医としての実績や未来の目標について細かく話をしました（といっても突然でしたので，何も資料は準備しておらずひたすらに冷や汗をかいた覚えがあります）。

81 将来のボスとの出会い

この時の見学で，その先の大学院留学でボスとなる人物と出会いました。Dr. Markus Selznerは当時，トロント大学の准教授で移植のdirectorでした。最初に会ったのは，患者の術前説明スペース（北米の患者は手術当日に入院します）で，「Are you tough, too?」と聞かれたのを覚えています。当時，スーパーシャイ（と言うか英語が全然話せないだけ）だった私は，「この人何なの？」と思いました。膵臓移植や緊急手術を見学させてもらい，最終日はオフィスの個室で話をしました。彼は移植臓器を特殊保存する専門家でもあり，ダメージを負った臓器を回復させて移植する技術の世界的権威です。彼の話は単純でした。

「北米で移植を学びたいのか？　→じゃあうちでclinical fellowとして働

け→でもそれには北米での実績が必要だ→だったら俺の下で働いてre-searchで結果を出してみろ」という流れ。「いきなり会って何言ってるの」と思いましたが，彼は本気でした。

「PhDは持っているか？　ない？　ならばいつ取得できる？　来年から入っても4年かかる？　Too long !!」と。そして，電話を取り，「京都大学の教授の電話番号は？　今から電話して説得するよ」と。

あ然としましたが，この破天荒な勢いこそが北米流で，良いことは早期に決めてしまうのです。結局，「今はまだレジデントだし，もう1年肝胆膵の手術を修業してから応募させてほしい」と答えてインタビューは終了しました。そして帰国後の外科外来中，本章冒頭の漫画と同じように，教授から大学院に帰学するよう電話が来るのでした。

寄稿コラム 飛び込め！　心の赴くままに！──MPH留学の経験から

　思い切って新しい世界に「飛び込んだ」という出来事を，皆さんはすぐに思い出せるだろうか。幼少期から未知のものへのワクワク感が人一倍大きかった私は，好奇心を北極星にして自分の人生を歩んできた。医学部時代には企業でインターンシップをしてみたり，分子生物学や社会疫学の研究室に通ってみたり，フィリピンの山奥でボランティア活動をしてみたり，趣味のスキューバダイビングを始めてみたりと，とにかく自分が興味を持ったものには飛び込まずにはいられない性格だった。そんな行動原理の延長線上で得た経験の1つが公衆衛生大学院への留学だった。

　公衆衛生学の最高学府の1つである，ジョンズホプキンス大学公衆衛生学大学院の修士課程に留学したのは医師になって3年目のことだった。初期研修医時代に糖尿病の患者教育に関わった経験から，人の行動変容がいかに困難かを学び，行動科学という学問に強い関心を寄せるようになった。調べてみると医療分野の行動科学を系統的に学べる場所が国内には皆無であることから，海外に学びの機会を求めることにした。通常医師の「留学」と

いうと，専門医取得後に医局の紹介で付き合いのある研究室に留学するのが，日本の医学界の慣例である。3年目の若造がコネもツテもない大学に留学するのは物珍しく見られたし，様々な心配の声を頂戴することもあった。しかし行動科学への好奇心と，なんとなく「アメリカに住んでみたい」という憧れから未知の世界に「飛び込む」ことにしたのだった。そこからの動きは速かった。情報収集のために様々な留学ブログを読み込み，SNS等で留学経験者の方たちからお話を伺ったりしながら入学までの戦略を立てた。そして，研修医生活の合間を縫って，英語試験（TOEFL）や共通試験（Graduate Record Examination：GRE）の勉強をし，エッセイを書き，奨学金に応募した結果，なぜかすべてがうまく流れ2019年6月にジョンズホプキンス大学公衆衛生学大学院の公衆衛生学修士課程に入学した。

　留学中はまさに夢のような生活であった。ジョンズホプキンス大学公衆衛生学大学院の校是は"Protecting Health, Saving Lives – Millions at a time"である。この校是に習い，我々は常に世界の健康問題に大きな視点を持つように教育された。当初は行動科学に照準を合わせて学ぶ予定だったが，行動変容の「武器」は教育や地域レベルでの啓発活動に留まらないことを知った。数百万人という多く人々の健康を守るためには，様々なレベルの政策を効果的に動かしていく必要があることを知り，医療政策学・経済学などについても幅広く学んだ。言うまでもなく，世界中から集った次世代の公衆衛生学を担う優秀な学友たちとの交流も，私の視野を大きく広げてくれるものだった。各国の保健省から来ている学生や，母国の情勢により難民となった学生，医療以外の業界から学びに来た学生など，それぞれのバックグラウンドは違うが，世界の健康を守りたいという想いは常に一緒であった。そんな彼らとともに学ぶ中で，様々な視点で公衆衛生という学問をとらえられるようになったと実感している。

　留学を経て私は，日本の企業で産業医としてのキャリアをスタートさせた。大企業での産業医は，公衆衛生実務家としての経験を積むのに素晴らしい環境であると感じている。面談や職場巡視といったプレーヤーとしての

業務から，職場におけるルールやガイドラインといった「政策」の立案や関係各所との折衝などのマネジメント業務と，公衆衛生実務家が身につけるべきスキルを幅広く学ぶ機会に溢れている。それらの業務を高い視座でとらえ，公衆衛生学の様々な理論体系をもとに思考できるのはやはりジョンズホプキンス大学公衆衛生学大学院での日々があったからだと確信している。

　私自身は自分のキャリアを「正解」だとも「王道」だともまったく思ってはいない。しかし，自分の好奇心に従い挑戦し続けたことで，自分のやりたいことが削り出され，自分自身の選択に自信を持てるようになった。もちろん飛び込んだ世界が合わないこともある。実際に，留学生活をする中で，アメリカという国（少なくとも大学院のあったボルチモアという街）に永住するという選択は，今の自分には合わないと学んだ。しかし自分の適性や価値観を知ることで，より納得感を持って人生を歩めていると感じている。私のキャリアはまだまだ駆け出しだが，10年後に自分がどこで何をしているのかは，正直想像もつかない。"Protecting Health, Saving Lives – Millions at a time"。多くの人の健康を守り，命を救える仕事にただ「飛び込み」続けるだけである。その軸の中でいつか産業医以外の仕事をしているかもしれない。どんな道を選ぼうとも，心が動かされる方向に「飛び込み」続ければ，充実感のあるキャリアにつながると信じている。

株式会社小松製作所産業医　垣本啓介（2017年卒）

82 狙って勝ち取る！　留学のタイミング

　さて，一般的な研究留学と臨床留学のタイミングについてまとめていきましょう！

　初めに研究留学ですが，医学生は研究室配属で大学と提携した海外研究室（だいたいは日本人スタッフがいる）に数カ月行くのが主流でしょう。医

師免許取得後は，研究者志望の先生は卒業直後，または初期研修後に大学院に入りそのまま研究室勤務となるので，留学のタイミングとしてはそれ以降という形です。

臨床留学を狙うコースですが，これはいくつかのパターンに分かれます。

まず，医学生はクリニカルクラークシップ（clinical clerkship：CC）という名で，6年生の前期に提携している海外大学病院に数カ月間実習に行くことができます。これは5年生の臨床実習（bed side learning）とは異なり，見学型ではなくて診療チームに加わる点（参加型）です。選考にはそれまでの成績と英語試験（TOEFLなど）が課せられますが，研修先，募集人数，選考倍率などは大学によって異なりますので，これを狙う人は実際に行った先輩に話を聞いて，早めに対策することをお勧めします。注意点として，海外の大学はundergraduate（医学以外の専門科目）を4年こなしているので，medical schoolの4年間は医学のみに特化し，日本より病棟実習時間が長いです。よって，CCで海外大学に行った場合，一緒に勉強する卒業年度の医学生（インターン）はすでに現場経験が豊富で，日本の初期研修医クラスの実力があります。鑑別疾患や治療法などのガイドラインは頭に入れておかないと，実力の圧倒的な差に心が折れますので注意が必要です。

もちろん臨床留学の本番は医師になってからです，4つのパターンに分けられます（図1）。キーポイントは資格試験の受験時期，日本に将来帰国するか，そして自分の年齢の3つです。

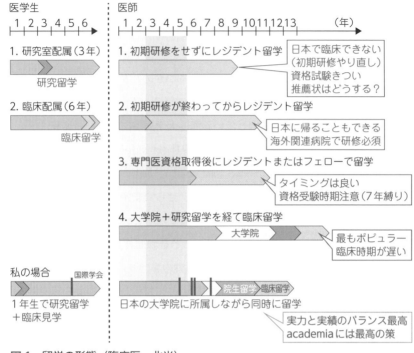

図1　留学の形態（臨床医・北米）

1. 初期研修せずにレジデント留学する

　1つ目は3月に医学部を卒業して，その年から海外レジデントとして働くパターン。北米は7月または8月に新年度がスタートとなります。この時期の留学は，資格試験のスケジューリングが厳しいこと（USMLEのstep 2は6年生になって受験可能となるため），応募に必要な推薦状の確保に難渋することから，希望の上位プログラムへのマッチの可能性が低いので敬遠されます。また，この留学を勧めないもう1つの理由は，日本で初期研修を受けていない点です。2年間の初期研修を受けないと医籍に登録されず医師として勤務できないため，海外研修後に帰国することになった場合，初期研修をやり直さなければなりません。このコースをどうしても希望する（日本で医師をするつもりがない）のであれば，日本ではなく海外の医学部を出る

ことをお勧めします。そのほうが選考も有利になります。

2 and 3. 初期研修または後期研修終了後にレジデント留学

2つ目は初期研修終了後に留学するパターン。これなら日本に帰ってきてからも研修なしに医師として勤務できます。

3つ目は後期研修まで終えて，専門医資格を取得してからの留学。いずれも，ネックは資格試験のタイミングと推薦状です。初期研修と後期研修は"修業の時代"なので，学生ほど勉強時間をつくることが難しいです。臨床業務が終わってヘロヘロになって，そのあと夜や休日にきっちり勉強する時間を設けるには相当強靭なメンタルが必要です。後期研修後の留学を目指す人，特に米国で働きたい人は，USMLEの受験時期も考えておく必要があります。

◉ USMLE と ECFMG

米国の医師免許を取得するには，USMLEのstep 1：基礎医学試験（筆記），step 2 CK：臨床医学試験（筆記），step 2 CS：臨床実技試験をクリアして，ECFMG（Educational Commission For Foreign Medical Graduates）を取得する必要があります。

米国は州ごとにライセンス規定の違いがあり，州によってはさらにstep 3（より詳しい臨床医学試験）に合格する必要があります。注意点は，step 1ないしstep 2試験の最初の合格日から7年以内にECFMGを取得（3つとも合格）しなければならない，ということです。また2023年問題といって，米国医学部の病棟実習期間を満たさない海外医学部はmedical schoolの認定から外すという問題もあります。日本は病棟実習時間が短く，多くの大学がこれを満たしません。これを避けるためにカリキュラムを変更する大学もありますので，自身の通う大学が認定を継続させる意志があるかどうかを確認して下さい。

さて，このUSMLEの7年の縛りが問題です。初期研修後の留学を考えて

いたものの，資格取得が遅れて後期研修後に取得する場合はいいですが，後期研修中の取得を狙う人は要注意です。後期研修は一般に3年間ですから卒後5年が経過しています。学生時代にモチベーションが高く，step 1を4年生で取得していた場合，後期研修の途中で7年を迎えてしまいます。後期研修の厳しい勤務は，希望の点数で一発で合格するには厳しい環境になりますので，予定を立てておく必要があります。

　一方，後期研修後に大学院に行かず，資格受験のために勉強時間を確保できる病院へ異動する方法もあります。臨床業務がそこまで忙しくない病院や，教授や部長クラスに事情を説明してオンコールや当直日数を抑えてもらうことは可能ですが，当然巧妙な説得が必要です。

4. 大学院＋研究留学を経て臨床留学

　これは最もポピュラーな臨床留学です。なぜなら，専門分野の知識および技術はある程度確立し，また国際学会での発表や論文などの功績もある程度あり，IMGとしてポジションを狙う場合に，ほかの応募者と差別化を図ることができます。しかも，PhD資格と，海外で培った実績，海外ドクターからの推薦（これが最も大事！）もあります。採用者から見て，より強い応募者になります。

　問題は年齢です。**図1**のように，後期研修後に数年間スタッフを経験してから大学院で4年間過ごし，その後2年間研究留学した場合の応募時年齢は，医学部現役合格でも37歳前後です。レジデントやフェローはアテンディング前の修業時代ですので，勤務は楽ではなく，プログラムによっては年齢制限を設けるところもありますので，要注意です。本書執筆時，私は34歳ですが，連日の当直が可能であったレジデント時代と同じ体力や気力を保つのは難しいと感じます。まして40歳前後で，レジデントやフェローとして激務をこなされる先生は大変尊敬します。このコースを狙う人は，自分の年齢と実績のバランスを考慮してチャレンジをしたほうがよいでしょう。

　さて，私のキャリアをご紹介します！（**図1**最下段）

　第1章「医学生編」と第2章「研修医編」でご紹介した通り，学生時代は1年生の春休みに1カ月の米国研究留学，その後は研究に没頭し，5年生の時にフランスで学会発表（口演）をしました。

　医師になってからは，後期研修の終盤に国際学会で3回発表しました。大学院入学後を含め，計5回の国際学会発表を経験しました。カナダのトロント大学での1週間の見学（非公式）から帰国後，すぐに留学が決まり，大学院留学（在外研究）という形で，大学院2年生からトロント大学病院多臓器移植外科の肝臓移植research fellowとして2021年1月現在，留学中です。大学院修了予定の2021年度からは，同大学腹部移植外科のclinical fellowとして2年間勤務する予定です。

　私のキャリアは大学院に所属しながら臨床留学している点が特殊です。ポスドクとしての一般的な海外研究留学は，大学院の4年間での業績（学会発表や研究論文）とPhD取得の2点を留学先に"差し出して"自分をアピールすることで受け入れが決まります。しかし，大学院在学中には差し出す業績がないのです。なぜ勝てたかという点は，次項83「臨床留学に必要な武器とは？」で説明しますが，大学院とポスドク留学を合体させて期間を短縮できるので，academiaを保ったまま数年早く臨床留学ができます。

寄稿コラム Where there is a will, there is a way

　私は，もともと京都大学理学部で生命科学に関する基礎研究をしていたが，理学部の研究はあまりにも人からかけ離れたものであり，もっと人に直結するような研究や仕事がしたいと考え，卒業後すぐに大阪大学医学部へ編入学した。

　医学部在学中は学ぶすべてのものが新鮮で興味を惹かれるものばかりであったが，特に座学では，決して習得することができない手術手技のある外科に対する憧れを持つようになっていた。そして医学部卒業後，2年間の初期研修の間にほぼすべての科をローテートできる研修病院に勤務したこと

で，数ある領域の中でも特に小児医療にやりがいを感じることに気がつき，小児外科の道に進むことを決心した。

　母校の小児外科医局に入局後，小児外科専門医を目指して市中成人病院で外科学一般を学び，市中小児病院で小児外科手術の研鑽を積んで，卒後6年目に大学院生として大学へ戻ることになった。大学では院生でありながら，臨床の一部も同時に担当するのだが，そこで小児移植に携わるようになり，移植後劇的に状態が改善する子供たちを目の当たりにしたことをきっかけに，小児外科の中でも移植を専門にしたいと考えるようになった。

　大学院の研究は，移植医療にとって重要な免疫学に関するものを希望し，腫瘍免疫や異種移植免疫の研究で博士号を取得した。また在学中に，移植関連の国際学会にも複数参加し，日本は移植件数がただ少ないだけでなく，ドナーもほとんど健常な生体という状況であり，脳死移植が定着してもなおドナープールを増やすために条件の厳しいドナーや，さらには移植前に評価・機能回復まで行える可能性を秘めた体外臓器灌流にまで，果敢に挑戦している世界の移植医療との歴然とした差を実感した。さらに，世界の実際の移植を見るためにアメリカの大学病院にも見学しに行き，臓器摘出チームの一員として小型ジェットに乗ってドナー病院へ飛んだり，心停止後ドナーからの移植や体外臓器灌流の技術を見たりと，本当に貴重な経験ができた。そして，これらの行動を通してカナダのトロント大学で，大動物モデルの体外肝臓灌流に関する研究ができるチャンスがやってきたのだ。もともと臨床留学する前に研究留学で一度世界の移植医療を基礎・臨床の双方から勉強しておきたいと考えていたことに加えて，大動物モデルでは執刀医として小児とほぼ同じサイズの臓器に対して人とほぼ同じ移植手術の経験ができる（つまり研究しながら移植手術手技の研鑽ができる）こと，さらにトロント大学病院が世界屈指の移植施設であったことから，このまたとないチャンスに挑戦することを決め，幸運にも現在research fellowとして研究ができている。

　今改めてこれまでの軌跡を振り返っても，理学部時代には，まさか自分が

外科医になり，さらにカナダで移植の研究をしているなどとは想像さえしていなかった。特に私の場合，高校から医学の道を志して卒業後すぐに医学部に入り，そのまま医学の道を突き進んでいる多く人たちとは違い，昔から目指すべき医学の目標が常にあったわけではなく紆余曲折を経て今に至るのだが，1つだけ一貫して持ち続けている信条がある。 それは"Where there is a will, there is a way"ということだ。自分がどこに向かうべきなのかその時点でわかっていなくても，その時に最も興味あるものに従って1歩ずつ着実に進んでいけば，自ずと目指すべき理想のゴールにつながる道が開けていくものと信じている。この信条がこれまで自分の道標となり留学にもつながったと思っている。

トロント大学　野口侑記（2010年卒）

83　臨床留学に必要な武器とは？

　留学のスケジューリングを理解した後のステップは，各々のタイミングで必要な自分の武器を整えておくことです！　武器は，大きく分けて下記に分類されます。

① 推薦状

② 海外の医師免許

③ 語学 (特に英会話)

④ CV (履歴書) の強化

　一番重要な武器は「推薦状」です。日本で臨床医をしている時は，推薦状と言われてもあまりピンとこないでしょう。初期研修医以降では，エスカレーター式で後期研修先が決まるところも多く，医局のネームバリューや部長同士のコネ，または自分の実績（学会や論文功績）をもとに応募するので，推薦状は形式上要求されるだけです。しかし，もともと「医局」の概念がない米国やカナダではこの推薦状がインタビューに呼ばれるかどうかの肝

となります。

　レジデントもフェローもマッチングシステムによる募集の場合，3通の推薦状の登録が必要です。その3人をどうやって選びますか？　医局の教授，海外赴任した経歴のあるドクター，自分のメンターの中から選択する人が多いでしょう。それでは人気プログラムには100％合格しません。IMGというだけでかなりの減点を課す大学が多い状況では，そうした推薦状は圧倒的に不利になります。USMLEの高得点で逆転に持ち込むというのがIMGの勝利スタイルですが，より良い推薦状を手に入れるにはさらなる努力が必要です。

　まず推薦状とはどのようなものかと言うと，一緒に働いた経験のある推薦者が（前提），その時の秀でた能力について，そのプログラムに全力で推薦できるという通行手形のようなものです。これはかなりの責任を伴っており，推薦を受けた者の能力不足や態度が悪いといった悪評価は，推薦者の評判を落とす結果になります。よって推薦状の依頼をしても，能力不足，よく知らない，と思われればすぐ断られます。日本の推薦状のような，一緒に働いていないのに形式的に書くものとは，まったく異なるのです。

　それにしても，なぜ日本人の推薦状は弱いのでしょうか？　理由は主に2つあります。

日本人の推薦が弱い理由①　日本人だから

　マッチングシステムによらず病院が個別に募集をして，directorが全権を持って採用を決定できる場合に限り，そのdirectorと強いコネクションを持つ日本人ドクターの推薦は意味を持ちます。

　たとえば医局の先輩がスタッフとして働いている，ほとんどが日本人という医局などは，逆にAMGより有利でしょう（でも日本人が多いということは，その後スタッフとして残りにくいことを意味します）。一方，マッチングシステムによる募集の場合（公平性を求められる），現地（同じ国内）で勤務するドクターの推薦状が，ほぼ必須となります。現地のドクターの推薦

状を含まない場合，推薦状の加点を0点にするプログラムもあります。簡潔に表すなら，

　一緒に働いた現地ドクター＞＞＞著名な日本人医師　　です!!

日本人の推薦が弱い理由②　中身が弱いから

　日本だけでなく，非英語圏からの推薦状は非常に表現が控え目です。これは日本人にとっては当然の文化で，見た目控えめ＋実はめっちゃ働くという人材が好まれます。でも欧米は違うのです。人前で「我こそは最強です」と言い切ります。ある日，留学先の学内グラント応募の自薦状の下書きをしてボスに提出したら，即電話がかかってきて，「お前はなんでそんなにシャイなんだ？　こんな弱い自薦は書くだけ無駄だ」と言われました。参考に送られてきた同僚の自薦状を見て驚愕！　レジデントの身分でありながら，将来欧州を代表する外科医になると宣言しています。しかもこの研究は世界を一変させる，と。これは敵わないなと正直思いました。さらに文化的風習に加え，日本人で国内にいる先生は英語の推薦文自体に慣れていない人も多く，どんどん弱くなっていきます。もちろん過度な誇張は良くありませんが，少なくとも何が世界レベルなのか，どういう働きがプログラムに貢献できるかを，明確に宣言しないと勝負になりません。

　では，どうやって強い推薦状をゲットすればよいのでしょう？　医学生は正直厳しいです。学内に海外経験がある有名なドクターがいたとしても，海外のインターンのような濃厚な勤務体験はないはずなので，推薦状の内容はlightなものになるでしょう（でもないよりはマシ）。初期および後期研修では，海外と連携した病院で研修をすれば強い推薦状をゲットできる可能性が上がります。

　たとえば，日本の海軍病院は英語での外来や入院診療を経験でき，資格試験の勉強も進み一石二鳥です（もちろん推薦状狙いの猛者が集まるので競争は熾烈です）。一方，大学医局の推薦が有効かどうかは留学経験がある先生に直接聞くのがお勧めです。海外大学病院の専門医資格を取得するには現

地ドクターと競うコースと，それ以外の教授のコネで行けるコースがあり
ますが，この場合は推薦状を得るために医局内競争に勝つ必要があります。
いずれにしても重要なのは情報収集と先手必勝です。早くから「留学したー
い！」と，大学で教授や部長クラスに宣言するテクニックも活用して下さ
い。行けるかどうかは別として，モチベーションの表明になります。

84 返事はYes！ いつでも即答！

　海外のポジショントークでは「即答」が大事になってきます。もちろん明
らかに無理な場合は断るべきですが，悪くないチャンスがもらえそうなとき
は，脊髄反射で"Yes, I would like to."と言えるようになりましょう！　こ
れは留学決定時に一番大事なリアクションです。よくある話として，○○大
学から留学の募集があるまたは学会で挨拶した海外の先生からポスドクの誘
いが来た場合，「家族に聞かないと……」とか「ちょっと考えさせて下さい」
と答えてしまう。で，後で焦って再度メールするも，すでにその枠は決まっ
てしまっているという結末。最初にネガティブに答えてしまうと，もう取り
返しがつきません。しかも日本人の正直な英語構成では，なおさらダメです。
　まず心構えとして，ポジションに誘われるかもという予測が足りません。
自分が留学を希望する可能性が0.1％でもあるなら，チャンスのつかみ方に
ついて考えていないというのは，明らかな準備不足です。いつ来ても応えら
れるよう，自分自身や家族と話し合っておくのは前提で，上司にも相談して
おくべきでしょう。チャンスが来てからあわててつかむのではなく，ギラギ
ラとテーブルを見つめていて，チャンスが来たら即座にフォークで突き刺
すくらいのイメージが理想です。
　私もトロント大学のボスとのインタビュー，research fellowの話は完全
に予想外でしたが，そういうチャンスがあったらどうするかは決めていた
ので，脊髄反射でYesと答えました。

85　英語はpositiveで始まり，positiveで終わる！

　これは私が考える最も効果的な英語の意思表示の仕方です。どんな会話や交渉でもネガティブな面を伝えなければならないことはあります。でも，日本人の風習そのままにネガティブで始めてそのまま終わってしまうと，海外人は「結局，自分は断られているのか？　答えはNoなのね？」と考えてしまいます。断るにしても，御礼を前面に押し出してもう少し考えさせてほしいと，即断を避けるほうが無難です。

　先の留学のポジションの例で考えてみましょう。

　あなたは準備不足で，留学についてまったく答えを準備していませんでした。突然の電話（または学会の懇親会）でポジションについて勧められ，返答するとします。でも家族と，上司との話がついていないのでそれを確認したい旨を伝えることにしました。

●典型的日本人構文

Oh, thank you. Yhh… When does it start? But… uhhh, I have to discuss with my family and my boss. So, can I reply later?

　もうダメの要素しかないです！　口下手にしてもひどすぎます。でも実際，日本の大学院生のとっさの英会話は，この程度のことが多いです。まず抑揚がまったくない。海外で人と話すときは，日本と同じ人格ではダメです。100倍陽気で100倍声が大きくないとダメ。二重人格かというくらい明るく話さないと伝わりません。

　次にポジションへの熱意がまったく感じられません。喜んでいるように聞こえますか？　またポジションを勧められたら，その業績について把握していると表明するか，知らないなら「興味はあるのですが，どのようなポジションですか？」と聞くべきです。知ったかぶりして詳細を聞いてこないと，「興味ないのかな？」と印象づけてしまいます。そして無駄なリアクションは厳禁です。「Uhh」とか言って目が泳いでいるのが想像できます。し

かも仕事の話なのでまずはボスと話すべきで,「家族と相談したい？ 何か家族に問題があるのか？」と思われても仕方がありません。そして最後の「later」は要注意。日本語で「後で」という意味ですが,海外では「さよなら」のニュアンスもあります。「See you later」と言われたら,何時間後か何日後かわかりません。「すぐにご連絡します！」というニュアンスが必要です。

◉私ならこう返答します

That is great honor and an excellent chance for me to talk about the position!【positive】I'm so motivated and really would like to join your team!【positive】I have been so impressed with your ○○（研究内容）and I'm so enthusiastic to investigate it in your laboratory!【positive】I will talk this awesome offer with my boss and my family!【本当はnegativeな意味合いだが,positiveな文章で言う！】They should be glad to hear this big news!【positive】I will formally reply to this matter as soon as possible!【positive】Could you mind if I ask your e-mail address? Please keep in touch! I'm so happy today and really appreciate your suggestion!【positive】

もう,抱きついて喜んでいるのが想像できるかと思います。メールのやりとりではもう少しフォーマルにしますが,会話の中でとっさに,この前のめりの反応を笑顔で活き活きと言えたら,相手はこの人本当に喜んでくれているなあと感じますし,この返答なら次の候補も探しておくか,とは絶対にならないでしょう。でも,しっかりボスや家族に相談しますと断り,フォーマルな回答はメールですると言っています。もし,この縁談が破談になったとしても,メールで非常に残念であることを全力で表現すればよいです。これも準備です！ いかなるbad newsを伝える際にもポジティブな様子を文章の内容,話の抑揚,ジェスチャー,表情から前面に伝えることが基本です！

86 いざ，戦え！ オンライン英語面接

　ここでは留学後に受けたclinical fellow（臨床研究員）のオンライン面接の内容も加えて，徹底的に英語面接について解説します。

　まず，オンライン面接は，会話が聞き取りにくい，ジェスチャーが使いにくいなど，我々，純ジャパ（帰国子女でない日本人）には圧倒的にマイナスになる要素しかありません！　そこをどうやって抑えて勝つかを考える必要があります！

面接―research fellow編

　研究や臨床医用の英語面接の教科書や参考書はほとんどありません。サラリーマンの英語面接の教科書を何冊か読みましたが，あまり役に立ちませんでした。かといってYouTubeで検索して出てくる英語面接の動画（海外の大学講師が解説）は，留学前の私にとってはレベルが高すぎて無理だと思いました。

　私が行った対策は，志望動機や今までの研究業績（学生中，医師になってからの臨床研究）など，聞かれそうな事項を徹底的にパターン化して，スラスラ言えるようにすることでした。自己紹介を英語で行った体験もそう多くはないですし，Skypeでのice melting talkもしたことがありません。なぜ今までもっと英語を勉強してこなかったかと悔いない日はありませんでした。

　これを打開するため，「環境」と「フリップ」を工夫しました（**図2**）。環境に関しては，まずはマイク付きイヤホンが重要です。何度かテストをしてみましたが，PCのスピーカーの音質はあまりよくありません。日本語ならまだしも英語なので，少しでも聞き取りやすくするためにイヤホンは必須です。次にカンペを大量に用意して，目線を外すタイミングで自然にカンペを見られるようにしました。メモを置く位置，どこまで動いたらカメラに映るのか，徹底的に確認をしました。また，口下手な自分を補う道具として，今

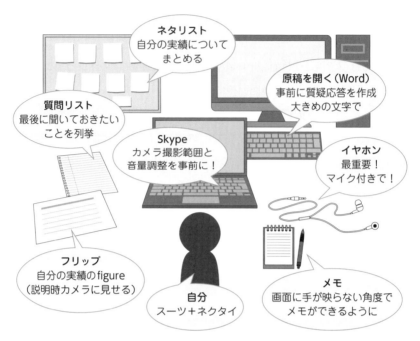

図2　オンライン面接の裏側

までの功績をカメラで映して認識可能な大きさの文字でfigure（図）にしたフリップを準備しました。

　結果としては，Skypeトラブルで面接担当者は私の画像を一切見ることができない，つまり電話状態となりましたが，何とか40分ほどで終わりました。終わったとき，スーツは汗でぐしょぐしょでした。フリップも準備していましたが，CVから把握していたようであまり聞かれませんでした。聞かれたのは，業務内容や待遇（給料，休日など），家族，将来の目標などについてです。研究職ですが，臨床への情熱はかなり細かく聞かれました。自分で話すというよりは，どんどん誘導されるような形でした。

　私はサマータイムを失念し，開始時間を1時間間違えていたことに直前に気づいて焦ってしまいました。時差もよく計算するようにしましょう。

面接 ── clinical fellow編

　幸運なことに（実際は一度不合格となったため）clinical fellowの面接は2回受けていますので, on siteの面接と, COVID-19下のオンライン面接の2つについて詳説します。

●総説 (on siteの面接, 2019年)

　clinical fellowの面接は2日間にわたる長期戦で, 病院ツアーから, コースの解説, 現役フェローとの食事会, 内科外科合同カンファレンス, cancer board（がん対策委員会）, 画像カンファレンス, そして最終日午後は個別面接ラッシュです。

　面接の前半はうちの施設はここがウリですよ！ 卒業したフェローは世界中で活躍していますよというアピール, 後半は, 教授から君たちが何者なのか教えて下さいという挨拶に続き, 慣れた面接官が医師人生から個人的考えまですべて流れるように聞いてきました。

●COVID-19流行によるオンライン面接 (2020年)

　2日間だったon siteの面接内容は1日に凝縮され, 午前10時（現地時間）からZoomによる集団オリエンテーション（1時間）, 教育講演（1時間）の後, 午後から個人面接（1人15分＋予備5分）を8〜9セット行います（私の時は患者急変で1人interviewerが減りました）。合計6時間余り！ この面接結果をもとにその日のうちに面接を受けた人（final interviewの半数, 5〜6人）の点数と順位がつけられます。例年通りであれば食事会などを経てapplicants（応募者たち）と雑談してリラックスできますが, いきなり始まるので, 皆緊張していました。

●面接環境を整えて余計なストレスを排除する

　インターネットを利用したオンライン面接の第一の弱点は, 「安定した音が聞こえないこと」です。これに影響するのは, 相手およびこちらのインタ

ーネット環境，　音声デバイスの音質，　周囲の静けさです。　皆さんも
COVID-19下の自粛期間，Zoom飲みなどの経験があると思いますが，途
中で音が飛んだり，雑音が入ったり，自分が言った内容が伝わっていなかっ
たりするとイライラしますよね？　これが面接で生じると，相当なストレス
になります。特に相手の発言が聞き取れないと，次の発言ができないのでお
手上げです。相手のインターネット環境が原因でない限り，環境は自分で変
更できます。

　インターネット環境は，必ず固定のWi-Fiの無制限プランにしましょう。
いろいろ試しましたが，ポケットWi-Fiは不安定で，しかもCOVID-19
の謹慎期間はアクセスが集中してつながりにくくなったり，制限がかかっ
たりします。短時間の面接ならいいですが，半日かかるような場合は無制限
プランが安心です。また周囲が静かであることが必須です。最近のマイク
はかなり集音が良いので，車の通過音，子どもの声が入らないよう気をつけ
ましょう。貸し会議室は有用です。私は小会議室をいくつか借りてみて，最
も静かで回線の安定している施設を使いました。

　次はデバイスです。ノートパソコンはいいとして，イヤホンとマイクは吟
味しましょう。iPhoneのイヤホンマイクは軽くて音質もそこそこですが，
そこまで音質が良いわけではありません。私は，SONYのオーバーイヤー
のヘッドホン (マイク付き，定価約2万5,000円) にしました。ノイズキャ
ンセリングがあり，重低音も調整ができるので，会話に適した音域がはっき
り聞こえるよう調整しました。デメリットは暑いということ。カメラはノ
ートパソコンの備え付きのものを使用しました。

●初見なら見た目が9割！

　オンライン面接の第二の弱点は自分の見え方です。いくつかオンライン
会議をして，自分の顔がやけに暗いなあと思いました。これは画面に向かっ
てしゃべる際に，SkypeやZoomの画面は白ではなく黒が多いことに起因
します。顔が暗いとリアクションが伝えにくく，また清潔な印象に欠けま

す。対策は、背景が白い壁の会議室を選び、顔が明るく照らされるよう、電灯の角度と位置を調整することでした。これによってだいぶ印象は変わります。本番でもやはり自室や病院からアクセスしているapplicantsが多く、音が飛んだり、顔が暗くて表情が見えなかったりする中、かなり目立つことができたと思います。

また、オーバーリアクションも必要です。手を上げたらどこまでなら画面に映るか事前に把握して、手ぶりや笑顔も大袈裟にして明るい奴だと思わせる必要があります。たぶん日本人が普通にオンライン面接をしたら、外国人からは感情のない死神のように見えます。オンライン面接では特に注意ですよ！

●自分に快適な環境をつくれ！

オンライン面接は上半身しか映りません。かといって下半身は下着だけでは危ないですから、きちんと上下スーツを着る必要があります。ここでポイントは、見えない部分です。椅子のクッションや足を乗せるクッションなどのリラックスグッズは置いてもバレません。というか6時間も面接するのですから、置かないとつらいです。それと、椅子も会議用の机とセットの机が良いです。机が低いと首が疲れる＋見下ろす目線となり威嚇しているようになります。そして座椅子タイプでは必ず腰が悲鳴を上げます。お菓子や飲み物がさっと取れるように、見えない場所に配置するとさらに快適になります。

●実際聞かれた内容は？

既に一度受験し、かつ自分の大学病院を受験したので、はっきり言ってほぼ雑談でした。でもきっちり聞いてくる面接官もいたので簡単にまとめておきます。

A. ice melting questions（雑談）

最初に雑談から入る面接官が多いです。日本は住みやすい土地として有

名なので，出身地の特産品や観光について聞かれました。ice melting questionはそつなくさらりと答えることに徹し，native speedでポンポン答えて笑顔で雑談するのがよいと思います。特に日本人は笑顔でしっかり目を見てコミュニケーションができるのか，一緒に働く際に不快とならないかという点を試されているので注意が必要です。特にオンライン面接ではカメラから目が離れやすいので気をつけましょう。下を向いていてはダメですよ。

B. clinical perform

　clinical fellowへの応募なので根掘り葉掘り聞かれます。あなたはprimary surgeon（執刀医）としてはもちろん，手術をどれだけコーディネートできますかという問いです。どのような手術を何例執刀したかの詳細，困難な症例へのアプローチ，何を大切にしているか，また，後輩や上司との関わり方も聞かれます。ここで注意したいのは，experienceという単語は使わないほうがいいということです。こういう症例や手術を経験したと言いたくなりますが，受動的にとらえられやすいので，performに変えました。

C. academic works

　一般にfellowには，海外からのapplicant以外はレジデント上がりの臨床医（MD）のみが応募してくるので，PhDや，基礎論文で研究のbackgroundを持つドクターはacademic worksでは有利になります。何に興味があって，どういう基礎・臨床研究ができるのかしっかり述べましょう。自分のacademic concern（学術的関心）とfellowshipの特色が合致することも重要です。

D. education

　fellowは自身がtrainee（研修員）である一方，student（医学生）やresident（研修医）を指導しなくてはなりません。自分がどのようなイニシアチブを持っていて，どうそれを伝えていけるかという点は聞かれます。

E. What's your final career?

　fellowになることがあなたのキャリアのどこで，何の役割を果たすか，

fellow後にどのように世界に貢献するつもりか，といったことはストレートに聞かれます。私は移植と体外灌流を日本やアジアに持って帰ることが最終目標ですので，この点はかなりの説得力を持って説明できました。

F.　What's your advantage for this fellowship?

　これが最も大事です。教授およびdirectorの質問の最終ゴールはこれを聞き出すことです。上記の質問事項からこのapplicantをfellowとして採用してすぐにチームが稼働できるか（surgical skillおよび下級医のeducation），大学の理念であるacademic workの発展に貢献する人物か，そして最も重要な，チームに新たなメリットがあるかを判定されます。一貫性のある志，実力，抱負を示す必要があります。

◉その他

　私は臨床試験に参加してオペ室に出入りしていたので，ほとんどのスタッフとは顔見知りでした（これはかなり大きいアピールだと思います）。現fellowとの面接では，「いつもハードワークをして仕事が丁寧だってことは知っているから」と言ってもらえて非常にうれしかったです。ただ研究内容や普段の私生活について話すことはないので，とても新鮮でした。

　家族，友人関係，ストレス発散法や休日に何をするか（趣味）といったことは必ず聞かれます。2020年のオンライン面接では，やはりCOVID-19の話題が多く，日本や海外の状況，自分の意見など，雑談力が必要でした。

◉ピンチ！　どうしても聞き取れない‼

　とはいえ，上記のようにさんざん準備して，かつ留学して2年目になる私の状況でも英語が聞き取れないことが2回ほどありました（相手の音声が悪い＋構文が微妙）。この時は，ジェスチャーを使いました！　首を前屈させて画面に近づき，目を真ん丸に開いて，かつ，手でイヤホンを触ります。Sorry, it's bad connectionとかCould you repeat your questions?とか言わなくても，ああごめん，聞こえにくいかな？　と向こうから言って

くれます。ここで重要なのは，怪訝な顔をした後，質問が聞き取れたら笑顔に急に戻ることです。相手にも安心感を与えますし，そのギャップで落とします（恋愛の基本と同じ？）。

◉Final.　私が用意した必殺技は？

2019年にアンマッチとなり，2020年はSkype for businessを使い6回ほど，ボスと徹底的に面接対策をしました。私が今いる施設は，北米で最も人気のある施設なので，AMGのトップを退けなければなりません。

細かい動詞の使い方が重要と教わりましたが，やはり熱意の伝え方をもっと大袈裟にしろと言われました。具体的には，10年後にどうしたいと聞かれてバリバリ病院で移植したいと言ったら一喝されました。「教授になると断言しろ，いやタダの教授ではダメだ。いま培ったacademic workを継続しながらPI兼臨床のトップになると断言しろ」→最終的には「アジアの移植のリーダーになると宣言しろ」と言われました。日本でこんなことを言ったら驚かれてしまいますが，各国から来るapplicantはみんなこれほどの野心を持っているのです。

面接は総じて，整った環境で＋情熱をアピールすることが重要です！

特にオンライン面接が増える今後は，我々日本人にはさらに不利になっていきますが，しっかり対策をしてチャンスを逃さないようにがんばりましょう！

87　どうやって研究留学競争に勝つ？

私が合格した研究ポジションである肝臓移植research fellowは，世界中からapplicantが集まります。現在はsenior research fellowにランクアップしたので，ラボの運営（見学者の対応や選抜の予備審査）もしていま

すが, アジア, オセアニア, 北米, 南米, 欧州といろいろな地域から腕に自信がある外科研究者たちが来ています。だいたいの医師は北米で臨床外科医をするためのステップアップとして, 大動物の研究をしようとやってきます。ですので, 外科医としてもスキルの高い医者 (移植外科医としてfellowを終えた先生も多い) やPIクラス (母国ではアテンディングクラス) の先生もいます。私と同じ募集時にSkype interviewを受けたライバルには日本人もいましたし, 海外にも複数いました。もちろんPhD持ちの医師もいます。

　ここで最大の疑問は, まだPhDも取得しておらず, また肝移植手術も執刀経験のない私がなぜ合格したのかという点です。背伸びをして格上のポジションに挑む際の武器について考察してみます (**図3**)。

1. やる気・本気度評価

　実際に現地の病院に来て話をした, フットワークが軽くて緊急手術の見学にも来たという事実はやる気アピールとして大きいと思います。真夜中までオペ室にいましたし, 早朝5時からのレジデント回診にも参加してい

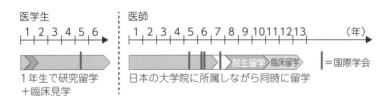

図3　筆者の研究留学獲得の流れ

たことも皆知っているようでした。ボスに「お前はタフか？」と聞かれましたが，タフであるのは重要です。若いということは経験に圧倒的に劣ります。それをカバーするのはフットワークの軽さと，いつでもフルワークできる体力が重要です。

2. 研究評価

　私は学生時代にラットの肝切除の研究をしていました。でも，ラットもオペも今回のポジションにはあまり関係ありません（うちのラボは大動物の肝切除手術がメインなので，マイクロサージェリーの経験は直接には役立ちません）。研究の経験とは，帰無仮説の設定と，どういうプロトコルで対照群と比べていくか，そのプロトコル立案のための文献検索などを含め，総合的にトレーニングを積んでいる点を評価してもらったと思います。

3. コミュニケーション能力/語学力

　これはまったく自信がないです（留学前はほとんど英会話の勉強はしていませんでしたから）。でもコミュニケーションというのは，語学が流暢かだけではないと思います。笑顔などの表情やジェスチャー，テンポよく相槌やコメントをできるかどうかもコミュニケーションには重要です。相手は外国人で言語が違うとしても，同じ外科医同士，しかも目指す次元は同じですから，わかり合おうと思って対応すれば怖いものはないと割り切っていました。

4. 手術技術

　うちのラボではブタを用いた手術実験を主に行っています。ブタは30kgほどのサイズを使用しますが，子供くらいの体格はあります。腹腔内の解剖に多少違いがあるものの，ほぼ人と変わりません。ですので，手術実験をするには人に対するオペ技術が必要です。よって，面接時には肝胆膵領域の手術がどれくらいできるかは細かく聞かれました。私の肝胆膵分野の執刀数

は多くはないですが，手術コンテストに優勝し，自分で手術を考える能力はトレーニングされていましたのでこれをアピールしました．オペ室でも画像を読み，その評価をもとに術中にいろいろ質問したことも，アピールになったと思います．これらはオンライン面接の数十分では表現できませんし，CVでも目立ったアピールは難しいです．予め「雑談する」時間を見学時に確保できたことが非常に大きかったと思います．

　総じて，私の合格は，学生時代からコツコツ努力してきたものすべてが効力を発揮して実現できた，と考察されます．それはここまで熱心に見学のチャンスを与えてくれたり（裏で）推薦をしてくれたであろう師匠やレジデント時代に手術をきっちり教えて下さった恩師とのめぐり逢いも大きな因子です．

　現在は肝以外の腎膵のresearch fellowの選考にも関わっていますが，ボスから言われた選考に最も重要な因子は「passion」でした．「手術のスキル，研究や論文の自己推進能力など多くの能力が求められるが，重要なのは将来への強いモチベーションとそれを可能にする情熱を兼ね備えた人を選抜しろ．passionがあるなら，多少スキルや研究能力が未熟であってもかまわない．そういう人材は自分で修正できるから」と．そういう意味では，PhDを取得していてインパクトファクターの高い雑誌に掲載された優れた人材であっても，お金と時間を使って直接北米まで来て，熱心に手術や講義に参加していた人材に，やる気アピールで勝つことはできないのかもしれません．少なくとも読者の皆さんは，本命の留学先候補があるのであれば，メールでやりとりするのではなく，実際に学会でPIと会話をする，研究室や臨床を見学に行くことをお勧めします．

88 定期留学先と新規開拓先の違いは？

　留学先の決定には，大学医局や研究室と関わりが深く交換留学を行うよ

うな「定期留学」と，研究室の力を借りずに自分で研究室を見つけ応募する「新規開拓」があります。

●定期留学

　前者は医局の宝ともいえるコネクションで，先代の先生方が開拓して信頼関係を築き，その大学のPhDコースを卒業した＝しっかり教育されているという信頼のもとに派遣されます。代々定期留学先となっている場所では，先輩が帰国する時期と自分が留学できる時期（卒業後）がうまく噛み合う必要があります。

　メリットとしては，継代した留学先なので現地の生活基盤セットアップ，ラボとの関係，ラボでできる研究内容についてかなり詳細な情報をもらえること，ほぼ大学のネームバリューで合格は確定するので，院内競争にだけ勝てばよいことが挙げられます。

　デメリットは，通常2～3年間での留学が多いですが，医局のスタッフ不足などの事情があると早く帰国を促されることがあります。基本的に次の人が待っているので，自分の研究進捗状況等の事情で延長することは困難です。あと少しで結果が出るのに！　と思っても帰国となったり，留学当初は先代の先生の研究の補足実験に時間を費やすことになったり，いろいろとストレスはあるでしょう。

●新規開拓

　一方，新規開拓は未知の大海に航路を取ることです。守られていない代わりに，自由を手にすることができます。大学のコネクションはないですから，実際に働いた人の詳細なアドバイスは聞けません＝つまり当たり外れがあるかもしれません。competitionも海外のドクターと熾烈を極める研究室もあるでしょう。合格には何の確約もありません。自分が大学院で行った研究とその研究室の方針が合致しなければ，どれだけ希望しても不合格でしょう。しかし，メリットとして今までの大学のコネクションにはない

新規の研究を行うことができます。しかも，新規開拓の場合は任期に関し，大学に強制力はありません。大学には，ここを定期留学先にするためにもう少し結果を出してから帰国したいと申し出れば，自分にも大学にもwin-winの関係ですから文句は出ないでしょう。

　私のトロント大学への航路は，完全に新規開拓です。北米最大の移植センター兼研究施設ですが，腹部移植外科でアジア人のresearch fellowはいませんでした。幸い土地柄も良く，ボスも良心的，ラボは世界有数の大動物実験施設でしたのでのびのびと研究ができました。留学決定の際は，日本の医局教授に相談し，自分がこの施設に行くメリットと日本に持ち帰る技術の必要性を訴えて認めてもらった経緯があります。もちろん院生が留学することに，反対意見が出なかったわけではありません。ここでもうまくnegotiationする必要があります。

89　留学に最も必要な武器は？

　さて，留学先が決まったら，具体的に準備をしていきましょう！　最も必要なものは何でしょうか？　情熱，実験スキル，論文作成能力，英語力……？　すべて不正解です！　留学に最も必要なものはお金です！

　というのも，留学にはかなりのお金がかかります！　渡航費，引っ越し代，現地の生活セットアップ代（コンドミニアム契約までの滞在費，家具購入，携帯電話契約，銀行口座開設など）から教育費，医療保険などなど山積みです。**78の「1. お金が儲かるって本当？」**の項でも述べましたが，留学先によって物価は様々で，当地トロントでもダウンタウンに住めば1カ月の家賃は1LDKでも20万円弱，外食すれば1 plateで2,000円くらいはします。日本のラーメンが1,500円前後ですから，かなり高いのがおわかり頂けると思います。一方収入は，研究者としては400～500万円でフルサラリーがもらえれば御の字です。しかし旅行を一切しなかったとしても，計算

上，この収入だけで生活することは厳しいことがおわかり頂けると思います。

　一般論として，留学には1年間でだいたい1,000万円かかるといわれています。物価が特に高い地域やお子さんが多い人，旅行をたくさんしたい人はもっとかかるでしょう。2年間で2,000万円必要と概算され，さらに日本に帰国後の生活セットアップに費用がかかりますから，相当な出費と言えます。留学までに大学院でお金をためておく，資産形成として株やFXで貯金しておくことは大いに重要ですが，本書では真っ向勝負でグラントの獲得でお金を工面する方法を次項で考えていきましょう！

　話は逸れますが，研究者の留学は，いわゆる一般企業の駐在と資金力が大きく劣ります。彼らは資格試験や社内競争を勝ち抜いたエリートで，待遇も上級です。渡航代，引っ越し代や家賃は当然会社持ちですし，海外と日本からのダブルサラリーの場合も多いです。日本で家が維持できますし，日本の収入はそのまま貯金できます。したがって，我々貧乏留学ドクターと彼らとは服装から食事，住む環境まで，まるで違いますので，比べることはやめましょう！　そしていつの日か，医局や政府が優秀な研究者にお金を出してくれる世界になることを祈ります！

90　グラントの獲得

　グラントには，生活費や渡航費として使えるものがあると紹介しました。これは実家が資産家で多額の援助があるという人を除き，多額の費用を賄うためにほぼ必須です。まずグラントについて調べてみましょう。

　下記のような応募条件がありますので，まず自分が該当するか確認します。留学用メインで書きますが，留学用かどうかにかかわらずもらえるものもありますので，大学院入学前から知っておいて損はありません。

1. 応募期間

　まず重要なのは応募期間です。翌年の補助金について，初夏から冬に応募を締め切るものが多いです。これを過ぎると応募できませんので一番先にチェックしましょう。応募には自分の研究の概要や業績以外に，研究指導教官の推薦状や所属施設トップのサインなど様々な書類が必要ですので，前もって準備をしましょう。 特に日本学術振興会（以下， 学振）(https://www.jsps.go.jp/j-pd/pd_sin.html) の特別研究員等は大学や研究所ごとに応募できる人材を制限していることがありますので，学内競争の応募時期も調べておきましょう。

2. 資格

　次に資格です！ 多くのグラントが，PhD取得または取得見込み（論文掲載後で学位授与がほぼ確実の者）が要件です。これはつまり大学院4年生がメインとなってきます。低学年のうちは学振のDC1（大学院1年生時に申請して2年目から受給），DC2（2年生時に申請して3年目から受給）が研究エリートの称号です。これらは留学するか否かに関係なく受給でき，20万円/月の支給と高額ですが，この収入以外の所得制限があるので，臨床医の院生でバイトをたくさんする人は応募できません。

3. 年齢制限

　残念ながら申し込みに年齢制限があるところが多いです。これはだいたい35〜37歳までを若手研究者として扱い，その研究をサポートしようという流れからです。大学院への帰学が遅いと，臨床医として貯蓄した財産は多いかもしれませんが，研究者としての補助金は受けにくいということになります。

4. 試験の点数

　英語試験の結果（TOEFLで80〜90点以上など）を要求する留学用のグ

ラントもあります（多くは海外留学用）。これに応募するには試験勉強が必要ですので，まず大学院合格が決定したら応募資格には目を通しましょう。もしかしたら大学院入試で使用した英語試験の証書（通常は2年間有効）がそのまま使えるかもしれません。これは一番ラッキーです！

5. 種類

さて，具体的にどんな留学用のグラントがあるか**表1**に列挙します（2020年8月時点，日本国内）。実際に応募される際はwebサイトで応募要件をよく確認して下さい。これらは代表的なグラントであって，これ以外にも専門分野に応じて"オイシイ"グラントはありますので，必ずご自身で検索して下さい！

留学前のみ申請可，留学後も申請可のタイプがあります。また留学先や学位論文の投稿先によっては，留学前に国内の所属でも海外グラントへ応募できるものがあるので調べてみて下さい！

6. 使える対象が何なのか把握する

助成金はざっくり生活費として使用可としているものから，渡航時の航空券代，ベンチフィー（研究物品の購入）と分けているものがあります。生活費の場合は細かい領収書は不要ですが，後者の航空券やベンチフィーは領収書やチケットの半券などを要求されることもありますので，合格後は請求の仕方を熟読してレシートはなくさないようにしましょう！

7. 併用可能かを確認する

助成額が，年間の生活費すべてを賄える額であればラッキーですが，100〜200万円の助成では十分とは言えません。そのため，いくつかのグラントに応募しておく必要があります。複数合格して併用不可のものがあれば最も多くもらえるものに絞り，後は辞退すればよいのです（大きな声では言えませんが）。

表1　代表的な国内のグラント

日本学術振興会　海外特別研究員

https://www.jsps.go.jp/j-ab/ab_sin.html
応募要件：PhD取得後5年未満，日本国籍保有者
締め切り：6月
助成期間：2年間
助成金額：往復航空賃，滞在費・研究活動費（派遣国によって異なる，年額450
　　　　　〜620万円）

公益財団法人 上原記念生命科学財団

https://www.ueharazaidan.or.jp/grants/login/
①リサーチフェローシップ
応募要件：37歳以下（医学部卒業者は39歳以下），年収600万以下
締め切り：9月
助成期間：1年間
助成金額：450万円以内
②ポストドクトラルフェローシップ
応募要件：37歳以下（医学部卒業者は39歳以下），年収450万以下
締め切り：9月
助成期間：1年間
助成金額：450万円以内

内藤記念科学振興財団　海外研究留学助成金

https://www.naito-f.or.jp/jp/joseikn/jo_index.php?data=about
応募要件：PhD取得後8年未満，40歳未満，1年以上の留学予定者
締め切り：9月
助成期間：1回助成
助成金額：450万円

アステラス病態代謝研究会　海外留学補助金

https://astellas-swift.secure.force.com/byoutai/
応募要件：海外留学の経験なし，PhD取得者（年齢制限なし），
　　　　　年間収入1,000万円未満と予想される者，1年以上の留学予定者
締め切り：5月
助成期間：1回助成
助成金額：400万円以下

最後に，応募にはラボの協力が不可欠です！ 個人のグラントは，自分の CV の強化，またラボも業績として追加することができるので，お互い win-win の関係です。断られることはないでしょう。グラント取得で院生が経済的に安定すれば，研究への weight が増すので質の良い研究への一歩となります。

91 実際獲得したグラントは？

私は留学前の大学院1年生時に2つ（日本），留学後に2つ（北米）のグラントを取得しています。通算成績6戦4勝です！ 留学後のグラントは，学内グラントとカナダ移植学会のグラントですが，これらは直接的に生活費に使用できないタイプでした。しかしながら，ボスと相談してその分給料を上げてもらいました。

日本で取得したグラントについて**表2**に列挙します。

PhD取得予定ではない者が応募できるグラントはかなり限られます。私が探し始めた大学院入学後の6月ではほとんど残っておらず，これら2つに滑り込みで応募して取得した形です。

92 グラント応募はどう書く？

グラント応募において，難渋するのは応募用紙の書き方です！ 特に臨床医上がりの大学院生が書くとだいたい細かくしすぎてボツになります。研究指導医に細かくチェックしてもらうことが必要ですが，ここでは私が書く際にどの点に気をつけているか説明します！

表2　筆者が取得した国内のグラント

①公益財団法人 京都大学教育研究振興財団

http://www.kyodai-zaidan.or.jp/promotion/index/
応募要件：当大学院生，対象渡航期間が2週間以上6カ月未満（上限92日）
締め切り：同年度の4月（ギリギリでも間に合う）
助成期間：1回助成
助成金額：渡航日数（出発日から帰国日まで）に在外研究地別助成日額を乗じた
　　　　　金額。上限92日。渡航日数に応じて，31日目までと，32〜92日
　　　　　目までの2段階の日額で精算する。
在外研究地別助成日額
■A区分：1日〜31日目：17,000円，32〜92日目：8,000円
カナダ，アメリカ合衆国，フィンランド，スウェーデン，ノルウェー，デンマ
ーク，アイスランド，アイルランド，イギリス，ドイツ，オランダ，ベルギー，
フランス，スイス，オーストリア，イタリア，スペイン，ポルトガル，ギリシャ，
トルコ，シリア，イスラエル，ヨルダン，イラク，イラン，アフガニスタン，
サウジアラビア，アラブ首長国連邦，クウェート，バーレーン，カタール，オ
マーン，イエメン，シンガポール
■B区分：1日〜31日目：12,000円，32〜92日目：6,000円
A区分に記載以外の地域

②独立行政法人 日本学術振興会　若手研究者海外挑戦プログラム

https://www.jsps.go.jp/j-abc/
応募要件：大学院博士後期課程に在籍，連続して3カ月以上海外で研究した経
　　　　　験のない者
締め切り：前年度9月または当年4月
助成期間：3カ月〜1年
助成金額：往復航空賃，滞在費（派遣国によって異なる。期間によらず1件100
　　　　　〜140万円），研究活動費（派遣先機関の請求書に基づきベンチフィ
　　　　　ーを支給。上限20万円）

①は筆者の大学関連団体で恐縮ですが，海外研修や学会発表についても助成金を申請できる
ので，大学院生には非常にありがたいです。

1. 見やすさがすべて！

　ほぼ結語ですが，見やすさがすべてです！　グラント応募用紙は論文ではありません。どれだけ短時間でクリアにわからせるかが重要です。査読の巨匠の先生方は，星の数ほどのグラントを書いて，それを超えるグラントを査読してきました。今回あなたが申請するグラント関連でも，数十人を同時に査読しているでしょう。しかも普段の業務の合間に！　単純に考えてもじっくり読む時間はないことが容易に想像できます。はっきり言って，あなたのグラントに興味なんてないのですよ。論文と違うといった理由は，自分が興味のある論文を読むのと違い，雑用として読まされているのです。その忙しい中で，まずぱっと見て複雑すぎ，詰め込みすぎで何が重要なのかわからない文章では，読む気をなくすと思います。

　そこでレイアウトをしっかり考えましょう。まずきっちりページ制限を守りましょう。すべて埋めればよいではなく，見やすくレイアウトして"ちょうど"に仕上げます。レイアウト上は，1パラグラフに1メッセージが基本です。だらだら書くと読みにくいので，主張→例示または詳細説明→まとめ文で構成し，各パラグラフの内容は，研究の背景（研究の必要性），既存の研究，自分の研究の新規性，もし成功すれば医学界で何が変わるか，または，実臨床にどれだけのインパクトがあるか，実行可能性，そして，まとめを配置します。見やすくするには文字の大きさと行間が重要です。文字は12ポイント，行間は1.15ポイント以上をお勧めします。

2. figureが命！

　見やすくする最大の決め手はfigure（図）です。皆さん論文をfigureとtable（表）から読みますよね。文字列より目立ちますし，視覚的に目につき，ぱっとわかるので有用です。フルカラーの内容（必ず印刷して白黒でも内容がわかるか確認する）で，本文の合間に入れます。図表を使うと文字で説明する内容が大幅に減るので活用しましょう。また，細かい実験データをそのまま貼り付けるのは厳禁です。グラフをいくつも貼り付ける応募書類

を見たことがありますが，眼鏡をかけて読んでくれる人は少ないでしょう。キーデータのみでよいのです。一発で査読者をknock downさせるよう，figureを強調しましょう。

3. アピールポイントはnoveltyとfeasibility

　若手がグラントを書く際，重要なのは予備実験の結果だけでなく，研究と自分の可能性を存分に盛り込むことです。自分が研究する内容がどれだけ，新規性（novelty）があって，いかに斬新な方法であるか。そして，自分の今までの経歴や研究実績からその実験の実行可能性（feasibility）が確保できているか強調しましょう。新規性だけでは何の説得力もありません。これを実現できる人材なのです，自分（または研究室）は！　と言わないと！

4. 海外施設と日本の施設の違いを強調する

　留学のグラントであれば，日本でその実験ができない理由をきっちり書いておくことが肝要です。日本でもできるのでは？　と思われたら出資してくれません。留学先の論文を読み漁って，そのactivityと専門分野が世界でどれだけの評価を得ているか，留学中に自分は何を学んで何を日本に持ち帰りたいのかをしっかり書きましょう。また，すでに留学が決まっている前提でグラントを申請するのですから，自分はその施設に認められた選ばれし研究者だとアピールしましょう！

93　英語と戦う！

　留学前の準備として語学の強化は大事です。どんなに頭の良いドクターでも言語が通じなければその実力は8割，5割にどんどん落ちていきます。ここでは私の英語対策と，それから逆算して医学生さんや若手医師さんにお勧めする英語勉強法を紹介します！

まず留学が決まった大学院１年目の初夏から英会話学校に通うことにしました。レジデント中も通いたいと思っていましたが，結局臨床が忙しすぎて不可能でした。いくつも英語学校はありますが，私は自宅や職場の近くにあるBerlitzを選択しました。１コマ40分の１対１のタイプで，当日の予約や，別の校舎での受講もできること，一番の売り（利点）は授業の内容を自分の希望で変更できる点です。半年間，週１回３コマで受講しました。プレイスメントテストでは10段階中の５で，コミュニケーション能力とnative speedはMAX評価でしたが，とっさの会話になるとグラマーが崩れるのが難点でした。研究留学には５〜７点前後，臨床留学には８点以上必要ということでした。とにかく現地で生活できるようになりたかったので，教科書半分，実生活半分の内容にしました。実生活では電話対応，アパートの契約，レストランでのクレームの入れ方などシチュエーションごとに学び，仕事編ではビジネスクラスの先生とカンファレンスでの意見の言い方などを学びました。今まで海外短期滞在や学会は経験しましたが，基礎からきっちり学ぶことの重要性を知りました。しかしながら，やはり週に１回の英会話では足りません。　私はラボの外国籍の先生と積極的に話す，　通勤時はTOEFLやSpeed Learningの教材を聴くなど工夫しましたが，やはり留学してからのほうが英語力は飛躍的に伸びます。それは英語に接する時間が長いのと，自分で会話に困ってあれこれ同僚のフレーズを習得していく経験ができるからです。つらい経験をしないと伸びない部分もあります。

　最も良いツールは，「オンライン英会話」です！　医学部に合格する英語力があるので，基本的な文章問題でそこまで苦労する人は少ないですが，日本人の日常英会話のレベルはアジア諸国で最底辺ですので，ここを伸ばす必要があります。英会話学校のネックは受講料が高いという点と，定期的に通う時間が確保できるか不透明という点です。医学生にとっては高額ですし，臨床の若手医師は急変や手術の時間延長などがあり，調整に苦しみます。そこで，オンライン英会話なら比較的安い料金で，PCとイヤホンさえあればnativeとどこでも会話できるわけですから調整がつきやすいです。日常会

話レベルなら語学学校の先生クラスでなくとも，英語をnativeで話せる大学生（アルバイト）で十分です！ これなら安いです！ 私が医学生やレジデントに戻るのであれば，週に2～3回，1回30分程度でよいのでオンライン英会話をコンスタントに続けると思います。

94 ほかに重要な留学準備は？

　以下に列挙して説明します。実際はどこの都市にもだいたい日本人コミュニティはあるので，現地の先生と連絡を取るか，留学のマニュアルを手に入れることが先決です。

▶**ビザ（最重要！）**：留学が決まったら契約書をもらい，すぐに申請開始！

▶**住民票／納税代理人／年金手続き**：直前でよいので役所に行って下さい！

▶**郵便住所転送**：転送先は実家にしておきましょう

▶**学会費支払い住所変更**：だいたいはインターネットから変更可能

▶**教務課に住所変更通知**：同時に医局秘書さんに郵便物について相談しましょう

▶**送金手続きの確認**：現地で銀行口座を開設した後，どのように送金するか確認を！

▶**海外医療保険申請**：現地の医療保険に入るまでの期間に必要！

▶**財産証明書（英語）／ワクチン接種証明書（英語）**：あると便利！

▶**常備薬の買いだめ**：海外の薬は合わないこともあり，薬局や勤務先でもらっておく！

▶**海外引越し荷物と手荷物**：船便だと1～2カ月かかるので，それに耐える分別を！

▶**食品の購入**：日本製品を買える店がない場合もあり，出汁やカップ麺などは持っていくと，到着してすぐの生活に役立ちます！

▶**持病がある人は紹介状を英語で書いてもらう**

▶お土産を買う！：海外の人にお土産の文化はありません。現地のスタッフに和製のお土産 (置物，扇子，ペンなど) は大変喜ばれますよ！ お菓子なら和菓子は避けたほうがよいです (餡子は外国人にはあまり好かれません)

column⑭　誰もやったことがないことに挑む

　いよいよこの章から私らしさが全開になってきましたが，要点は「誰も挑戦したことがないという理由で臆さない」ことです！ 大学入学後，多少の選択はしてきたものの，ほぼエスカレーター式に上がってきましたよね？ 初期研修，後期研修，もちろん各ステージで試験とか様々な試練があったわけですが，それも既定のコースです。しかし専門医資格を取得後は未知の連続です。一般病院で働き続けるか大学院で帰学するか，どちらが正解とか不正解とかありません。自分でキャリアを選択する必要があります。大学院に入った後も，研究室選び，そしてその研究テーマで結果を出せるかどうかは誰にもわかりません。果ては，その後の人生においてどういったテーマを主軸に戦うか自分で考えていかなければなりません。この決定の際に，誰か似たような前例がいないかサーチすることは賢いと言えますが，前例があるからやる，前例がないからやらないという考え方は望ましくありません。今まではロールモデルがいたと思いますが，この時期には自分の中でイメージした最高のロールモデルに従う必要があります。特に研究は基本的に未知の内容について自分を信じて，たいまつ1本持って暗闇を進むようなもので，他者の意見や，今までの常識にとらわれていては道を見失うこともあります。既存の論文が間違っていたということはよくあることで，自分が論理的に考えて正しいと思うかが重要です。 誰も到達しえなかった領域に嬉々として踏み込んで開拓する根性が必要です。

　実際，私の留学は闇の中でした。そもそもアジア人が働いたことがないラボで，研究のいろはを完全にマスターしていない自分がやっていけるのか

どうか，不安しかありません。それは言語的にも，研究手技的にも苦難が待っていることは間違いなかったからです。面接前，日本から数人応募していたことは知っていましたが，彼らはPhDホルダーで自分より卒後年度が上（経験値が上）で，正直に見て自分は見劣りしました。また院生留学は決して前例がないわけではありませんが，反対意見も多く聞かれました。でも大切なことは，自分がどうしたいかです。厳しいコンペティションであろうと，前例がなかろうと，他者から批判されようと，自分が留学してこの技術を勉強したいと強く思ったならそれが正解です。なぜなら，失敗したときに誰かが責任を取ってくれるわけではありません。自分が選択して行った結果ですから，自分で責任を取る必要があります。

　留学してある程度結果を出してきた頃，留学前に筆頭で私を批判していた方から賛辞のメールをもらったことがあります。都合いいですよね。あたかも自分は最初から応援していたかのような口ぶりです。でも世の中，そんなものです。自分で選択した道で結果を出せるかどうか，それがすべてです。つまり勝てば官軍，負ければ賊軍。やらずに後悔するより，思いっきりやって後悔したほうがすっきりしますし，次の目標が明確にできると私は考えています。闇の中で戦うことを恐怖してはいけません。誰に何と言われようと不条理と判断したなら無視！ 戦って勝つ道を見つけ出すことに全精力を注ぐのです!!

寄稿コラム 早い遅いはない。海外も選択肢に入れてみてはどうでしょう？

　私のキャリアは「遠回り」で決してまっすぐなものではありません。元々は薬の研究をしてみたいという漠然とした動機で薬学部へ進学し，薬剤師となり大学院へ進学して研究の初歩を習っていました。そこで病態病理をしっかり勉強し直したいと思い医学部へ編入学，その後初期研修医・レジデントを経て，博士課程大学院生としてまた研究をし始めました。

　博士の学位をいただいた時点ですでに36歳。今後の人生をどうしようか

と久しぶりに真剣に考えました。そもそもこのまま臨床（診断病理医です）に戻りやっていくか，研究をするか。年齢的にも厳しい現実はあると思ったものの，やはり挑戦してみたい，見たことのない世界をみてみたいという気持ちが強かったこと，研究を続けたいという思いも強くそのために様々な経験を積みたい，ということもあり，海外で研究という選択を考えました。

　そう考えてはみたものの語学力は0，下準備も下調べもなし，預貯金もなし……。まったく海外を視野に入れた準備をしていないような状況でしたが，博士課程でのメンターの先生の人脈だけを頼りに今のポジションにアプライをさせていただくことができ，覚悟も半端なまま話が進み，働かせていただけることになりました。

　なんて適当な，と自分でも思いますが，アメリカへ来て3年目の今，思うことは，来て，挑戦してみて，本当によかったということ，そして多くの人に海外での挑戦を視野に入れてもらいたいなということです。

　ネットも発達した現在，さらに，研究環境に恵まれた施設も多い日本から，海外へ行くというのは昔と比べてあまり価値がないのではないかという意見もあるかと思います。しかし，実際に移住をしてまったく異なる文化の中で仕事をしてみるということは，体験するのとしないとではまったく違う大きなインパクトがあります。

　考え方もものごとの行い方もまったく異なる環境の中で，まったく違う言語で，そして今までのつながりや「あうんの呼吸」といったものもまったくなくして挑戦すること，これは非常にストレスフルでもありますが，確実に大きな成長につながり，かけがえのない体験であると言えます。

　アメリカに来たときはとにかく語学がうまくできるか，自分はもう歳を結構とっていてやっていけるか……から始まり自信がわかない，または喪失するようなこともたくさんありました。数々の失敗もありました。しかし，小さな一歩でも挑戦し続けること，自分を変えて環境に適応しようと努力することなどを通じて，確かに成長していけることを実感もしました。もちろん経験として得られるものは膨大で，海外に来なければなかった成長

がたくさんあります。

　何より得がたいと思ったことのひとつは，自分がどっぷり馴染んできた「日本」というものを相対的に，冷静にみられるようになったことです。日本の中にいれば当然ということも，海外ではまったく異なる。そういったことは当然のようにたくさん起こります。日常生活の作法や仕事の進め方などはもちろん，考え方や問題解決の方法などもまったく異なることが多くあります。

　そういった異なる文化の中に実際に身を置いて，日本という後ろ盾なく単身で挑戦する，この価値は非常に大きいということはぜひお伝えしたいと思います。暮らす，働く文化を変えることで，経験したこと，考えたこと，変わったこと，これは本当に人生にとって大きな糧になると感じます。

　まだまだ道半ばですが，現時点でも1つ皆様に確実にお伝えできるかなと思うことは，「早い遅いはない。海外も選択肢に入れてみてはどうでしょう？」ということです。私の場合は偶然のような幸運が重なってアメリカに来ることができましたが，得たものの大きさを考えれば，それ以外のことは些末な問題であると言い切れます。

　思うような留学や華々しい活躍ができないこともあるでしょうし，私の場合もまだこの先どうなるかわかりません。しかしそれでもあえて伝えたいと想います。海外を選択肢に入れることをぜひお勧めしたい，と。そして，準備なんて，別に完璧はないのだから，とにかくできるだけのことをやったら，飛び込んでしまえ，と。

　海外というとハードルが高い，自信がない，先が見えない，などいろいろネガティブなことが思い浮かぶ方が多いかと思います。確かに国内で計画的にキャリアを進めることというのは王道かもしれません。しかし，視野を広げ，様々な体験をする，ということから得るものを楽しむ，これもまた素晴らしいものを与えてくれるのではないかと思います。1回きりの人生ですから，思い切ることも必要，と思います。

　本書には様々なキャリアやそれにまつわる王道の話が書かれています

が，海外留学組として，是非皆さんにも海外を視野に入れた大きな活躍をしていただきたいと願っています。

米国国立衛生研究所　峰 宗太郎（2010年卒／Twitter ID：@minesoh）

●文献
1）　BUSINESS INSIDER［https://www.businessinsider.com/how-expensive-is-san-francisco-mind-blowing-facts-2019-5］
2）　日本移植学会：2019臓器移植ファクトブック.
［http://www.asas.or.jp/jst/pdf/factbook/factbook2019.pdf］

海外で信頼を得るには？

95　海外研究の実際

　生活のセットアップ，約1カ月間のe-learning講習（研究所内で働くための講習がかなり多い）が終わり，留学2カ月目くらいから徐々に実験が始まりました！　施設の特徴も含めて具体的にご紹介します！

1. 仕事内容

　私の研究職は少し特殊で，大動物（ブタ）の手術がメインの仕事です。*in vitro*（細胞やたんぱく質の実験）や日本で主流の小動物 *in vivo*（マウスやラットを使って実験）も必要であればやりますが，大型哺乳類のほうがヒトに近くエビデンスレベルが高いので当施設では優先しています。手術がメインとは？　と疑問を感じる先生もいるでしょうが，まさに「外科手術が主軸」です。

　ブタのサイズはちょうど小児くらいで，挿管，ルート確保，サージカルルーペを使った手術とまさに大学院入学前に行っていた手術そのものです。実験日は大変忙しく，朝から手術と測定を同時にして真夜中に帰ります。術後も移植モデルでは術後のブタの診察や投薬，サンプリングがあります。恵まれている点は，いわゆる測定系 [PCR（polymerase chain reaction），酵素結合免疫吸着測定法（enzyme-linked immunosorbent assay：

ELISA) など〕をテクニシャンに任せることができる点です。マネージャー
に出勤初日に言われましたが,「あなたの仕事は手術と論文を書くこと。細
かい測定や解析は私たちテクニシャンがやるので,あなたにしかできない
ことに集中してほしい」と。しかし一方で,当科のresearch fellowでは臨
床試験の解析も業務に入っており,脳死や心停止後移植の試験が入れば真
夜中でも呼び出されます。その合間に研究の進捗報告会議や,他ラボとのコ
ラボレーション会議,他大学や企業との会議が入ってくるので実際は結構
忙しくなります。個人的にはお洒落なカフェでゆっくりコーヒーを飲みな
がら実験の解析を行う……そんな留学生活を予定していましたが,実際は
ほぼ外科医時代と変わらない生活でした。しかしながら,日本の大学院生時
代と比べると,バイトをしなくてよいので圧倒的に研究に集中できます。下
記は週2回肝臓移植をしている時かつ臨床試験での呼び出しがない時のタ
イムスケジュール(**図1**)です。かなり忙しい時期で,昼寝をしないと身が
持たないときもありました。注目してもらいたいのは,実験がなければ定時
で帰宅している点(定時に帰れないのは能力不足と認定されます)と,土日
はある程度フリーの時間がある点(休日に出勤する奴は頭がおかしいと認定
されます)です。また手術がない週もあります。この週はひたすらにデスク
ワークと試料解析ですが,暇があれば同僚と昼間から飲みに行くこともで
きます。特に金曜の午後はラボの出勤人数が激減しています(みんな,飲み
に行っている)。勤務以外にもBBQやスポーツ観戦などやることはいっぱ
いありますよ!

2. 仕事場

　職場は,ダウンタウンのど真ん中にある大学病院と連結した最新の巨大
ビルの中にあります！　ワンフロアまるまる移植実験の研究室であり,心,
肺,肝,腎,膵など様々な分野の専門家がいます。また,動物専用の手術室
(機能はほぼヒトのオペ室と同じ)や動物飼育室も完備されています。フロ
ア内でラボベンチやデスクに仕切りはなく,気兼ねなく隣のラボの研究者

図1 研究留学生活の1週間

時間	月曜日	火曜日	水曜日	木曜日	金曜日	土曜日	日曜日
0:00							
1:00		術後管理			術後管理		
2:00							
3:00							
4:00		就寝			就寝		
5:00	起床	起床		起床	起床		
6:00	手術準備	術後ケア	起床	手術準備	術後ケア	起床	起床
7:00			術後ケア			術後ケア	術後ケア
8:00	手術			手術	ボスと面談		
9:00		ラボ会議			臨床研究会議		
10:00			文献検索				
11:00	休憩	術後ケア		休憩	術後ケア		フリー
12:00						フリー	
13:00			手術準備		プレゼン準備		
14:00	手術	論文作成		手術			
15:00			共同研究会議		お昼寝		手術準備
16:00							
17:00		術後ケア	術後ケア		術後ケア	術後ケア	術後ケア
18:00		フリー			フリー		
19:00			フリー				
20:00		就寝			就寝	フリー	フリー
21:00							
22:00	術後管理		就寝	術後管理			就寝
23:00						就寝	

が質問しやすい状況にあります。この"共同研究しやすい"というのも日本とは異なる売りのひとつで，建物全体にベンチやソファーが点在していて，いつも誰かしらが研究の相談をしています。私も他の研究室と共同研究を複数抱えていますが，とにかく作業のスピードが早いです。メールでアポを取ったらすぐ会議→その会議内でおおむね協力内容が締結され，早ければ翌日からスタートします。これは共同研究で自分の能力を他のテーマでも活かし，業績にしていこうという非常にアグレッシブな働き方です。日本のように数カ月間をかけて，まず相手の批判的吟味とauthorship（著作権）の書類締結から入る消極的立場とは大きく違います。企業との連携も比較的容易で，契約書の作成や法律的チェックなど研究所の監査機関に依頼すれば完璧に進めてくれます。世界的に有名ながん研究センターでもあるため，

コーヒーを買いに廊下を歩けばたいてい有名雑誌の著者とすれ違います。

　同じフロアにいる研究者は非常に多彩です。出身国は北米以外にも欧州，南米，アジア各国から来ていますし，身分も学生（MasterまたはPhD），Non-MDの研究者，MDなど様々です。　私の所属するMulti-organ transplant（MOT）の大動物実験を行う外科医はほとんどがMDで，各国でヒト手術をしてきた外科医が多いです。中には母国では准教授ですが，新規研究を求めて短期留学してきた強者もいます。特徴として，研究者同士の仲がとても良く，測定法や手術など，気軽にいろんな相談をできます。「これに行き詰まっているのだけど」と言えば，「1回見に来れば？　やってあげるよ！」と協力してもらえます。　総じて仕事環境は非常に居心地が良いです。出自や身分がバラバラなので互いにリスペクトを持っています。英語が聞き取れなくてもHah?と言われることもなく，親身に説明を聞いてくれる環境は，留学初心者としては理想の環境です。

3. 仕事のノルマ

　契約書上はブタの研究に従事するとしか書かれていません。しかし，実際には年に3本以上の基礎または臨床論文を書くというノルマがあります。それ以外にも，他国の研究者やファンド（研究資金をくれる個人または企業）への実験デモンストレーション，グラント応募（学内，カナダの移植／ドナー団体，米国移植学会），北米または国際学会での発表など様々な仕事を割り振られます。給料は年俸制ですが2週間ごとに振り込まれます。しかし，上司が仕事ぶりに満足しなければ打ち切りで解雇もありえます。これらの仕事をこなしたくらいで満足してはいけません。最低限を完璧にこなし，さらにプラスアルファを出さないと評価は上がりません。ちなみに海外では仕事の評価は年収に直結します。年収がアップするということはボスが自分に満足してくれている証拠です。私はそれぞれ前年度と比べて2年目25％増，3年目は35％増と上昇しています（ただし初期雇用金額が最低賃金レベルですので，日本の勤務医・院生時代よりだいぶ低いです）。

4. ココが素晴らしいよ！ うちの大学！

　こちらに来てよかったと思うメリットも紹介しておきます！ 　一番はac-
ademic workに対する補助金です！ 　MDの皆さんは，学会の参加費や旅
費，論文投稿費用は自費であった人が多いと思います。グラントが取れる上
級医はそこから出していましたが，若手は病院からの雀の涙ほどの助成金
に頼っていましたよね。私も若い頃はこれも必要な経験！ 　または旅行だ！
と思って甘んじて自分の財布から，研修医時代は年間50〜100万円近く支
払っていました。今思えばこれっておかしいですよね！ 　自分の功績になる
のは当然ですが，病院や所属医局の名前も宣伝しているわけで，名を売ると
いう点をもっとしっかり評価してほしいと思います。

　私の所属するトロント大学移植外科では，学会参加費用，交通費，ホテ
ル，食事（1日当たり9,000円）まで全額負担してくれます。臨床統計家へ
の相談費用，クリニカルリサーチテクニシャン（臨床のデータベースから解
析されるデータを作成してくれる）への仕事依頼，論文投稿料もすべて病院
持ちです。病院にとって最大の宣伝効果になるわけですから大盤振る舞い
です。もちろん超高級ホテルやファーストクラスの利用などはNGですが，
通常かかる費用は申請すれば請求できます。私は2年間で150万円以上は
請求しました。でもこれは，こちらがお金を払うのだから学術成果を出せと
いう上司からの無言のプレッシャーでもあります。いずれにしても功績に
対して真面目な日本人にとっては良い環境です。

96　トロント大学での研究

　私のトロント大学での研究についてご紹介します！
　私のclinical questionは「ドナー不足を解決する方法はないのか？」で
した。この問いの答えとなりうるのが，欧米諸国でドナー数を激増させてい
る最新技術「体外臓器灌流（ex vivo machine perfusion：MP）」（**図2**）で

す。この技術は摘出した臓器の新しい保存法として注目されています。

　まず従来の臓器保存法は，単純冷保存法（static cold storage）と呼ばれ，ドナーから摘出した臓器はレシピエントに移植されるまで，臓器保存液に漬けられ氷冷（4℃）保存されます。これは特殊な組成の臓器保存液と冷却によって細胞の代謝を極力抑えて保存する方法で，冷却による組織の冷温障害と，移植後に血液が循環することで炎症が引き起こされる虚血再灌流障害が大きな問題となります。この方法は正常な肝臓を移植片とする生体肝移植や脳死肝移植では問題が生じませんが，境界臓器と呼ばれる脂肪肝や高齢者のドナーから摘出された臓器では，前述の2つの障害で移植後に臓器不全を起こす可能性が高まります。こういった境界臓器は今までは移植に適さないとされ，選択されませんでした。

　そこに登場したのがMPです。MPとは摘出した臓器を人工心肺に接続して酸素と栄養を循環させ，"体内と同じ環境"を再現する保存法です。灌流させることによって細胞内のエネルギー〔アデノシン三リン酸（adenosine tri-phosphate：ATP）〕を補充し，また代謝で発生した老廃物や炎症物質

単純冷保存（従来法）	machine perfusion（MP）
"氷に漬けるだけ" 臓器保存液を灌流後，移植されるまで 氷中で保存して代謝を抑える	"体内と同じ環境で保存" 人工心肺を用いて酸素と栄養を 組織に補給しつつ，炎症物質を洗い流して 移植後のダメージを軽減する

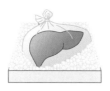
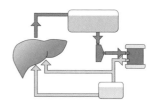

[weak points]
低温による組織障害
虚血再灌流障害（血流再開後の組織破壊）
移植臓器の機能測定や修復ができない

[strong points]
低温障害と虚血再灌流障害虚血の軽減
保存時間の延長，臓器機能測定と改変

図2　体外臓器灌流とは何か

を洗い流すことができます。この灌流保存のメリットは，保存ダメージの軽減，保存時間の延長，灌流中の臓器機能評価，そして臓器機能のパワーアップです。2018年のイギリスの灌流の結果が『nature』に掲載され，これを皮切りに多くの欧米諸国の研究者たちがMPの臨床応用論文を発表しています。この方法が劇的にドナープールを変化させた理由は，心停止後ドナー（donor after cardiocirculatory death：DCD）からの肝臓移植を可能にした点です。肝臓は虚血（血が通わないこと）に対して脆弱で，腎臓のように死後（つまり血流停止後）に摘出された臓器は安全に移植できませんでした（移植しても高率で肝不全となり，再移植が必要となってしまう）。しかしこのMPは臓器のエネルギー補充と代謝を活性化させることで，傷ついた臓器を回復させることに加え，機能評価を可能とし安全に移植可能な臓器を選別できます。これによって移植大国スペインやベルギーでは，心停止後ドナーが全ドナーの1/4を占めるほど劇的にドナー数の増加を実現しました。

　MPは大きく分けて冷灌流（4～10℃）と恒温灌流（37℃）の2種類が臨床で使用されています。MPの臨床応用は1960年代のヒト腎臓の冷灌流に遡りますが，AIや灌流機器が進化した2016年頃から，多数の大規模臨床試験が報告されるようになりました。本書執筆時の2020年では，この技術は未知の部分＝科学的に機序が解明されていない部分が大きく，将来の可能性が期待される分野です。

　たとえば肝再生。肝臓という臓器は代謝臓器の中でも特殊で，全体の容積の7割を切除されても人体を支えることができるほど予備能力があり，また切除すると残った肝臓が元の機能を補填するかのように肥大します。これを肝臓の再生と言います。しかしこの再生のスイッチについては，ホルモンや血流の変化など多くの研究がされていますが，解明までは至っていません。現在，恒温灌流が肝再生の遺伝子の発現を促進することまでは証明されています。MPは臓器の血流から灌流液の詳細に至るまで臓器の環境を完全にコントロールできます。この"臓器培養"によって再生の機序が完全

解明され，それを応用した肝臓の機能回復を行うMPがそう遠くない未来に実現すると予想されます（図3）。

　私の今の研究は，心停止後ドナーに対する恒温灌流です。心停止後ドナーは今後必ず日本でも必要となるもので，体内と同じ代謝を維持できる恒温灌流は将来的に最も応用可能性が高い灌流です。私のテーマは2つあって，1つ目はリアルタイムにわかる機能評価メソッドの確立，2つ目は現在臨床で使用されている薬剤で灌流中に臓器機能の改善を促進する薬剤の検討です。

　1つ目について，この新規臓器保存法の最大の課題は，現在明確に臓器の機能を反映した指標がないという点です。血行動態（血管抵抗抵抗）や代謝機能評価（灌流液中の乳酸値や胆汁産生量）などから総合的に評価していますが，この検査で明確なカットオフ値をもって安全に移植できるかどうかを灌流中に判定することが絶対必要ですので，様々なアプローチで試して

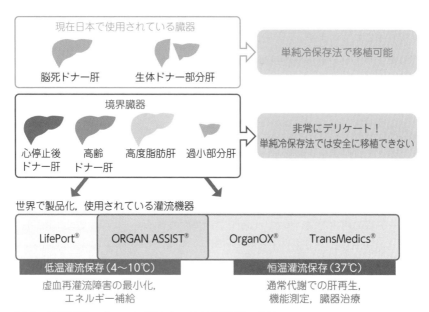

図3　体外灌流によって可能となった境界臓器の移植

います。2つ目はいわゆる, reconditioning（臓器改変）です。この肝臓灌流の最大の利点は生体と切り離されていることです。つまり, 普段生体内ではありえない環境での管理ができます。

たとえば, 高門脈圧での管理, 高栄養の灌流など。私は現在使用可能な薬剤を使ってreconditioning方法を探っています。薬剤を生体に投与する際は, 通常は過剰摂取による全身有害事象（いわゆる副作用）を懸念しますが, 灌流中の薬剤投与では肝臓の有害事象しか気にする必要はありません。言い換えれば, 肝臓が耐えられるなら通常の何十倍の濃度で薬剤を使用することもできます。語り出したら止まらないのですが, 要はなんでも研究し放題, すべてが人類初の研究なので, やりがいがある分野です。

97　資金力が違い過ぎる！

留学して実感したのですが, 海外ラボと日本のラボの一番の違いは「資金力」です。大動物実験は大変お金がかかります。飼育費用や使用する薬剤もマウスやラットに比べ高額になります。上記の私の研究で言えば, 灌流の形式や薬剤にもよりますが, 1回の肝移植実験で100～150万円程度使っています。これをN＝5として2群, かつ予備実験で3回事前にデータ採取をしたとすれば, 解析料も含めて2,000万円を優に超えてしまいます。通常肝臓のプロジェクトは2, 3, 同時併行で行いますので, 年間で相当なお金がかかるのです。この金額を賄えるラボは, 世界にはそうはありません。あったとしても, そのような貴重な実験を大学院生に任せることはほぼ不可能でしょう。

これを可能にするのは, "寄付"です。2020年にユニクロの柳井氏が京都大学に100億円の寄付をして話題になりましたが, 海外ではこの寄付が重要なラボ予算になっているところも多いです。海外の病院でよく人名や企業名のついた建物を耳にしますよね？　これは寄付でできた建物です。海外

では寄付の精神が強く，企業や資産家が病院や慈善事業によく寄付をしま
す。税金対策であるのかもしれませんが，額が数億～数百億円という場合も
あり並外れて高額です。当外科でも，患者さんから手術後に数千万や億単位
の個人献金がよくあります。中には主治医の研究室で全額使ってほしいと
いうケースもあります。日本では国家予算である科研費や日本医療研究開
発機構（AMED）であっても数百万～数千万円程度ですから，圧倒的に資金
力が違います。でもそんなに資金力があるなら fellow の給料ももっと上げ
てもらっていいですよ（心の声）。

寄稿コラム 基礎と臨床の懸け橋となる医学研究者を目指して

●大学院時代──米国への憧れ

　私が米国留学へ憧れを抱いたのは大学院時代。修士課程を修了し，博士課
程へ進学する当時，医科歯科大のある大学院教育プロジェクトが文部科学
省の「魅力ある大学院教育イニシアティブ」に採択された。その名は「基礎
と臨床の懸け橋となる高度医療専門家育成プロジェクト」。大学院博士課程
にまさに進学しようとする学生を対象に，医師，歯科医師，基礎研究者から
それぞれ1名ずつ合計3名が選抜された。私はありがたくも"基礎"の代表
として選抜されることになった。このプロジェクトの狙いは，臨床の視点か
ら基礎を，基礎の視点から臨床を，つまりトランスレーショナルに高い次元
から物事をとらえ，ハイレベルの医学研究に貢献できるグローバルエキス
パートを育成する，というものである。その内容はたとえば，実際に欧米で
活躍する医師・医学研究者を招聘して，英国ケンブリッジや米国ハーバード
を中心とした欧米の医学教育・大学院教育の内容を学ぶというものや，専属
10名の教授陣（医師・歯科医師・基礎研究者から構成）から出される課題に
対して，我々学生3名がチームとなり，毎月のようにプレゼンをする，とい
うものである。ここで，私は今「学生」という言葉を使っているが，あえて使
わせてもらっている。日本では間違いなく，大学院生は「学生」の扱いであ

る。学費を払い，研究を教わる立場である。しかしながら，このプロジェクトで学んだ最も重要なことは，欧米では大学院生は「学生」ではなく「すでに研究者（プロフェッショナル）」である，ということ。そして対価として給与も支払われる，ということである。しかしながら，欧米ではPhDを取得するまでに幾度も厳しい審査があり，その篩から生き残れるのはわずかである。よってPhDの称号は人々からも最もリスペクトされるもののひとつであると。これは私が日本で今まで抱いてきた感覚とはまったく違ったものだった。この時，私は日本のPhDがどこまで戦えるのか，欧米で挑戦してみたいと思ったのである。このプロジェクトでは毎日のようにマンツーマンでネイティブ陣による英会話レッスンも行われた。それはこのプロジェクトの最終目標がハーバード大への研究留学だったからである。しかしながら予算の都合上，この留学研修は残念ながら中止となってしまった。

●渡米の決断——いざ，NIHへ

　大学院を修了後，私は企業の医学研究者となっていた。企業に入ることでより海外へ近づけると考えたからである。私は院生時代のバックグランドが評価されて，米国の学会へよく出張するようになっていた。私のミッションは“新しい臨床検査を創る”というもの。数年で20回ほど米国に出張した。そこで感じたのは，米国は日本の医療の5年先を進んでいる，ということ。日本ではまだ馴染みのない全自動遺伝子検査システムも，米国では当たり前になっていた。それも毎年のようにテクノロジーが更新されている。新しい企業も毎年出現する。知っている企業がいつの間にか消えている。「なぜ米国はこんなに速いのか」，それが私の感想だった。そしてますます米国で研究したいという思いが強くなった。ちょうどそんな折，私に米国赴任のチャンスが舞い込んできた。知り合いの先生が私をNIHに紹介してくれることになったのだ。

　米国国立衛生研究所（National Institutes of Health：NIH）とは，institutesが複数形であるように，国立アレルギー・感染症研究所，国立ヒト

ゲノム研究所，国立がん研究所など合計27の部門，75棟以上の建物が，300エーカーの敷地に集まっている，米国政府最大の生物医学研究拠点である。Nature index ランキングでは，生命科学分野における政府系研究機関で常に世界第1位に君臨している。 そのNIHの中心となる建物が「Building 10」（通称ビルテン）であり，研究所と病院が一体となった臨床センターである（写真）。私が紹介して頂いたのは，ビルテンの中にある国立心肺血液研究所（National Heart, Lung and Blood Institute：NHLBI）の脂質代謝分野Dr. Alan T. Remaleyラボであった。彼は脂質分野で世界的に著名な人物でもあり，数々の教科書も執筆しているが，NIH臨床センターが擁する臨床検査室（Department of Laboratory Medicine）の生化学検査部門のボスでもある。私が求める"新しい臨床検査"を探すのには，赴任先として最適であった。米国赴任には若干の不安はあったものの，「何かチャンスがあったら全部できると思って挑戦すること，たとえその時にはできなくても，いつの間にかできる自分になっている」との尊敬する上司の言葉を思い出し，迷わず渡米を決断した。企業も全面的にサポートしてくれることになり，その先生の推薦状と，履歴書等による書類審査を無事通過，NIHに赴任することが決まったのである。

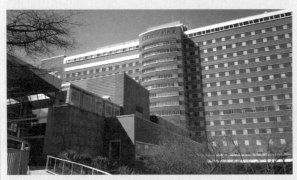

Building 10 の南側エントランスから撮影

●NIHでの研究——師匠Edwardとの出会い

いざ米国NIHに来てみると, 2つの壁に直面した。

まず, 第一に「ノープラン」なのだ。もちろん私がこれまで研究してきたネタはいくつかあったが, いかんせん紹介してもらったのが脂質のラボであり, まったくの専門外。かといって, 脂質にまったく関係のない研究テーマで直進したところで, ラボ内で完全に"浮く"ことは目に見えているわけで, しかもまったく新しい検査を探しに来ているので, これまでの自分の研究に固執する意味はまったくない。むしろこれまでの自分の研究の枠に閉じ籠っていては革新的なブレイクスルーはない。

第二にNIHに来てもすぐに研究は始められない。NIHを自由に出入りするのに必要なIDカードの発行手続きがとにかく面倒で, 入手できるまでに2~3カ月かかる。IDカードがないとNIHのパソコンにログインすらできないので部内メールの確認やデータを用いた解析などができない(NIHで得た研究データはプライベートPCへの持ち出し禁止)。またラボの鍵もそのIDカードを入手して初めて手に入るので, それまでは誰かにラボのドアを開けてもらわなければならない(常にオートロック式で施錠)。とにかく最初の数カ月は何をするにもきわめて不自由であった。

さてどうするか。NIHのパソコンが使えないとなると, 誰かのパソコンを共有で使わせてもらう必要がある。そしてラボで成果を出すには, ラボが柱とする研究プロジェクトの全体像を把握しつつ, 自分にしかできない, かつ効果的に貢献できるテーマを探る必要がある。そのためにはプロジェクトを動かしている上級研究員の信頼を得ることだ。そこで私が取った手段はラボのstaff scientist であるDr. Edward B. Neufeldに弟子入りすることだった。何でもいいから実験を手伝わせてほしい。そこから始めた。この戦略はまったくもって王道ではない。客員研究員として来ているからには自分が事前に仕込んでいた"お土産"の研究ネタで手っ取り早く成果を出すほうが早い。ただ私の場合は, その研究ネタではラボへの貢献度は低い。持続可能な成果を紡ぎ出せない。そもそも普通のやり方をしたのでは

米国に来た意味がない。ここは米国である。思い切って，ラボのど真ん中に飛び込むことにしたのである。

　結果，私は運が良かった，このEdwardという人物，稀にみる人格者で，私のような片言の英語しかしゃべれない日本人を弟子として快く受け入れてくれた。私は英語が上手ではない。しかし研究生活においては不自由したことは一度もない。意思疎通能力は決して言葉だけがすべてではない，伝えたい内容に熱意と，相手が耳を傾けるに値する価値があれば，相手は忍耐強く理解に努めてくれる。そしてこのコミュニケーションはお互いの信頼関係を築く上でとても重要なことだ。私は大学院時代から実験の手技だけは磨いてきた。

　ある日，Edwardと一緒に実験をしていた時，「お前の電気泳動はなぜ，師匠の私よりも美しいのだ。けしからん」と言わしめた。本人はアメリカンジョークで言っていたが，半分本気のジェラシーも入っていたように思う。それからEdwardは重要な実験をすべて私に任せるようになった。

◉米国式研究法──新マーカーによる脂質検査新時代の幕開け

　Edwardと私が研究していたテーマは，HDL（高密度リポタンパク質）が脂質を細胞表面から引き抜く能力を，特殊な蛍光脂質マーカーで標識した疑似細胞を用いて，簡便に測定する技術である。Edwardはすでにこの特殊マーカーの可能性に気づいていた。私はEdwardのプロジェクトに合流して，この特殊マーカーを実際の臨床検査に応用するためのMethodを開発したのである。これは大学院時代に学んだトランスレーショナルリサーチの視点がおおいに生かされた瞬間であった。この特殊マーカーの素性と原理に関する論文は，2019年『Biology』に掲載された。この論文では臨床的有用性に関しては一切言及してない。その後，複数のコホート研究を経て，動脈硬化性の冠動脈疾患と，我々が開発したこのアッセイの値が，有意に相関があることを証明した。そしてこの相関はラボ標準法である培養細胞を用いた脂質引き抜き能の値や，現行検査法であるHDLコレステロール

値との相関よりもはるかに優れていたのである。この成果は某有名誌に現在投稿中である（リバイズ中）。

我々の論文には多くの共著者が登場する。臨床検体の扱いはDepartment of Laboratory Medicineのスタッフが，冠動脈CTアンジオグラフィーによる冠動脈プラークの評価は循環器医チームが，電子顕微鏡による画像解析，プロテオミクス解析，マウス動物実験などはやはり各専門のチームが請け負ってくれる。そしてこれがNIHのすごいところなのである。同じ敷地に，あらゆる分野に精通した医師や研究者らがいるのである。同じ組織内での共同研究のスピードは凄まじい。さらには，我々の論文は世界で80例しか報告されていない希少なLCAT (lecithin cholesterol acyl transferase) 欠損症患者の3例を用いた貴重な解析も報告している。LCAT患者の脂質は非常に不安定であり凍結保存できない。NIHの研究病院にはこの3例の患者が入院しており，新鮮な状態の検体を入手できる。これもまた希少・難病疾患の研究拠点となっているNIHならではのメリットである。

そして私がNIHのラボに来て一番驚いたことは，この特殊マーカーの発見について，論文を投稿する前から次々にAlanが知り合いの研究者に打診し始めたことである。私の感覚では，「成果は自分のものにしたい。なるべく人に教えたくない」というものであった。しかしAlanは違った。全然隠さない。むしろ積極的に発信していった。だがそれによって多くの共同研究のオファーが舞い込んできたのである。いまや臨床共同研究は米国内だけでなく，日本，スウェーデン，オーストリアと各国で大規模研究がスタートしている。なるほど「アメリカが速い」わけだ，そう思った。

「真似できるものならしてみるがいい，だが我々と手を組んだほうが確実にWin-Winだ」。

——これがアメリカ式だ。

我々のこの新しい検査法は，いずれ現行のHDLコレステロール値に取って代わる時代が来ると考えている。脂質は量ではなく，これからは質をみる

時代だ。その最先端に今立てていることは研究者として最大の喜びであり，これまでお世話になった諸先生方に感謝申し上げたい。そして，このような場を提供してくれた後藤徹先生に厚く御礼申し上げたい。

米国国立衛生研究所　佐藤正樹（2010年大学院卒）

column⑮　サマースクールを利用しよう！

　皆さん，高校生や大学生の夏休みは何をしていましたか？　部活，受験勉強，旅行など様々な経験をされたと思います。一方，北米のモチベーションが高い学生は至ってacademicです。彼らは2カ月間の夏休み（完全にフリー）があります。幼少期はキャンプなどの社会活動がメジャーですが，高校やundergraduate（医学部の前の一般の大学）では将来を見越した過ごし方をする人が多いです。

　サマースクール（summer school）とも言いますが，基本的に各病院・研究所が公募しており，学生が夏休みの期間に"職場体験"として勉強に来ます。undergraduateでは医学へのモチベーションも高く，medical schoolの選抜で少しでも他と有意な差をつけようという学生が多いです。そのためラボで精力的に働いて，あわよくば論文に名前を載せてもらう，またはボスに推薦状を書いてもらうことを目指しています。勤務内容は，ほとんどが実験や事務業務の手伝いです。

　私の場合は熱心な学生には解剖や生理学を教えたり，手術実験後の動物で解剖や手術の解説をしたりしています。縫合実習は彼らのやる気スイッチを押してくれるので，必ず体験してもらっています。自分が若い頃はこういった機会はなかったので，北米の学生は恵まれているなと思います。また驚くべきはこの"職場体験"は，アルバイトとしてお給料が出るのです！　1時間当たり12CAD（約1,000円）もらえますので，学生にとっては勉強できて，お小遣いももらえて最高ですよね。自分がこちらで子育てするとしたら必ずこのサマースクールを経験させたいと思います！

98 下積みの毎日

　海外に来ても，仕事を行う上で最初に重要となるのは信頼関係の構築です。第1章医学生編や第2章研修医編で仕事の心構えや実際のテクニックについて話しましたが，これは基本的に海外でも変わりません。でも海外で障壁となるのは，①誰も自分を知らない，②日本の常識が常識ではない，③すべて自分を英語で表現しなければならない，の3点です。今までの人生，就職して以降は何らかのコネクションがありましたよね。指導医から指導医へと自分の評判などが引き継がれ，自分の評価がまったくのゼロから始まる環境はなかったはずです。でも海外に来て，しかも定期留学先でなければ自分の評価はほぼゼロから始まります。私の場合も，ラボのメンバーとは留学後に初顔合わせとなりました。次に海外は言語も文化も違います。手術手技や実験方法についても日本人が思うルーチンとは異なることもあります。しかもその違いのすり合わせを英語で埋めていく必要があります。これら3点はかなりのストレスであることは間違いありません。

　私の職である肝臓移植research fellowは，移植外科のresearch fellowの中でも，かなり特殊な立ち位置です。他ラボでは基礎研究者は基礎実験のみ（研究所にデスク），research fellowは臨床研究のみ（病院にデスク）と決まっていましたが，当ラボでは，ブタの基礎実験をメインとしつつ，ヒト臨床試験でのオペ室での仕事，臨床論文作成と病院と研究所を行き来するので圧倒的にコミュニティが広いです。基礎から臨床スタッフまですべて把握し，一緒に仕事をする必要があります。加えて，他大学とのweb会議もままあり，積極的に対外的なコミュニケーションも必要です。この基礎臨床混合の仕事はかなりヘビーでした。

　たとえば移植手術が終わり，ブタを抜管して動物飼育室に帰した後，メールチェックをしたら緊急で臨床会議の資料をつくれとか，朝から臨床試験があるからブタの世話が終わったら休みなくヒトオペ室に集合などよくあります。すべてこなすにはまず体力が必要ですが，ただ与えられた内容をこ

なすだけでは信頼関係構築には時間がかかります。そこで私は以下の3つの作戦を立てました。

1．仕事は先取り

　仕事の見通しが予想できるなら"先取りして処理しておく"ことが肝要です。なぜなら，とっさに仕事を振られても英語での仕事は最初ものすごく時間がかかります。デスクワークでさえ，最初のうちは英語→日本語訳→日本語で考えて→英語訳することが必要で，数枚の文章をつくるのに半日かかることもありました。これで済むのであればまだいいのですが，訂正や追加があるとまったく終わらなくなります。ある程度仕事の量をこなせば，日本語脳は英語→英語で考えて→そのまま発信の英語脳となるのでだいぶ楽になりますが，最初の信頼関係をつくる段階で英語脳への切り替わりをテキパキできるほど賢くなかった私には，とても時間がかかりました。よって，これを避けるためには，資料をつくる前にこれも必要ですか？　何枚以内にしますか？　とか自分から積極的に聞いておきます。先方も何ターンも資料を往復されるよりも1回で決まったほうが楽ですので，こいつやるなって反応もされます。遅かれ早かれ仕事を任されるのであれば，先に聞いてやってしまう"気の利いた"人材になりましょう！

2．simple-schemaとmulti-figure提示

　次は"相手の好みに応える"です。文章や会話が長くなってくるとこちらも相手も疲れてきます。よってわかりやすい，ぱっと見て判断させることが重要です。そのためにschema（概念図）やfigure（図）はプレゼン中でなるべく多く使用します。口頭による補足説明なしでも，たった1枚のスライドを出して数秒で事態を判断させるのが最高の資料です。もちろん電話では使用できませんが，カンファレンスのプレゼンやweb会議などでは資料提示が可能ですので，積極的に使用しましょう。

　2点目は，プランB，プランCをつくっておくことです。プランAとは自

分または相手の一番の希望ですが，それが適さない場合ももちろんあります。そこで，次のステップのプラニングができることは相手に思慮深さを感じさせる上級テクニックです。

　たとえばカンファレンスで「ちょっとイメージが違うんだよね。修正してみて」と言われた場合に，「これはどうでしょう」と次のスライドで別プランを提示できる者は強いです。スピードと効率重視の海外では，仕事ができなければ「もういい，他の誰かに任せるから！」と言われてしまうシーンはありえます。自分がこれだけ引き出しを持っていて（multi-figure），相手の希望を理解していると思わせる概念図（simple-schema）をつくることが最大に武器になります！

3.　car washerになれ！

　これはブラックなアドバイスですが，実際に呼吸器外科の留学の先輩から言われたアドバイスです。つまり，car washer（要は，召使い）のごとく，忠義を尽くせということ。具体的にどういうことでしょうか？　私の回答は「どんな時でも，どんな事案でもこいつに任せておいたら問題ないと思わせる部下になる」です。

　人は誰しもミスをします。締め切りに気づいていなかったパターンは，忙しい上司には一番多いミスでしょう。私は，上司が窮地に陥った時に助けを求めてもらえる部下になれるかどうかが重要だと考えています。

　一例を示すと，夜中や休日に講演会のスライドづくりやグラントに応募してほしいなど臨時の電話やテキスト（メールなど）で依頼された場合。ぶっちゃけ嫌ですよね。なんでこの時間？　しかも締め切りまで時間がない！とブーブー不満を言う心の中の自分を抑えてやらなければなりません。でもこのイレギュラーの依頼こそ，信頼関係を底上げする大事なターニングポイントです。相手は窮地です。窮地では藁にもすがる思いで，人はまず最も信頼がおける人物を選びます。よってここで行った仕事は，その依頼者にとって特別な意味を持ちます。窮地の依頼に対して，上記1，2の作戦で応

じたらどうでしょう？　上司はもろ手を挙げて喜びます。そして次も必ず指名してくるでしょう。

　私にとって一番のターニングポイントは，ボスの国際講演スライド作成でした。超忙しい中でも嫌な顔ひとつせずに，最新のエビデンスをスライド50枚以上にまとめて提出しました。その後，分野を変えて様々な依頼が来ました。前戦の最高の助手になれば執刀医になれる理論でこなしていくと，次第にボスから編集やレビューの依頼原稿を回してもらえるようになりました。その時は目の前の仕事をこなすことに精一杯でしたが，ボスは満遍なく関連分野について私に勉強させる意図があったようで，ターニングポイントを撃破し続けた私は留学1年目で移植の教科書（textbook）も執筆させてもらいました。

99　一流はオーバーフローを操る！

　仕事のアウトプットのスピードが遅いとどんどん債務超過となっていき，自分のアクティビティが制限されてしまうことに注意が必要です！　これは，単純に一時の効率の問題です。

　海外では，日本よりも仕事の量自体が特別多いとは思いません。むしろやることをやれば早く帰宅できるので，1日の時間の使い方としては効率が良くなるはずです。ただ，英語での仕事や現地ルールの会議でのプレゼンには慣れていないので，最初は仕事の効率が悪いです。この最初の流れの悪さに負けず，仕事をうまく操れるかが海外留学の方向性を決めると思います！　最初は誰でも苦労します。特に日本人は知らない人との会話に割って入ったり，自分から積極的に仲良くなることは苦手です。加えて，知らない環境だと余計に萎縮してしまう。ここで，仕事内容も萎縮してしまうともう舵を取り戻せなくなります。仕事に悩みつつも，他者とのコミュニケーションを積極的に取って，新しいことにチャレンジしなくてはならないと自分

をプラスにコントロールする必要があります。

　雪崩のように押し寄せる仕事量を，重要かつ時間制限のあるものから順にさばいてクリアする。最初は時間がかかっても，絶対に次は時間を短縮して同じクオリティの仕事ができるようになります。このストレスフルな環境下でのオーバーフローを制御してこそ一流と認めてもらえます。

　逆に留学して楽だったと答えるのは，このオーバーフローによってどこかに流されてしまった人です。ターニングポイントの獲得失敗，コミュニケーションや信頼関係の構築がうまくいかなかったため，仕事を割り振られるポジションに就くことができなかったのです。北米は日本と違って甘くありません。厳しく叱責されることは皆無で，使えないと思われたら放置されるだけ。仕事に関係のない話をニコニコ顔で話されるのみとなり，給料も上がりませんし，最悪契約更新をしてもらえません。

　読者の皆さんのうち，すでに留学中または留学後で，留学先の職場が楽しい＝やりたいことができているという感想は最高ですが，逆に何も苦労しなかった＝留学が楽しいとなる場合は，正直留学は失敗であったということです。失敗というのは，最大限にその留学の価値を手に入れることができなかったという意味です。立ち振る舞いや仕事スタンスを変えていれば，もっと多くの実績を上げることができたはずなのです。

100　遊学はダメ！

　留学先で何の功績も上げられなかった人の留学を「遊学」と言います。臨床留学では患者治療に向かい合うので功績なしはありえませんが，研究留学では多く見られます。これはclinical research fellowであれ，basic research fellowであれ，数年間の留学期間内に論文やグラント，学会賞などの功績がない人を指します。

　手術見学の経験や，論文の下位の著者に入ったなどの経験を寄稿して偉

そうに話す先輩方を目にします。本人は，散財して非日常を味わって帰ってきたため幸福感に満ちていますが，給料なし（正規ポジションではない）＋本人の主体的な実績なしでは，はっきり言って後輩はその留学をまったく評価しません。後輩が聞きたいのは旅行で何がおいしかったとか美しかったとかいう話ではなくて，その留学先は日本と何が違って，何を学んで，具体的にどんな結果を出してきたかという功績面です。

　私の指導医で，clinical research fellowでフランスに留学した先生がいました。フランス語ができず，手術室で自分よりひと回りも下の医師にバカにされ，それでも負けずに毎晩病理室で標本染色をし続け，論文を量産しました。言語も死ぬ気の努力で習得し，最終的には現地の外科スタッフの席を用意されたそうです。これこそ語り継がれる伝説でしょう。

　目指すべきはこれほどの功績です。また留学経験者がacademiaに残るのであれば，習得した知識や技術を診療に活かす，留学後に自分がPIとなる，海外との共同研究を進めるなど，留学しなかった者より一歩先の仕事内容が求められます。留学はしたものの，その後に何も活かせないことは留学の意味がないと言われても反論できません。この判断基準から言えば，1年未満の短期間留学とか，給料なし・実績なしの留学を堂々と経歴に書くのは恥ということになります。本人からすれば海外で修業したというアピールをしたいのでしょうが，見る人が見れば，遊学かどうか一目瞭然です。各大学やハイボリュームセンターで指揮を執る人はそれをわかっていますし，自分もその苦労を知っているので経歴のCVがスカスカかどうかバレてしまいます。ぜひ，留学するのであれば結果を持って帰ることは最低限目標にしましょう！

column⑯　ピンチの時こそ笑う余裕を！

　留学1年目は上記のような下積みの毎日でした。1日手術をして，睡眠時間2時間ほどでふらふらになりながらブタの術後管理をしたり，やっと寝よ

うと思って布団に入っても30分ほどで呼び出されて，ヒトのオペ室に行って徹夜で臨床試験をしたり。2日間連続で徹夜したこともあります。あまりに眠くて，日本語が恋しくて，ブタに日本語で語りかけていた時期もあります（やばい奴ですね）。

しかしながら，いずれの仕事も自分でやると決めた内容です。やらなければならない。楽しそうに働いても，暗そうにだるそうに働いても，やるべき仕事内容は変わりません。だったら楽しそうにやらないと損ですよね。チームにとってもこの人と働きたいと思わせなければならない。

2日間連続徹夜したときに，移植のとあるattending surgeonに「眠いよね？ 大変だったよね？ ありがとう」と言われた際に「No, problem! It's my pleasure!」と笑顔で言いました。directorは驚いていましたが，これこそ私らしいと思いました。ブタの手術で大出血した時も，上司に仕事を無茶振りされたときも，ピンチで笑う余裕を持つ者は強いです。「ほうほう，やってくれるねえ！ ほな，やりますか！」と淡々とこなせる冷静な判断力と実行力が大事と思います。つらいときほど，苦しいときほど笑ってやりましょう！

寄稿コラム　フランス留学──心臓血管外科医として

2018年3月からフランスのボルドー大学オーレベック病院に1年間留学しました。広島大学心臓血管外科の医局から30年以上継続している留学先であり，希望を出し，行かせてもらいました。現在は，医局員不足で留学は途絶えてしまっています。そのため，自分で一から留学先を探して連絡をとり，受け入れてもらうという苦労を知りません。それ以外の手続きで多大な苦労を経験しましたが。

フランスは，以前は日本の医師免許だけで医療行為ができていましたので，当直を行い家賃分ぐらいの給料をもらうことはできていたようです。しかし，現在は，EUの医師免許もしくは，日本の医師免許＋フランス語試験

の合格が必要ですので，日本の医師免許のみでは医療行為ができません。そ
のため，研究者として無給で留学しました。

　私が留学した時は，ボルドー大学には循環器内科と整形外科と放射線科
に日本人留学生がいました。整形外科は教授から多少の給料が出ていたよ
うですが，その他は無給でした。整形外科には，脊椎外科の世界的権威がい
るらしく，日本人が継続的に留学しており，循環器内科はカテーテルアブレ
ーションを世界で初めて施行した病院のため，不整脈領域では世界的に有
名で，世界中から多くの留学生が集まってきます。

　心臓外科では，年間2,000件近くの開心術が行われています。そこで私
は何をしているかと言うと，手術だけをやっていました。手術室での扱い
は，インターン（日本で言う初期，後期研修医）と同じ扱いでした。空いた時
間で，臨床データ集め，論文を書いていました。フランスは，病院の許可が
あれば，その病院のみで手術（カテーテルも同様）に入れることになってい
るようです。外科系で日本からフランスに留学する人は，ほぼ同様の目的だ
と思います。

　症例数が多く，毎日，手術に入れるため，いろいろな手術が勉強でき，い
ろいろなトラブルも経験できます。フランスは，新しいデバイスがすぐに使
えるようになるので，最新の人工弁やデバイスを使用することができます。
実際は，1日2，3例の開心術に参加していました。1人もしくはインターン
と人工心肺にのせたのちに，オペレーターと交代し，第一助手をしていまし
た。弁置換や冠動脈バイパスを，そのまま術者としてやらせてもらうことも
多々ありました。非常に多くの経験をさせていただきました。

　フランスでの留学は生活面ではかなり苦労しましたが，有意義なもので
した。ただ，フランスで医師免許を取得し，フランスで臨床を続けようとは
思いません。EU圏内はもちろん，中東など様々な国からインターンとして
やってきますが，スタッフとして残れるのはフランス人がほとんどで，外国
人がスタッフとして残れるのはごく一部のようです。一緒に働いたインタ
ーンは，ベルギー，イタリア，ルーマニア，ドイツ，アラブ首長国連邦と

様々でした。スタッフの枠が少なく，フランス人が取ってしまうため，ほとんどの人は残れませんでした。これが現状です。

　フランス留学の良いところは，症例数の多さと，世界で最新のデバイスのトレーニングができることだと思います。日本で経カテーテル大動脈弁留置術（transcatheter aortic valve implantation：TAVI）や経皮的僧帽弁形成術（mitral clip）の第一人者となっているのはフランス留学で学んだ方が多いです。さらに。留学費用の心配がない人であれば，留学先の教授からの紹介で，フランス国内の別の施設への留学も可能です。実際に，当医局員でも2～3年延長し，他の施設へ留学した方が何人かいます。ヨーロッパの他国でも同様ですが，可能性は無限大ですが，臨床でスタッフとして残ろうとすると，かなり厳しい道だと思いますので，それなりの覚悟が必要だと思います。

国立病院機構東広島医療センター心臓血管外科　前田和樹（2009年卒）

101　自分の将来目標

　留学中でも自分の目標を常に明確にしておく必要があります！　また，目の前の試練に対する短期目標や留学後の自分の進路（長期目標）についても考えておく必要があります。研究留学は通常2～3年が多いですが，あっという間に過ぎてしまいます。

　まず，焦らずにじっくり研究室に慣れようとか考えているとプロトコル（研究計画）も決まらずにあっという間に半年が過ぎます。大まかに，3カ月の目標，1年目終了時の目標，2年目終了時の目標，最終目標について考えておきましょう。ただし，いろいろな予測できない事象によって予定は崩されますので，その都度更新しましょう。以下は私の例です。

◉**研究留学目標**：臓器灌流の基礎と大動物手術を習得する

　3カ月までの目標：ブタ手術実験の段取りを覚える，臨床試験に慣れる

　1年目目標：メインテーマの予備実験を終わらせ，グラントに応募する

　　後ろ向き臨床試験のデータをまとめて学会に応募する

　2年目目標：基礎および臨床論文作成

◉**研究留学後の目標**：clinical fellowとして臨床で外科医として働く

　　肝腎膵移植の基本手技の習得と，臨床での臓器灌流をマスターする

◉**最終目標**：日本で初めて臓器灌流を実践し，ドナー数を劇的に増やす

　　臓器不全で亡くなる人をゼロに，悪性腫瘍に対する移植手術の普及を

　なぜ留学前に留学後の目標も考えておくかと言えば，目標を持って行動する者と，その場の思いつきで行動する者とでは準備が違うからです。特に研究から臨床へのコンバートを狙う場合は，研究をステップアップとして使うわけですから，それなりの実績が必要です。北米の新年度は7月または8月から始まります。3年目から臨床に行くのであれば，前年春のコンペティション選考でCVに現地の実績を追加するため，1年目の冬の段階で何らかの結果が必要になります。

　つまり，留学して最初の半年間で結果を出す必要があります。もちろん研究で結果を出せるかどうかは，見立てと証明方法が正しいかどうかによるので，運によるところもあります。しかし，この運を引き寄せるのは，計画性と熱意だと思います。絶対に目標を達成するという気合が入っているならば，すべての仕事をそれなりのクオリティで達成でき，周囲の評価は上がり結果もついてくるはずです。予想外の良い結果（serendipity）を引き寄せるためにも，明確な目標を設定して行動しましょう！

102 clinical fellowへの挑戦

さて，私のclinical fellowへの挑戦話を紹介します！　これは，はっきり言ってかっこいい勝ち方ではなく，泥臭い（どんくさい）戦いの話です。ぜひこれを読んで，ああこんなレベルの奴でも臨床にコンバートできるのかと思って頂けたら幸いです。

まずresearch fellowとして6月にトロントに渡航しました。採用は7月からなので，それまでは生活のセットアップとラボのオリエンテーションの毎日。その後，研究室のルール，動物の手術やヒトオペ室での仕事などの，基本項目を目まぐるしく吸収する日々がひと段落したのが11月。この頃には自分の研究もスタートし，予備実験の結果もある程度出ており，方向性が決まっていました（悪くないペースです）。

その秋のある日，ボスに面談をお願いしてclinical fellow挑戦の話をしました。ボスの表情は優しくはなかったのを覚えています。もちろん全力で応援するとは言われましたが，確率は50％と（実際は1％くらいって感じがしました）。というのも，この時点ではあまりに武器が少ないのです。CV上も，またこちらで書いた論文はないですし，学会発表もまだない。つまり北米で勤務しているが，外科医として有能かどうかの判断はできない，北米での臨床経験もない，振り返って考えるとこれはかなり厳しい状態でした。なぜなら，トロント大学病院の腹部移植外科は北米で最も人気のあるプログラムで，全世界から優秀な外科医が集まるからです。ボス（当病院准教授），米国でスタッフをされている師匠，日本の所属大学の教授の強力な3通の推薦状によって最終面接には呼ばれましたが，前述した長い面接で戦い切っても，結果は不合格でした。

この不合格通知が来た時はかなり悩みました。現地での実績・英語力・スタッフへのアピール能力が足りなかったのではないかとか，無限に反省点がありましたし，果ては自分には海外で臨床をすることは無理だったのではないかと，根本の目標も折れかけるくらいに落ち込みました。さっさと研

究を終わらせて，暮らしやすい日本に帰ろうと思う時期もありました。でも，北米で臨床や研究をしている友人たちから，ドリンクセットと手術帽子（海外はお洒落なデザインの布地の手術帽子をよく使う）が届きました。これを飲んで気分を切り替えて，アピールが足りないからこの目立つオペ帽子を被ってがんばれ，と。私は勝負に負けたわけですが，その底辺の自分でも応援してくれる人はいると非常に心強く感じました。

　このリサーチポジションをもらって内部から戦う権利をもらえる人はそうはいません。まして，アジア人では皆無です。この恵まれた環境にいて，多少の不利益があるから，たった1回の勝負に負けたからと言ってすぐに負けを認め，おめおめと日本に帰るのでは，今まで応援してくれた人とこのポジション争いをした外科医たちに失礼だと考えました。何より，せっかく移植手術執刀と体外灌流の実践を学ぶ世界でも最高のチャンスへの挑戦権があるのに，それを活かせずに帰国すれば，ドナー不足で助からない日本の患者は助からないままです。それこそ，何のために医師になったのかわかりません。

　こうしてリベンジを心に決めたわけですが，リベンジを成功させるには実績を積み上げる必要があります。やはりCVに書けるような実績とスタッフの信頼度（これは内部にいる者の特権）が必要です。つまり，基礎研究および臨床試験で結果を出すしかないと考えました。今まで自分では積極的に働いていたつもりでも，それでは足りないとわかったわけですから，これまで以上に極限まで仕事を獲りに行く作戦にしました。

　共同研究やリサーチカンファレンスでの立ち振る舞いとリーダーシップ，すべてにおいてギアを1段階上げました。超積極的に仕事を獲りに行く！　そして即座に提出する！　どんなマルチタスクも決して放出しない！これをやることで，1年で論文2本，教科書1本の執筆が完了し，また学会ではベストポスター受賞，移植サミットのシンポジスト講演，海外グラントも2本取得して，CVに載せられる結果を出すことができました。

　また臨床試験では，真夜中にオペ室に行って，ドナー情報は何を聞かれて

もいいように暗記しておきました。リサーチ業務に必要ないバックテーブル（移植臓器の血管のトリミング，臓器灌流のパーツを縫い付ける）を臨床医の後ろから嘗め回すように観察し，ガンガン質問する。さらには，トラブル時もボスに的確に連絡，状況を説明して解決策を提案する。

　これらを実践し続けることで，「今日はToruがいるから大丈夫だ」とか「これどう思う？」と外科スタッフから頼ってもらえるようになりました。信頼がMAXになったと感じたのは，「この灌流中の肝臓，どう思う？」と聞かれて自分のアセスメントを伝え，臓器機能が十分ではないので移植すべきではないと提案し，ボスから「お前がそう言うならdecline（移植しない）でいい」と言われたときでした。臨床試験としては移植して症例数を増やしたいのですが，移植した後に肝不全となるのであれば患者にとってはデメリットしかありません。苦渋の選択でしたが，ボスは私の判断を認めてくれたのです。

　本来のブタ実験と並行して様々な業務に取り組めるだけ取り組んで，super hard workerとして過ごし，翌年のclinical fellow試験に再応募しました。

　結果は見事clinical fellow（院内枠）に合格しました。総合順位は全体4位で，米国移植専門医が取得できる上位2枠には入れませんでしたが，それでも勤務形態（給料，執刀件数その他すべて）は同じです。実は院内採用会議で，マッチングで私が上位2枠に入れなかった場合コンペティションなしで院内枠で採用するという特別決議が，全会一致で決まっていたそうです。それまでの努力と熱意をスタッフはわかってくれていたのだ，と感動しました。

　こうして2022年1月から2年間，腹部移植外科医として勤務するチケットを手に入れました。しかし，これは単なる入場チケットに過ぎません。今までの苦労を超える試練が待っていると思います。そして将来もっと学びたいとattending surgeon（助教以上のスタッフ）を目指すのであれば，clinical fellowでも結果を出し続けなければなりません。この話は，今後

もまたどこかでレポートできればと思います。

　結論は，「自分が勝たなければならないと決めた戦いでは，何度挫折しても戦い抜くことが必要」ということです。ストレートに勝てなかったとき，人は負けた理由を自分以外のせいにしたくなります。

　たとえば，やはりnativeではなかったからとか，それまでの学歴や人種のせいにする先生は多々見かけます。でもそれは大きな間違いで，負けたのは単純に自分の実力がなかったからです。まずそれを認めて，それでも勝ちたいかどうかをよく考えることです。そして勝ちたいと思うなら，身の振り方に構っていられません。負けて恥ずかしいとか考えるような，くだらないプライドは捨てましょう。自分ができることのすべてを実践し，自分が武器と考えているものすべてをレベルアップさせて挑む以外に，余計な考えを持つ必要はありません。目的のためなら何度倒れても絶対に立ち上がる者だけが目標を達成できると思います！

寄稿コラム　救急臨床留学ここがつらい

　はじめまして。僕はTexas Tech University Health Science Center, El Pasoで救急レジデンシーを修了し，現在は中国上海市にある私立病院の救急部で勤務しています。

●アメリカ型救急医とは
　アメリカ救急外来では日本で言う1～3次のすべての患者を対象に診察します。小児，産婦なども対象になります。初期治療の後必要であれば専門家へコンサルトを行います。アメリカで救急医になるために医学部を卒業後3～4年のレジデンシーを修了し，専門医試験に合格すれば救急専門医資格が手に入ります。

◉臨床留学のつらかった点

　日本で数年臨床をしていたおかげで，医学的に困る点はあまりありませんでした。しかし帰国子女ではなかったので，例に漏れず語学には苦労しました。中でも救急医および僕のいた地域の特殊な点を紹介します。

【電話】

　救急のシフト中にはホスピタリストや外科，その他専門家などに頻繁に電話でコンサルトします。20分に1回は電話していました。電話越しに地域や個人のアクセントを把握するのに苦労しました。どうしてもわからない時はスピーカーフォンにして同僚に一緒に聞いてもらいました。

【ラジオ】

　救急隊からの患者搬入の連絡は看護師が受けますが，メディカルコントロールという役割はレジデントが行っていました。これは救急車内で治療行為をする際の承認，また判断に迷ったときの相談などが主です。中には蘇生中止も含まれるので責任重大です。ただでさえ聞き取りづらい無線に，救急隊の略語が大量に混ざるので最初は非常に苦労しました。こちらも看護師さんに一緒に聞いてもらい乗り越えました。

【スペイン語】

　El Pasoはメキシコとの国境の街で，住民の8割はヒスパニックです。患者の5〜6割はスペイン語しか話さない人たちでした。最初のオリエンテーションに数回医療スペイン語のレッスンがありましたが，その後は完全な自主学習でした。僕はあまり熱心に学ばなかったので簡単なフレーズをいくつか覚えただけで，看護師さんに通訳をお願いしていました。看護師さんが忙しいときは，中々診察ができずストレスでしたね。これはレジデント2年目にiPadでオンライン通訳を呼び出せるシステムが導入され，幾分楽にはなりました。

◉まとめ

　初めての本格的な海外生活が臨床留学でしたので，語学，生活立ち上げな

ど不便な点はたくさんありました。ですが，細かいことは気にせず働いて生活していけばまあなんとかなります。これから行かれる方，完璧を期せず現地で成長していくつもりで臨めば大丈夫です。

上海嘉会国際病院救急部　武田慧太郎（2008年卒）

寄稿コラム　米国臨床留学後の道

　私は日本で放射線科の専門医を取得した後に渡米し，シアトルにあるUniversity of Washingtonの放射線科でレジデントとフェローシップを修了しました。現在はTRA medical imagingという放射線科医グループの一員となり，staff radiologistとして勤務しております。

　USMLE, マッチング，レジデンシー，フェローシップ，研究から入る方法，臨床留学のメリットやデメリットなどの情報は本やネットなどであふれていますので，ここではその臨床留学後の道（アメリカに残る場合）について述べてみようと思います。

　莫大なる時間と労力をかけてUSMLEを取得し，英語力を身につけ，容易には手に入れることができないレジデンシーやフェローシップのポジションを確保し，異国でアメリカ人に揉まれながら臨床留学生活を終えた後どうするか。アメリカに引き続き残るのか帰国するか。日本にいて臨床留学を目指している時はそこまで考えが及ぶことはないかもしれませんが，これはキャリアもさることながら自分や家族のその後の人生をどうするかにも大きく関わってくる問題です。選択は本当に人それぞれでどれが正解ということはありません。

　私は，仕事面でも生活面でもアメリカが自分に合っていると思ったので，アメリカに残る選択をしました。アメリカに残るとしたらどのような道が存在するのでしょうか。日本でも様々なキャリアがあるように，アメリカに残るにしても様々なやり方があります。具体的にはacademic institution

で働くか，private practiceに行くかに大きく分けられます。これはアメリカ人の間でもよく話題になるトピックであり，それぞれにメリット・デメリットがあるのでそれを述べて行こうと思います。

●academic：アメリカの大学等のacademic施設に就職する道

これが日本人には一番メジャーな道だと思われます。臨床もしつつ研究，教育などのアカデミックな活動にも関わり続けるという点では日本の大学と同じです。施設にもよりますが，外国人医師の受け入れにも慣れていることが多くビザもスポンサーしてくれることが多いです。research track，clinical trackなど役割を分けていることも多く，research trackなら臨床は週に2日くらいで残りの日はすべて研究日だったりします。また臨床をしながらPIとしてラボをもつことも場合によっては可能です。昇進する時にある程度のpublicationやconferenceでの実績あるいはグラントを取得してくること等が求められたりします。一般的に「名門」と言われている施設ほど昇進に必要な論文や学会活動等の条件が厳しい傾向にあります。参考までにUniversity of Washington放射線科のresearch trackではassistant professorからassociate professorになるために6年間で20本のpeer review journalへのpublicationが必要です。業績を出し続けるのは大変ですが，臨床業務を免除されて研究に当てられる時間もたっぷり用意されており，リサーチコーディネーターや統計科などのサポートも充実しています。医学生やレジデントたちの教育に関わることにより，自分をさらに高めることが期待できます。

年収は科にもよりますが，一般的に次に述べるprivate practiceよりもやや低い傾向があります。またvacationは年4～6週間，これに加えてconference leaveなどが3～4週間くらいあるのが一般的です。また日本人の医師が研究留学してくるのもこういった施設であることが多く，日本のアカデミアとも継続的に関わっていられるというのも魅力ですし，国際学会などでリーダー的な役割を求められることもあります。医学の発展に

大きく貢献できる可能性を秘めた熱い経路です。

◉ private practice に就職する

いわゆる市中病院やクリニックなどに就職する形態です。研究活動が求められることは少ないです（例外あり）。研究というよりは，臨床を中心にバリバリやりたい人にはオススメの経路です。施設によっては大学と提携していたり独自のレジデンシープログラムを持っていたりしてレジデントの教育に関わる場合もあります。一般的にはアカデミック施設よりも給料が高い傾向にあり，partnership（independent contractor）となると飛躍的に収入が上がります。また休暇も多く，合計で2～3カ月の長期休暇が取れるのが一般的です。その代わり実臨床はacademic施設よりも忙しいことが多く，たくさんのRUV（relative value units, 日本の保険点数のようなもので医療費の指標）を取ることが求められます。partnershipというのは病院と1対1で個人契約する，あるいはgroupのshareholderとなる等，半分勤務医半分開業医のような日本にはあまりない就業形態です。病院が外国人医師（IMG）の受け入れやビザのサポートに慣れている場合もありますが，そうでない場合は余計な手間とお金がかかるIMGは門前払いことも多く，就職活動時には綿密な準備が必要です。巷には大学・アカデミック施設の先生からの情報が多くありますが，private practiceの情報はあまり出回っていないかもしれません。

◉ academic + private practice のハイブリッド型

どちらか一方をメインの就業場所とし，たまに他方に赴く形態です。一番多いのはprivate practiceに就職したまま大学とaffiliationを持ち続け，たまに大学の教育に参加したり研修を続けたりする形です。University of Washington放射線科では，年50時間のボランティアによる臨床や教育への参加が義務づけられています。それぞれのメリットを両方享受できるメリットがある反面，どちらも中途半端になってしまうリスクがあります。プ

ライベートでお金を稼ぎながらも最新の研究に関わっていたい，大学の教育に関わり続けたいという人にはオススメですがその代償としてかなり忙しくなってしまう可能性があります。

　以上が臨床留学後，日本に帰国しない場合の主な経路です。さらにその先にはアメリカで開業されている先生もいらっしゃるようです。

　次に研修終了後に米国に残る場合は，重要になってくるビザについて述べたいと思います。アメリカでの臨床研修に来る際に取得したビザの種類によって，臨床留学後の人生の選択肢が大きく変わってくるからです。

　米国生まれでcitizenshipを持っているとかグリーンカードを持っているというラッキーな方でない限り，基本的にはアメリカでの臨床留学にはビザを取得する必要があります。アメリカでレジデンシーやフェローシップをすることだけが目的で，その後は必ず日本に帰国すると決まっている人はどのビザでもよいと思いますが，アメリカに残り続けることを希望する場合はそうではありません。臨床留学によく使われるのはECFMG（Educational Commission for Foreign Medical Graduates）がスポンサーするJ1 ビザ（for graduate medical education），H1B ビザ あるいはO1 ビザが挙げられます。

【J1 ビザ】

　取得が簡単で受け入れてくれる施設も多く，そもそもJ1 ビザしか受け入れてくれない施設も多いです。　しかしこれには悪名高き2year home country ruleという制約がついてきてしまい，研修終了後，H1Bやグリーンカードに切り替えるためには2年間自国に帰るか，J1 waiver（医療僻地や退役軍人病院で3年働く代わりに2年間の帰国義務を免除してくれる制度）をする，あるいはO1 visa に切り替えをしなければなりません。J1 waiverをスポンサーしてくれる施設を探すのは，かなりの困難を伴います。また受け入れが決まったとしても，J1 waiverが認められるかは別問題でこれは別途弁護士を雇って手続きを進める必要があります。これらはか

なり複雑なトピックなのでここでは述べませんが，この制約はアメリカでのキャリア構築にあたってかなりの足枷となってしまうためできれば避けたいところです。

【H1B ビザ】

H1Bは，そういった制約がなくできれば手に入れたいビザです。取得にはUSMLE STEP3まで合格している必要があります。運良く受け入れ先がH1Bビザをスポンサーしてくれる場合は，ラッキーですが，そうでない場合もダメ元で交渉する価値はあると思われます。研修終了後に2 year ruleによる制約はなく比較的自由に就職活動ができグリーンカードへの切り替えもスムーズで，研修後の人生に大きなプラスになるでしょう。J1 ビザしか受け付けないプログラムでも他で取得したH1B ビザからの移行なら受け付けるという場合があり，いったん1年H1B ビザでフェローシップなどをした後に，そういった施設に移行するという戦略もありえます。

【O1 ビザ】

O1 ビザは，国際的に非常に能力が高いと認められた場合に発行される非常に良いビザです。グリーンカードへの移行も，その前にJ1 ビザで渡米していなければ可能です。取得には，論文や国際学会での受賞歴や役職歴，peer review journalへの査読歴などが多数必要で取得は困難です。また臨床研修でO1 ビザをサポートしている施設は非常に少ないと思われます。これを取得できるほどの実績があれば非常によい選択肢です。

以上，臨床留学でのビザについて述べました。実際は，J1ビザしか受け入れないプログラムが大多数であるのが現実です。さらにアメリカ政府の移民政策の方針もあり，H1B ビザをスポンサーする施設は年々減少傾向です。しかしやりたいことができる施設，行きたい施設がJ1ビザしかスポンサーしないからといって諦めるべきではないと思います。一時的に少し寄り道することは仕方ないこともあるかもしれませんが，ビザのために自分の興味や専門分野を根本から変えるというのは本末転倒です。J1ビザでも

（大変ですが）waiverできますし，その後アメリカで大活躍されている先生もたくさんいます。J1 waiverの中で一番有名なconrad 30 programでは医療僻地に3年間勤務することが要求されますが，ニューヨークやシカゴの中心地でも医療過疎地に指定されている地域はありますし，医療過疎地でなくてMedicare/Medicaidの患者さんを多く診療している施設では，waiverが可能なこともあります（FLEX waiver）。またO1 ビザを取得できればJ1 waiveの義務を延期し，地域の制限を一時的ですがなくすことができます。また研究の業績が非常に優れているのであれば，NIHなどの一流研究施設で勤務し続けることによってJ1 waiverをするという道（HHS research waiver)も残されています。また2年日本に帰国して，またアメリカに戻るものまったく悪くない選択肢です。アメリカでの就職にあたりビザは大事ですが，それがすべてではありません。何が自分にとって大事なのかをよく考えて，納得のいく研修先を選んで下さい。

　最後に重要なことは家族です。高い志を持ってアメリカに挑戦し切磋琢磨することは素晴らしいことですが，配偶者や子供を連れて渡米する場合，彼ら彼女らのことも十分に考える必要があります。異国での生活は想像以上にストレスフルであり，家族にも多大なる負担がかかります。特に配偶者が日本で仕事をしていた場合，アメリカに来てキャリアを中断せざるを得ない場合があります。長期にわたってアメリカに滞在（あるいは永住）するとなった場合には，そういったパートナーの人生も十分に考えるべきです。個人的には，家族の幸せは自分のキャリアと同じくらいしっかりと考える必要があると思っています。逆に家族が幸せであれば自分のキャリア構築にもプラスに働くことでしょう。

　以上まとまりのない文章でしたが，臨床留学後のアメリカに残る道について綴らせていただきました。アメリカ臨床留学は得るものも大きい一方で様々な苦難も伴ってきます。異国でつらく心が折れそうなこともあるでしょう。しかしどんなことがあっても人生万事塞翁が馬，一度入り込んでし

まえばなんとかなるのもアメリカです。いろいろなものを犠牲にしてなんのためにアメリカに来るのか，と悩むことも多いと思います。でもアメリカ臨床留学が夢だったらぜひその夢を追いかけていただきたいです。いろいろ大変なことはありましたが，今振り返ってみて私は心からアメリカに来てよかったと思っていますし，渡米前の過去に戻ったとしても，同じ選択をすると思います。先生方のご活躍を祈念しております。

TRA Medical Imaging Staff Radiologist　赤池源介（2008年卒）

103　挑戦とは？

　この本で皆さんに伝えたい言葉は「自分が最高と判断したことに挑戦する！」ということです！　医学生編，研修医編，大学院/留学編と様々な私の自己体験と一般論としてお勧めできる内容を書いてきましたが，この本を読んでいなければ実際はびっくりすることばかりでしょう。そんな破天荒な行動するなんてと思うはずです。

　でも非常識と決めつけているのは，実は日本人特有の何となくの雰囲気でしかありません。またできないと決めつけるエビデンスはないですよね？　ヒトと同じでよいというのは高校生までです。大学生以降はいかにクリエイティブでオンリーワンの存在になれるかが重要です。自分の人生は他人が責任をとってくれるわけではないので，自分を最大限に高めて，自分だけのキャリアを登っていくことに今までの常識は不要と思います。挑戦とは「自分ができないことに挑むこと」です。まず自分が気づかないうちに設定した，できる事/できない事の境界線を破壊して目標のために進む覚悟を持ちましょう！

　そのためには「自分が今いる環境を最大限に活かす」ことが必要です！私の今までの人生は大学時代の恩師から始まり，今のボスまで一貫してヒトに恵まれてきました。自分の実力でどうこうできたことはほとんどなく

て，いつも熱意に応えてくれる上司や同期，後輩が助けてくれて成り立っているキャリアと思っています。

　また，人との出会いを大切にする以外に大学，勤務先の病院，研究所などのシステムを活かすことも重要です。大学の偏差値とか，場所とか，ネームバリューとかそんなくだらないことを理由に挑戦を諦めるのではなく，最大限にシステムを使いこなしましょう。まず現場を学ぶ→自分の目標を決める→思いっきり努力する，というサイクルの繰り返しです。環境を活かせる人のキャリアは絶対的に明るいです！

　最後は，「挫折を愛する！　恥はかいてなんぼだ！」です！　自分で決めた挑戦，その過程で多かれ少なかれ恥をかいたり，挫折を経験したりします。私もかいた恥の数なら負けませんよ！　挫折に折れないメンタルをつくって下さい！　もう栄光はすぐ先にあるのに，諦めてしまうドクターはたくさんいます。でもこの本の読者は諦めないで下さい！　他者が信じなくても私が信じます！　あなたは絶対にやり遂げられる！　微調整が必要なだけ！誰に笑われたって，バカにされたって関係ない。なぜならあなたの努力にがんばったね，と言えない人はあなたのキャリアに関係ない人々です。そんな人は無視して，自分を応援してくれる人を大切に，挑戦を続けましょう！そうしたらもっと良い景色が見られますよ！

　この本が，皆さんが自分なりのキャリアを，自信を持って歩んで頂ける手助けになれば幸いです！

　私は留学してからTwitterで情報発信を行ってきました。最初の目的は臨床留学や北米の医療アカウントの情報集めでしかありませんでしたが，そのうち自分から発信することにしました。内容は，もちろん留学の現地レポートもあるのですが，「医学生や若手医師の教育に携わりたい」と思ったのです。

　プロローグにも書きましたが，私が医学生の頃は，あり余るやる気に呼応するチャレンジが何かよくわかりませんでした。何ができるのだろう？　と悩み，やろうと思っても前例がないから，失敗に終わることもよくありました。今は逆にいろんな情報にアクセスできるものの，自分に合った内容を見つけることに労力を要する時代です。私はやらないほうがよいという内容の発信は極力控えて，これをやったら良い方向にいくよ，とモチベーションを上げる方向でサポートしてあげたいと思っています。時に厳しい内容のツイートをするので反感を買いますが，それでも現実世界で縮こまって能力を十分に発揮できない状況よりはマシだと思っています。

　北米のサマースクールを見習って，日本の学生さんや若手外科医の見学受け入れもしています！　これは出身大学や医局，科を問わず受け入れています。自分の医学生時，何もわかっていないのに留学して様々なことを吸収できた頃の恩返しです。ブタの手術や研究の考え方などを現場で学んでもらい，ちょっとおいしいものも食べながらリフレッシュしてくれたらと思います。今は研究室見学のみですが，これからは病棟でも指導できたらいいなあと思っています。中には優秀でブタの執刀を途中までできた人もいます。こんなに早くできるようになられたら，職を奪われると危機感を抱きました。でもこれは嬉しいことです。海外施設へのモチベーションと新しい視点を持とうとする若手がどんどん増えてくれれば，私がここにいる意味があると思っています。

　確かに，SNSでは相手の顔が見えないですし，犯罪に巻き込まれる可能

性もあるので使い方に注意が必要ですが，世代や医局，はたまた国境を越え
た友達が増えるので，大変便利なツールと思っています。自分と同世代で楽
しそうなキャリアを描いている人もいて励みになります。また後輩にあた
る年代の愚痴を見ているとこれは自分もそう思うと感じるとともに，自分
が将来，上の立場になった際にどうやったら解決できるだろうかとも考え
ます。日本は北米と違い，部下による評価が低い上司が減給や懲戒になると
いったことはありえないので，なかなか言いにくいとは思いますが，SNS
では匿名性があり，正直な意見を聴くことができて参考になります。注意し
つつ，存分に活かしてほしいと思います。

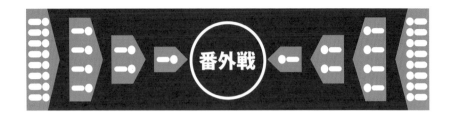

個性を伸ばせ！

　私がトロント大学のclinical fellowの最終面接を受けた際，施設案内と教育カンファレンスをひと通り見学させてもらった後，教授に「次は君たちが何者か語ってほしい」と言われました。1人面接20分×8セット（人）のラウンドで，各々のスタッフが聞いてくることは違いますが，本質はこの教授の質問に集約されます。

　あなたなら自分を説明するとき，どんな説明をしますか？ 学歴，論文発表数，書いた論文数，手術執刀数など多岐にわたると思いますが，いずれにしても自身の目標とそれまでの努力を関連づけて体系的に説明する必要があります。よって，これはひと言で回答可能な簡単な質問ではありません。

　この質問への答えは超重要なアピールポイントのひとつになりますが，諸外国に比べ日本人が特に弱い部分でもあります。さらに，特別に医師は弱いと言えます。なぜなら，在学中の就活面接や海外勤務の採用試験などの経験が豊富な非医療職と比べ，医学生時代から正確に自己分析を行い，面接対策をしてきた人はかなり稀だからです。加えて研修医以後の面接は形式的で，ほぼ雑談で終わる出来レースである状況も，この質問を難しくしています。この番外戦では，なぜ日本人の個性が弱いのか，自分の個性の見つけ方，外国で個性を発揮するにはどうすればよいのか考えてみましょう。

1. 個性って何？

　「あなたは何者なのですか？」という問いは，あなたの個性（talent）を聞いています。これに明快に即答できる人はかなり少ないと思います。それほどに普段から意識していない。具体的には，自分の仕事スキル，趣味，家庭環境など，あなたを構成するすべての情報を含みますが，今回は自分で「開発」できる部分に注目します。開発とは目標に応じて，努力次第で変えることができる部分です。自分を対外的に売り込む際に最終的に頼る武器は，自分が磨いてきた実力以外にありません。参考書や英語の添削エッセイなど，小手先で得た「スカスカの自分」は20分も話せばすぐに見抜かれてしまいます。自分が今まで何をしてきて，何を成し遂げたいか，自分の培ってきた能力をまず考えてみましょう。

2. 日本人には個性がない？

　この個性のアピールが，日本人は絶望的に弱いです。なぜでしょうか。その理由のひとつとして，日本人の「和の文化」があります。日本人は，幼少期の教育から全体としての統率を強要されています。全校集会，団体行動訓練，クラスでの発表会など。集団行動とは聞こえがいいですが，逆に言えば出る杭は打たれる環境です。

　たとえば，道徳の授業がその最たるものです。みんなの前で，読んだ物語についてどう思ったか発表させられる，作文として書かされる。そして担任教師という"全体の模範の基準者"に採点されるという教育。これは独特の風習で，海外での講義ではディスカッションの意見は箇条書きにされ，コーディネーターはすべての意見をふまえた上で，全体の方針をまとめていきます。つまり，絶対的正解を与えられる教育と，多様性を許容して全体の折り合いを見つける教育。これが決定的な差を生み出します。日本が優先する「全体としての調和」には個性は不要です。むしろ邪魔です。

　そんなことない！　私は私だと？　では，今から1,000人の前で自分を10分間語れますか？　それには，あなたがその1,000人と自分を比較し

て，どこが強いか分析し，それを客観的に述べる必要があります。プレゼン慣れしているかどうかも含めてなかなかの難題なはずです。

3.　個性だらけの主人公

　海外の子どものアニメを見ていて感じることはtalentに対する意識の強さです。

　たとえば『PAW patrol』(hhttps://www.pawpatrolandfriends.com/)。2019年4月から日本でも放送になったカナダの人気アニメで，現在世界中で放送されています。内容は特別な能力と特殊な機器，特殊な車を個別に持っている犬たちが事件を解決していくストーリーで，常にリーダーの少年が事件の内容に合わせて各犬の個性を鑑みて出動メンバーを決めます。犬は自分の能力をうまく活かしつつ事件を解決します。これは現代の会社などのグループワーク上，重要な概念で，日本の言葉を使うなら適材適所と言えるでしょう。非常によくできたアニメだと思います。

　では日本には個性がないのでしょうか？　私はそんなことはないと思います。たとえば国民的漫画となった『ONE PIECE』。出てくるキャラクターは「悪魔の実」を食べ特殊能力を持っていますし，たとえ持っていなくてもそれぞれエピソードがあり，非常に個性が際立っている漫画です。これを読んでかっこいいとか面白いと思う人は，決して個性を持とうとしていないわけではない，と思います。

4.　個性の見つけ方

　私は自分で鍛えられる個性に注目しています。いわゆるセンスなどと言われる初期レベルにはまるで興味がありません。「自分の個性は自分で成長させる」というのが持論です。これはガラクタだらけで使われていない倉庫から自分が頼るべき武器を探すイメージです。個性の探し方は2つあると思います。

1. 自分に合った個性

つまり「好きこそものの上手なれ」です。自分で好感触と思える能力を突き詰めていく工程。開発の過程は大して苦ではないはずですが，実際にどうやって活かすかを考える必要があります。自分の能力の活かし方について常に考える必要があります。

2. 将来像から逆算し，必要と考えられる個性

これは，まったく手つかずの分野に手を出す必要があるので，最もストレスです。使われずさびついていた刀を振り回す必要があります。当然，最初は結果が出ません。短期・中期目標を課して，諦めずに努力を継続する必要があります。

実際は自分に合った個性で成功したという人より，無理やり個性を開発したという人のほうが多いと思います。それこそがいわゆる修業であり，投げ出さずにいかに続けられるかがキーポイントとなります。

5. 外国人と戦うには？

これは，現在私も奮闘している内容ですので，これまでの私の考察を述べます。まず個性のアピールには2つの種類があります。見えるものと魅せるもの。

見えるアピールとは簡単に言えば，書類で提出できるものです。今までの学歴，職歴，書いた論文，学会発表歴など。推薦状もこれに含まれると思います。これはしっかりと自分の武器を絞って書くことができれば日本人が特別弱いということはなく，むしろ真面目で優秀という評価になると思います。

問題は魅せるアピールです。これは，人前で自分の特徴をしっかり述べることができるかということです。たぶんこれが日本人には最も不慣れです。今までやってきたこととその結果を，聞こえが良いように他人に言葉で説明する必要があります。よく外国人は「できないものもできると言うし，で

きるものはまるで自分が神のように言う」と言われます。嘘を言う必要はありませんが，彼らと戦うと決めた以上，言葉，表情，ジェスチャーのすべてに闘志を込めて，必ず勝つという態度を前面に押し出す必要があります。これには実績に裏打ちされた自信が必要であり，自分の考えを確立し，他人から見た自分を正しく認識しておかなければなりません。

6. 自分だけの個性を

ここではあえて個性の具体例を省きました。私自身が重点を置いているいくつかのtalentを紹介してもよいと思いましたが，それに引っ張られて真似をしても，私まがいの個性が増えるだけです。

私は個性というものは他人と比べるものではなく，自分で自由に伸ばすことが前提だと思います。他人と同じ能力を追求してもそれは偽物であって，オリジナルの劣化版でしかありません。それではつまらないでしょう。

また実際に自分の個性が，あなたの前に立ちふさがっている障壁を超えるために，役に立つかどうかは応用の方法次第です。臨床で日々走り回っている中で，どうしたらもっと効率よく仕事ができるか，どうやったらもっと良い成績を出すことができるか，それを追求するうちに人は自分の能力を最大限に利用して成長しようとします。本人からすれば精神的につらい時期となりますが，これを乗り越えれば能力が開花して，道が開ける時期が必ず来ます。うまくいかなかった経験を大事にして，腐らず，諦めずにコツコツやり続けることが得策と，私はいつも自分に言い聞かせています。

あなたひとりしか持ちえない個性を十分に発揮して下さい。いつか一緒に現場で働ける日を楽しみにしています！

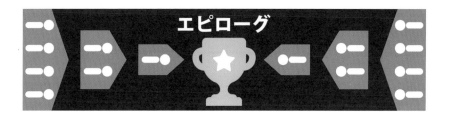

　長い文章を最後まで読んで頂き，ありがとうございました！　まず感謝申し上げます！

　私がこの本のお話を頂いた際に考えたのは，小手先のテクニックやルールで研修を乗り越えるといったその場しのぎの内容にはしたくないということでした。現代ではそのような本はごまんとありますが，それらが人生を導くということはないでしょう。自分が自分らしくあるために，医療という生業を楽しく，そして"熱く"働くにはどうしたらいいか，その答えを読者が自分で見つけるための本にしたいと思いました。

　この本を読み終えた後であれば，自分が何者で，何を目指すかを明確に答えられる人が多いと思います。この本を利用してさらに自分を高めていって下さい。私の願いはそれに尽きます。暑苦しいとか破天荒だと感じる部分もあったかと思いますが，一度きりの人生ですから，思いっきり勝負しないと損だと思います。後悔だけはしないで下さい！

　最後になりますが，この本に寄稿して下さった先生方，完成に尽力して下さった編集の方々，私の今までの人生で助けて下さった多くの方々に御礼申し上げます。今後とも攻めの姿勢で戦いますので，何卒よろしくお願い申し上げます！

（完）

後藤 徹 Toru Goto

京都大学大学院医学研究科 肝胆膵・移植外科
Multi-Organ Transplant Program, Toronto General Hospital,
University Health Network

2011年秋田大学医学部卒。京都大学医学部附属病院で初期研修，田附興風会医学研究所北野病院で外科後期研修およびスタッフとして勤務後，17年より京都大学大学院医学研究科 肝胆膵・移植外科学大学院生。18年よりトロント総合病院で肝臓移植のリサーチフェローとして大動物移植手術と臨床試験を行う。21年度より同院で腹部移植部門クリニカルフェローとして勤務予定。「雑草外科医」(Twitter ID:@multitransplant)として，若手医師の教育と海外生活について情報発信を行う。

〈カバーイラスト・漫画作画〉
藤沢涼生 Rio Fujisawa
漫画家。著作に『コミックでわかる 稲盛和夫のリーダーシップ』(KADOKAWA)など。[riofabrique.com]

医師として**王道**で勝つためのタクティクス
医学生，研修医が本気になったらどこまでできるか

定価 (本体2,700円＋税)
2021年 2月17日第1版
2021年 3月16日第1版2刷

著 者 後藤 徹
発行者 梅澤俊彦
発行所 日本医事新報社 www.jmedj.co.jp
　　　　〒101-8718 東京都千代田区神田駿河台2-9
　　　　電話 (販売) 03-3292-1555 (編集) 03-3292-1557
　　　　振替口座 00100-3-25171
印 刷 ラン印刷社

© Toru Goto 2021 Printed in Japan
ISBN978-4-7849-8382-7 C3047 ¥2700E

電子版のご利用方法

巻末の袋とじに記載されたシリアルナンバーで，本書の電子版を利用することができます。

手順①：日本医事新報社Webサイトにて会員登録（無料）をお願い致します。
　　　　（既に会員登録をしている方は手順②へ）

> 日本医事新報社Webサイトの「Web医事新報かんたん登録ガイド」でより詳細な手順をご覧頂けます。
> www.jmedj.co.jp/files/news/20180702_guide.pdf
>

手順②：登録後「マイページ」に移動してください。
　　　　www.jmedj.co.jp/mypage/

「マイページ」

マイページ中段の「電子コンテンツ」より
電子版を利用したい書籍を選び，
右にある「SN登録・確認」ボタン（赤いボタン）をクリック

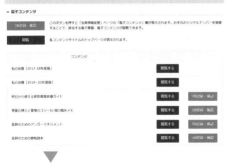

表示された「電子コンテンツ」欄の該当する書名の
右枠にシリアルナンバーを入力

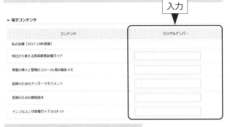

下部の「確認画面へ」をクリック

「変更する」をクリック

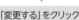

会員登録（無料）の手順

1 日本医事新報社Webサイト（www.jmedj.co.jp）右上の「会員登録」をクリックしてください。

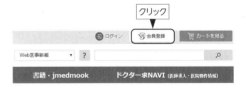

2 サイト利用規約をご確認の上（1）「同意する」にチェックを入れ，（2）「会員登録する」をクリックしてください。

3 （1）ご登録用のメールアドレスを入力し，（2）「送信」をクリックしてください。登録したメールアドレスに確認メールが届きます。

4 確認メールに示されたURL（Webサイトのアドレス）をクリックしてください。

5 会員本登録の画面が開きますので，新規の方は一番下の「会員登録」をクリックしてください。

6 会員情報入力の画面が開きますので，（1）**必要事項を入力**し（2）「（サイト利用規約に）**同意する**」にチェックを入れ，（3）「**確認画面へ**」をクリックしてください。

7 会員情報確認の画面で入力した情報に誤りがないかご確認の上，「**登録する**」をクリックしてください。